U0114131

# 蔡浙毅基层名老中医专家传承工作室介绍

蔡浙毅上海市基层名老中医专家传承工作室项目，从 2020 年 9 月起开始建设，为期 3 年，建设单位为上海市嘉定区中医医院。

工作室以中医肾病诊治为特色，采用中医辨证施治的方法诊治多种肾脏疾病，并涉及中医内科常见疾病、多发病的诊治，在嘉定区及周边范围内形成较为明显的区域诊疗特色，吸引了周边区域的许多肾病患者来院就诊。采用健脾益肾、活血降浊法诊治早中期的慢性肾功能衰竭，延缓了慢性肾功能衰竭的进程；对于尿道综合征（气淋）的诊治采用疏肝解郁法以缓解尿路刺激征；针对复杂性尿路感染多采用固卫通淋法，提升肾和膀胱的抗邪能力，防止再感。

在继承"上海市名中医"陈以平教授（上海中医药大学附属龙华医院），"全国名中医"（现"国医大师"）王永钧教授（杭州市中医院），"上海市名中医"周锦明主任医师（上海市金山区中心医院）的临床经验后，蔡浙毅结合临床实际在诊治复杂性尿路感染时，首先提出了"固卫通淋"的治疗原则，体现了中医诊治方法的继承、发展和创新。

继承人培养方面有上海市嘉定区中医医院的水光兴、李姗珊、冯珍凤 3 位医师，上海市嘉定区菊园社区卫生服务中心李晓会、刘颖洁、芮净 3 位医师，上海市嘉定区迎园医院徐朝花医师，以及中医师承学员翁文宇进入本工作室培养。继承人培养期间公开发表论文 4 篇，水光兴、李姗珊、翁文宇同时还参与了本工作室《蔡浙毅中医学术经验集》的编写工作。

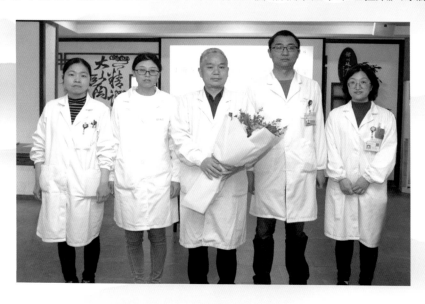

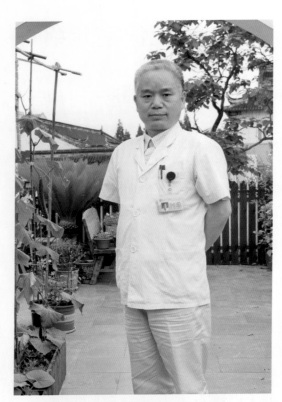
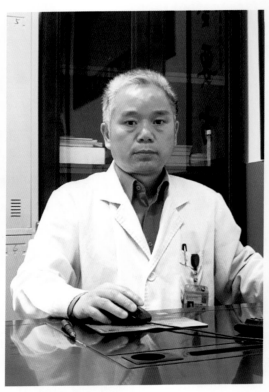
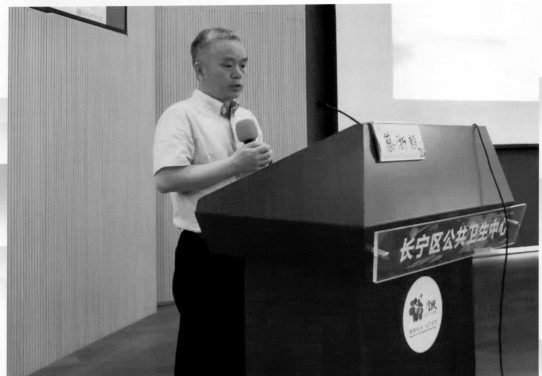

· 上海市基层名老中医学术经验集 ·

# 蔡浙毅
## 中医学术经验集

蔡浙毅 ◎ 编 著

蔡浙毅上海市基层名老中医专家传承工作室 ◎ 编

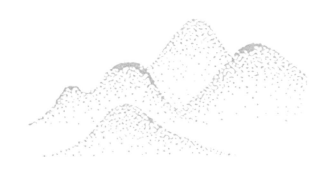

上海大学出版社

**图书在版编目(CIP)数据**

蔡浙毅中医学术经验集/蔡浙毅编著.—上海：
上海大学出版社，2023.10
（上海市基层名老中医学术经验集）
ISBN 978 - 7 - 5671 - 4834 - 5

Ⅰ.①蔡… Ⅱ.①蔡… Ⅲ.①中医临床—经验—中国
—现代 Ⅳ.①R249.7

中国国家版本馆 CIP 数据核字(2023)第 211808 号

责任编辑　陈　露
封面设计　缪炎栩
技术编辑　金　鑫　钱宇坤

蔡浙毅中医学术经验集
蔡浙毅　编著
上海大学出版社出版发行
（上海市上大路 99 号　邮政编码 200444）
（https://www.shupress.cn　发行热线 021 - 66135112）
出版人　戴骏豪
＊
南京展望文化发展有限公司排版
江阴市机关印刷服务有限公司印刷　各地新华书店经销
开本 787mm×1092mm　1/16　印张 20.25　插页 1　字数 398 千字
2023 年 11 月第 1 版　2023 年 11 月第 1 次印刷
ISBN 978 - 7 - 5671 - 4834 - 5/R · 44　定价 100.00 元

# 自　序

　　我于 1983 年从四川省大竹县大竹中学考入成都中医学院（现成都中医药大学）学习中医，在成都中医学院求学 5 年后，回到了四川省大竹县中医医院工作。先在医院内科病房工作 1 年后，转入医院新开设的耳鼻咽喉科工作，由于我在耳鼻咽喉科临床方面是零基础，故 1989 年由医院派遣到上海中医学院（现上海中医药大学）附属曙光医院耳鼻咽喉科进修 1 年，1990 年再回到四川省大竹县中医医院耳鼻咽喉科工作。

　　在四川省大竹县中医医院耳鼻咽喉科工作后，萌生了考硕士研究生的想法，于是边工作边学习，经过精心准备，于 1993 年我有幸考入了上海中医药大学攻读硕士研究生，师从“上海市名中医”陈以平教授学习中医肾病诊治。攻读硕士研究生期间实际上是我生活方面最为艰辛和艰难的时候，为了一个美好的未来，我仍然坚持不断地学习，逐渐熟悉和掌握了陈以平教授的部分中医肾病诊治经验，并动手学习制作实验动物模型，掌握医学文献检索等方面的知识，为以后的工作打下了坚实的基础。1996 年硕士研究生毕业后我应聘到上海市金山区中心医院中西医结合肾内科工作，当时医院的中西医结合肾内科也是初创阶段，病房床位只有 16 张，血液透析机 6 台，血液透析和腹膜透析人数屈指可数，我承担了在病房分管床位的工作。在工作中得到了上级医师的指导，并跟随上海市金山区中心医院现为“上海市名中医”周锦明主任医师临证抄方，几年下来收获不小，逐渐掌握了急性肾功能衰竭、慢性肾功能衰竭、高钾血症等的处理方法，学会了血液透析静脉置管、动静脉内瘘造瘘术、腹膜透析置管术等。1998 年有幸入选上海市卫生局中医“希望之星”培养计划，1999 年被派遣到杭州市中医医院肾内科进修半年，半年进修期间师从“全国名中医”（现为“国医大师”）王永钧教授学习，掌握了较多的中医肾病诊治方法和经验，并逐渐形成了自己的肾病诊治经验。2000 年，我开始在上海市金山区中心医院开设了中医肾病专病门诊，门诊患者逐渐增多，并结合临床实践，发表论文多篇，其中 1 篇被《中华肾脏病杂志》收录，并被多次引用。2001 年晋升为副主任医师后开设了中医肾病专家门诊，将从陈以平教授、王永钧教授、周锦明主任医师处学得的经验应用于临床，并结合老师们的经验制定了 3 个肾病协定处方，在临床中加以运用，取得了不错的疗效,因此门诊病人越来越多。同时,我采用中医的诊治方法治疗其他内科常见病、多发病,取得了不错的效果,在上海市金山区中医诊疗方面也算小有口碑,获得了不少荣誉。

2010年3月,我从上海市金山区中心医院来到上海市嘉定区中医医院工作,从此完全进入了中医领域。在嘉定区中医医院,开始在中医内科门诊工作,中医内科门诊以常见病、多发病、杂病的中医诊治为主要方向,每天接诊的病人很多,也有时间去体验中医的诊治方法和疗效反馈。由于以前自己从事中医肾病诊治为主,自感中医方面的知识面还比较狭窄,难以应对各种杂病的诊治;为了提高和充实自己,重新拿起《伤寒论》《金匮要略》,边学习边实践,取得了较好的诊治效果,因此对经方有了新的认识,对中医的诊治疗效也有了进一步的感受。多年来在中医肾病诊治方面有一些心得体会,特别是在运用中医药延缓慢性肾功能衰竭的进程方面取得不错的效果,使许多早中期慢性肾功能衰竭的患者能够缓慢进入透析阶段,有的患者肾功能10余年处于稳定期;另外在气淋(尿道综合征)诊治、复杂性尿路感染诊治方面也积累了较多的临床经验。

2015年我入选了上海市嘉定区中医医院中医工作室导师,开始带教本院下级医师;2020年入选上海市基层名老中医专家传承工作室项目,开始带教外院的下级医师。在这几年的带教工作中,把自己学习和总结的一些临床经验逐渐传授给下级医师,希望他们的中医诊治水平有所提高。借入选上海市基层名老中医专家传承研究工作室项目建设的机会,把自己35年来的一些初步经验和在三位老师处得到的临床经验编辑成书,希望对读者有所裨益。

本书主要内容包括肾病篇、内科篇、经方应用篇、膏方分享篇、学术思想篇、医案选编篇。编写内容包括每个疾病的分型诊治、临证体会、典型病例分享。本书读者对象可为中医医师、中西医结合医师,以及正在学习中医的学生学员等。鉴于编者临床经验、知识水平有限,编写中不足之处,希望读者能批评指正。

在本书编写过程中得到了水光兴医师、周迪医师、李姗姗医师、翁文宇学员的协助,文稿最后校对由翁文宇负责完成,特此致谢!

蔡浙毅

2023年6月

# 目　录

# 肾病篇

编者从事中医肾病临床工作 30 余年,对常见肾脏疾病和多发肾脏疾病的诊治积累一些经验,借上海市基层名老中医专家传承工作室建设的机会,对各类肾脏疾病的诊治经验进行总结,以期对读者有所帮助。每个疾病自成一篇,内容包括疾病概述、中医分型诊治、临证体会、典型病例分享。

## 急性肾小球肾炎

急性肾小球肾炎特点为起病较急,以蛋白尿、血尿、水肿、高血压为临床特征,可伴短暂性氮质血症,个别病例具有自愈倾向。急性肾小球肾炎常因乙型溶血性链球菌感染所致,常见于上呼吸道感染(北方地区)、皮肤感染(南方地区)等链球菌感染后。感染的严重程度与急性肾小球肾炎的发生和病变轻重并不完全一致,主要是由感染所诱发的免疫反应引起。通常于前驱感染后 1~3 周起病,潜伏期相当于致病抗原初次免疫后诱导机体产生免疫复合物所需的时间,呼吸道感染者的潜伏期较皮肤感染者短。急性肾小球肾炎病情轻重不一,轻者呈亚临床型(仅有尿常规异常),典型者呈急性肾炎综合征表现;重症者可发生急性肾衰竭,本病大多预后良好,常可在数月内临床自愈。本病西医治疗以休息及对症治疗为主,急性肾衰竭者应予血液透析治疗,不宜应用糖皮质激素及细胞毒性药物。

急性肾小球肾炎属于中医的"风水""水肿"范畴,以外邪侵袭致肺脾肾功能失调,从而出现水肿及精微物质(蛋白尿)的外泄,如果损伤血络则见血尿。外邪主要为风邪和水湿侵袭。中医采用辨证分型治疗。

## 一、分型诊治

### （一）风水侵袭

[临床表现] 以颜面下肢浮肿起病，蛋白尿，伴镜下血尿，伴或不伴高血压，初起咽痛，轻度发热，神疲乏力，腰部酸胀，口苦，纳差，小便色黄，舌质淡或红，舌苔薄白或薄黄，脉浮紧或浮数。该型一般常见于上呼吸道感染后出现的急性肾小球肾炎。

[治法] 疏风清热、利水。

[方药] 越婢加术汤加减：生麻黄10 g，生石膏20 g，生白术15 g，苍术10 g，薏苡根30 g，蝉衣6 g，僵蚕6 g，蒲公英20 g，桑白皮10 g，冬瓜皮10 g，黄芩10 g，龙葵10 g，白茅根15 g，玉米须15 g，河白草10 g，铁扫帚10 g，甘草5 g。

加减：尿红细胞增多加仙鹤草、小蓟炭、藕节炭、三七粉；水肿明显加车前草、大腹皮、赤小豆；头痛、血压高加牛膝、白菊花、珍珠母、川芎、葛根等。

### （二）湿毒浸淫

[临床表现] 以全身或下肢浮肿起病，浮肿程度较重，伴大量蛋白尿，镜下血尿，伴高血压，少尿，恶心，口淡无味，全身困倦，腰部酸胀，皮肤可见皮损或疮疡，舌质淡胖有齿印，舌苔白腻，脉沉紧或滑。该型一般常见于皮肤感染后出现的急性肾小球肾炎。

[治法] 清热解毒，利湿消肿。

[方药] 麻黄连翘赤小豆汤合五味消毒饮加减：生麻黄10 g，连翘10 g，杏仁6 g，赤小豆30 g，桑白皮10 g，蒲公英20 g，金银花15 g，紫花地丁20 g，野菊花10 g，天葵子6 g，车前草15 g，大腹皮10 g，苍术10 g，薏苡根30 g，甘草5 g。

加减：水肿明显加茯苓皮、猪苓、牵牛子；血浆白蛋白低加山药、黑豆、莲子。

### （三）气阴两虚

[临床表现] 水肿逐渐消退，尿量增加，蛋白尿减少，镜下血尿接近消失，神疲乏力，口干舌燥，舌质红，舌苔薄少偏干，脉细数。该型一般常见于急性肾小球肾炎恢复期。

[治法] 益气养阴。

[方药] 生脉饮合二至丸加减：党参30 g，麦冬10 g，五味子10 g，女贞子10 g，旱莲草15 g，薏苡根30 g，生地黄10 g，山茱萸10 g，牡丹皮6 g，枸杞子15 g，甘草5 g。

加减：神疲乏力加刺五加、灵芝、黄芪；口咽干燥加芦根、玄参、川石斛。

（四）肝肾阴虚

[临床表现]水肿基本消退，尿量正常，少量蛋白尿或无蛋白尿，少量镜下血尿，腰膝酸软，神疲乏力，耳鸣，眼睛干涩，五心烦热，舌质红津液少，舌苔少而干，脉细数无力。该型也常见于急性肾小球肾炎恢复期。

[治法]滋补肝肾。

[方药]六味地黄汤加减：熟地黄20 g，山茱萸10 g，牡丹皮10 g，茯苓15 g，山药15 g，泽泻10 g，薏苡根20 g，杜仲20 g，狗脊20 g，牛膝10 g，桑寄生20 g，续断10 g，甘草5 g。

加减：耳鸣加菟丝子、灵磁石、葛根；眼睛干涩加白菊花、川石斛、天冬。

## 二、临证体会

急性肾小球肾炎急性期应注意休息，尤其是卧床休息，待水肿消退，蛋白尿、血尿消失后再恢复正常工作和生活。急性期应予低盐饮食，肾功能正常者不需限制蛋白质的摄入，出现氮质血症时应限制蛋白质摄入，以优质低蛋白为主。少尿明显并出现急性肾衰竭者需限制液体入量，加用利尿剂或进行血液透析治疗，待肾功能恢复正常后可脱离血液透析。整个诊治过程中应避免使用肾毒性药物，防止疾病复发和加重。

中医在针对急性肾小球肾炎蛋白尿、血尿、低蛋白血症诊治方面可发挥积极作用。据个人经验，对于经久难以消退的急性肾小球肾炎的蛋白尿，采用益气养阴、滋补肝肾法可以使蛋白尿逐渐减少甚至消失，并能改善腰酸、神疲乏力等症状。由于中药植物药中含钾量丰富，如果出现少尿、血钾偏高时要暂停使用中药，防止高钾血症的发生。

## 三、典型病例

**病例1：**盛某，女性，38岁，2012年5月初诊。主诉感冒后出现蛋白尿2月。感冒后出现蛋白尿＋，持续2月不消退，下肢轻度浮肿，腰膝酸软，时有神疲乏力，舌质红，舌苔薄少偏干，脉细数，在外院诊断为急性肾小球肾炎，经治疗后尿蛋白持续不退，转而寻求中医治疗。结合其病史和化验结果，诊断为急性肾小球肾炎（气阴两虚）。治则采用益气养阴法，方用生脉饮合二至丸加减：党参30 g，麦冬10 g，五味子10 g，女贞子10 g，旱莲草15 g，薏苡根30 g，生地10 g，山茱萸10 g，牡丹皮6 g，枸杞子15 g，甘草5 g。用药2周后，腰膝酸软改善，蛋白尿仍＋，镜下少量红细胞。二诊上方加黄芪15 g，杜仲15 g，川石斛10 g，再连续治疗1月，尿检蛋白尿消失，无镜下血尿，无临床症状，其后随访6月未见复发。

**病例 2**：沈某，男性，28 岁，2003 年 6 月初诊。主诉下肢浮肿 1 周伴蛋白尿。外感后现有发热咽痛，随后下肢出现轻度浮肿，蛋白尿，镜下血尿，腰膝酸软，舌质红，舌苔薄黄，脉浮数。结合其病史和检验结果诊断为急性肾小球肾炎（风水侵袭）。嘱卧床休息，对症处理，治则采用疏风清热、利水法。方用越婢加术汤加减：生麻黄 10 g，生石膏 20 g，生白术 15 g，苍术 10 g，薏苡根 30 g，蝉衣 10 g，僵蚕 10 g，蒲公英 20 g，桑白皮 10 g，冬瓜皮 10 g，黄芩 10 g，龙葵 10 g，白茅根 15 g，玉米须 15 g，河白草 10 g，铁扫帚 10 g，甘草 5 g。治疗 3 周后，下肢浮肿消退，腰膝酸软缓解，蛋白尿持续＋，肾功能正常。二诊上方加白花蛇舌草 15 g，半枝莲 10 g，石韦 10 g，荠菜花 20 g，再连续治疗 3 周，患者的蛋白尿消失，无浮肿，其后随访半年未见复发，肾功能一直正常。

# 急性间质性肾炎

急性间质性肾炎由多种病因（感染、药物、免疫因素）引起，起病急骤，发病呈逐年上升趋势，各个季节各个年龄段均可发生。发病机制以肾小管间质病变为主，以肾间质水肿、肾小管损伤为基本特征。临床表现为急性肾损伤，蛋白尿，血尿，部分患者可见发热、皮疹等全身变态反应表现。

药物导致的急性间质性肾炎最为常见，包括抗生素、水杨酸制剂，以及重金属接触也可以导致急性间质性肾炎；感染（细菌感染、病毒感染、原虫感染等）可以导致急性间质性肾炎。急性间质性肾炎分为原发性急性间质性肾炎和继发性急性间质性肾炎。原发是指原发于肾小管、肾间质，药物是引起原发性急性间质性肾炎最常见的表现，继发是继发于肾小球疾病或肾小管疾病的急性肾小管间质肾炎，具有原发疾病的临床表现。

根据导致急性间质性肾炎病因的不同，其临床表现也不同，但都可以出现不同程度的肾损伤，如尿液异常、贫血、肾功能异常。尿液异常主要是出现少尿或无尿，伴有不同程度的氮质血症，严重者可发展为急性肾功能衰竭。蛋白尿表现多为轻至中度，镜下血尿，少数可为肉眼血尿，也可出现尿糖阳性，尿比重及尿渗透压降低等临床表现。如果是药物引起的急性间质性肾炎，可在用药后 2～3 周出现临床症状，表现有发热、皮疹、关节酸痛、腰背酸痛、血白细胞升高、嗜酸性粒细胞增多，血清肌酐、尿素氮迅速升高，血清胱抑素 C 水平升高，肾小球滤过率下降。如果出现急性肾小管坏死导致急性肾功能衰竭应尽快进行血液透析，让患者的肾功能得以恢复。

急性间质性肾炎按其临床表现可归入中医"水肿""癃闭"范畴，以外邪（毒物、药物）

侵袭致肺、脾、肾功能失调,出现肺失治节,脾失健运,肾、膀胱的气化功能失司,从而出现水肿、癃闭等表现。因此急性间质性肾炎可按照中医"水肿""癃闭"辨证论治。

## 一、分型诊治

### (一)风水相搏

[临床表现] 以突发性眼睑及全身浮肿起病,蛋白尿,镜下或肉眼血尿,皮疹,发热,咽痛,腰部酸痛,严重者出现少尿,舌质红,舌苔薄白或薄黄,脉浮紧或浮数。该型一般常见于药物因素引起的急性间质性肾炎。

[治法] 疏风利水,清热解毒。

[方药] 越婢加术汤合五味消毒饮加减:生麻黄10 g,生石膏20 g,生白术15 g,苍术10 g,薏苡根30 g,蝉衣10 g,紫花地丁15 g,蒲公英20 g,金银花10 g,野菊花10 g,天葵子6 g,桑白皮10 g,冬瓜皮10 g,白茅根15 g,河白草10 g,甘草5 g。

加减:尿红细胞增多加仙鹤草、小蓟炭、龙葵;水肿明显加车前草、大腹皮、猪苓;头痛血压高加牛膝、白菊花、珍珠母、玉米须、川芎。

### (二)湿热壅盛

[临床表现] 以全身浮肿及下肢浮肿起病,蛋白尿,镜下血尿或肉眼血尿,口苦口黏,皮肤痤疮,大便干结或便溏,尿色黄,可出现少尿,舌质红,舌苔黄腻,脉滑数。该型一般常见于感染引起的急性间质性肾炎。

[治法] 清热利湿,解毒消肿。

[方药] 三仁汤合五味消毒饮加减:生薏苡仁20 g,杏仁10 g,白豆蔻3 g,淡竹叶20 g,厚朴10 g,滑石20 g,半夏10 g,金银花15 g,紫花地丁20 g,野菊花10 g,蒲公英10 g,天葵子6 g,大腹皮10 g,车前草30 g,桑白皮10 g,甘草5 g。

加减:水肿明显加茯苓皮、猪苓、牵牛子;血浆白蛋白低加山药、黑豆、莲子。

### (三)气阴两虚

[临床表现] 全身浮肿及下肢水肿消退,尿量增加,蛋白尿减少,镜下血尿减少,自觉神疲乏力,口咽干燥,舌质红,舌苔薄少而干,脉细数。该型一般常见于急性间质性肾炎恢复期。

[治法] 益气养阴。

[方药] 生脉饮合二至丸加减:党参30 g,麦冬10 g,五味子10 g,女贞子20 g,旱莲草15 g,薏苡根30 g,生地黄10 g,山茱萸10 g,牡丹皮6 g,川石斛10 g,枸杞子10 g,甘

草5g。

加减：神疲乏力加刺五加、灵芝、黄芪；口咽干燥加芦根、玄参、北沙参。

（四）肝肾阴虚

[临床表现] 腰膝酸软，四肢乏力，耳鸣，无浮肿，尿量正常，无蛋白尿，无血尿，舌质红有裂纹，舌苔干而少，脉细数。该型常见于急性间质性肾炎恢复期。

[治法] 滋补肝肾。

[方药] 六味地黄汤加减：熟地黄20g，山茱萸10g，牡丹皮10g，茯苓15g，山药15g，泽泻10g，薏苡根30g，杜仲20g，狗脊20g，牛膝10g，桑寄生20g，续断10g，甘草5g。

加减：耳鸣加菟丝子、灵磁石、葛根；乏力明显加刺五加、太子参、灵芝。

## 二、临证体会

急性间质性肾炎的诊治在诊断明确后，首先应立即停止使用对肾间质有损害的药物，如抗生素等，并积极治疗脏器感染，注意休息，低盐低蛋白饮食。如果因少尿出现急性肾衰竭应积极透析治疗，以利于肾脏的休息和恢复，出现电解质紊乱如高钾血症应积极对症处理。个人经验在急性间质性肾炎恢复期阶段，使用中药有助于缓解神疲乏力、腰酸痛等临床症状，从而有利于急性间质性肾炎的完全康复。

## 三、典型病例

毛某，女性，42岁，2002年9月初诊。主诉足背虫咬伤出现尿蛋白1周。患者在家打扫清洁时被不知名的虫咬伤足背，足背有皮损，局部红肿疼痛，其后出现双下肢浮肿，1周后尿检蛋白尿＋＋，尿色深，无少尿，神疲乏力，腰膝酸软，下肢浮肿，舌质红，舌苔黄腻，脉滑数。结合其病史和检验结果诊断为急性间质性肾炎，治疗予以清热利湿、解毒消肿法。方用三仁汤合五味消毒饮加减：生薏苡仁20g，杏仁10g，白豆蔻3g，淡竹叶20g，厚朴10g，滑石20g，半夏10g，金银花15g，紫花地丁20g，野菊花10g，蒲公英10g，天葵子6g，大腹皮10g，车前草30g，桑白皮10g，白花蛇舌草15g，半枝莲10g，甘草5g。用药1周后，下肢浮肿消失，蛋白尿＋，镜下红细胞少量，肾功能正常。二诊上方去大腹皮、车前草、桑白皮，再连续治疗2周，患者的蛋白尿逐渐消失，无浮肿。其后随访一年未见复发，肾功能一直正常。

# 慢性肾小球肾炎

慢性肾小球肾炎是慢性肾脏疾病中最常见的疾病,其临床表现主要表现为蛋白尿、血尿或镜下血尿(尿红细胞增多),可伴有不同程度的高血压及水肿,也可伴有疲劳倦怠、腰膝酸软等。以上症状如蛋白尿、镜下血尿只要持续 3 月以上,临床皆可诊断为慢性肾小球肾炎。慢性肾小球肾炎早期肾小球滤过率一般正常,其病程持续时间长、治疗周期长,治疗效果差,预后也因人而异,慢性肾小球肾炎如果反复不愈并加重,可以出现慢性肾衰竭,最终进入尿毒症期。根据不同的肾穿刺活检病理类型,慢性肾小球肾炎有相应的临床表现及预后,在后面的章讨论,这里只讨论临床诊断而非病理诊断的慢性肾小球肾炎。

慢性肾小球肾炎由于病程长,久治难愈,中医辨证多为本虚标实,本虚主要是肺、脾、肾三脏皆虚,标实表现为湿热、水湿、湿浊、瘀血等。蛋白质属于人体精微物质,脾不能运化和升清,以及肾失封藏导致尿蛋白漏出,因此尿液中出现蛋白质。长期蛋白质流失可出现低蛋白血症,导致水肿。因此治疗时健脾祛湿、补肾固涩是补虚的关键,标实方面当清热利湿、活血化瘀。以下根据个人经验对慢性肾小球肾炎分型论治进行讨论。

## 一、分型诊治

### (一)湿热内蕴

[临床表现]蛋白尿或伴镜下血尿,腰膝酸软,下肢浮肿,颜面胸背痤疮,口苦,尿色黄,大便干结,舌苔黄或黄腻,脉滑数或濡。一般常见于慢性肾小球肾炎急性发作期或迁延不愈伴感染患者,临床上该型最常见。

[治法]清热利湿。

[方药]清热利湿方加减:白花蛇舌草 20 g,半枝莲 20 g,半边莲 10 g,黄芩 10 g,石韦 10 g,苍术 10 g,薏苡根 30 g,僵蚕 10 g,蝉衣 10 g,丹参 15 g,龙葵 10 g,蛇莓 10 g,蜀羊泉 15 g,蜂房 6 g,甘草 5 g。

加减:尿红细胞增多加仙鹤草、小蓟炭、茜草炭、三七粉;痤疮明显加生山楂、生枇杷叶、桑白皮;咽痛加挂金灯、牛蒡子、连翘。

蛋白尿久治不愈加雷公藤 6～10 g、马鞭草 10 g。雷公藤具有一定的毒性,加马鞭草可以对抗其毒性,因此雷公藤往往与马鞭草同时使用。雷公藤使用剂量宜小,用药时间1个月左右应检查肝功能及血常规,出现肝损伤和血白细胞降低,立即停用雷公藤。蛋白尿久治不愈还可以加祛风的蝉蜕、僵蚕、蜂房等,通过使用祛风药物有时能取得不错的效果。蛋白尿久治不愈如果有瘀血的临床表现和舌脉表现可以加用活血化瘀的药物如丹参、炒当归、炒川芎、红花、桃仁、赤芍等,也可以取效。

### (二)阴虚湿热

[临床表现]蛋白尿伴镜下血尿,潮热,五心烦热,神疲乏力,腰膝酸软,口干口苦,尿色黄,大便干,舌质红,舌苔光薄,脉细数。一般常见于糖皮质激素治疗初期的患者。

[治法]滋阴利湿。

[方药]大补阴丸合平胃散加减:知母10 g,黄柏10 g,生地15 g,炙龟板10 g,苍术10 g,厚朴10 g,陈皮10 g,女贞子20 g,旱莲草15 g,青蒿10 g,炙鳖甲10 g,牡丹皮10 g,地骨皮10 g,白花蛇舌草15 g,半枝莲15 g,黄芩10 g,石韦10 g,薏苡根30 g,甘草5 g。

加减:尿红细胞增多加仙鹤草、小蓟炭、茜草炭、三七粉、天龙、琥珀粉。尿白细胞增多加白茅根、马齿苋、金钱草、菝葜、猫爪草。

### (三)肾虚血瘀

[临床表现]蛋白尿或长期镜下血尿,神疲乏力,腰酸腰痛,痛有定处,夜寐欠安,大便通畅,舌质暗或可见瘀斑,舌下静脉迂曲,舌苔白,脉涩。一般常见于慢性肾小球肾炎病程漫长者。

[治法]补肾活血。

[方药]六味地黄汤合血府逐瘀汤加减:熟地黄15 g,山药10 g,茯苓15 g,山茱萸10 g,牡丹皮6 g,泽泻10 g,桃仁10 g,红花6 g,炒当归10 g,炒川芎10 g,赤芍10 g,牛膝10 g,薏苡根30 g,石韦10 g,甘草5 g。

加减:瘀血症状明显加丹参、生蒲黄;腰膝酸软加杜仲、牛膝、狗脊、桑寄生;神疲乏力加党参、灵芝、黄芪。

### (四)脾肾两虚

[临床表现]蛋白尿经久不愈,神疲乏力,腰膝酸软,纳差,口淡无味,大便便溏,下肢浮肿,舌质淡,舌边有齿印,舌苔白腻或白滑,脉滑。也常见于慢性肾小球肾炎病程漫长者。

[治法]健脾益肾。

[方药]参苓白术散加减:党参15 g,茯苓15 g,炒白术10 g,陈皮6 g,莲子20 g,薏

苋根 30 g，砂仁 3 g，芡实 15 g，金樱子 20 g，沙苑子 20 g，莲须 15 g，玉米须 20 g，炒地黄 10 g，山茱萸 10 g，枸杞子 10 g，杜仲 20 g，狗脊 10 g，甘草 5 g。

加减：腰酸明显加续断、牛膝、桑寄生；便溏明显加乌梅、炮姜炭、炒扁豆；浮肿加车前草、大腹皮、桑白皮。


（五）肺肾两虚

[临床表现] 蛋白尿经久不愈，可伴有镜下血尿，容易感受外邪复发，常有神疲乏力，腰膝酸软，动则气短，面色㿠白，容易出汗，舌质淡，舌苔薄白，脉细。一般常见于慢性肾小球肾炎伴上呼吸道反复感染者。

[治法] 补肾固卫。

[方药] 六味地黄汤合玉屏风散加减：熟地黄 15 g，山药 10 g，茯苓 15 g，山茱萸 10 g，牡丹皮 10 g，泽泻 10 g，黄芪 20 g，防风 10 g，炒白术 10 g，薏苡根 30 g，荆芥 6 g，甘草 5 g。

加减：咽痛加挂金灯、牛蒡子、西青果、连翘；咳嗽加炒苏子、前胡、炙百部、炙枇杷叶；自汗加浮小麦、糯稻根、乌梅、麻黄根。


（六）肝肾阴虚

[临床表现] 蛋白尿经久不愈，常伴镜下血尿，腰膝酸软，耳鸣，眼睛干涩，头晕，手足心热，大便干，舌质红，舌苔薄少或黄，脉细数。一般常见于慢性肾小球肾炎伴高血压患者。

[治法] 滋补肝肾。

[方药] 知柏地黄汤合二至丸加减：知母 10 g，黄柏 10 g，熟地黄 15 g，山药 10 g，牡丹皮 10 g，山茱萸 10 g，茯苓 15 g，泽泻 10 g，女贞子 20 g，旱莲草 15 g，薏苡根 30 g，甘草 5 g。

加减：尿红细胞增多加仙鹤草、小蓟炭、茜草炭、三七粉；腰酸加杜仲、续断、狗脊；耳鸣加葛根、菟丝子、灵磁石、枸杞子。


二、临证体会

各种类型的慢性肾小球肾炎都很难治愈，让尿蛋白彻底消失很难，只有极少部分患者的尿蛋白可以逐渐消失。慢性肾小球肾炎治疗的目的是减少尿蛋白的漏出，减少尿红细胞的出现，从而保护肾功能。尿蛋白既是肾病的病理产物，又是肾脏疾病的加重因素，尿蛋白的漏出会进一步加重对肾脏的损伤。

通过中医辨证论治减少尿蛋白的漏出，就能起到保护肾脏功能的作用。因此在慢性肾小球肾炎的治疗过程中，一定要防止使用损害肾功能的药物和祛除损害肾功能的因素，如控制高血压、高脂血症等。有的慢性肾小球肾炎通过长期的治疗，20余年肾功能仍处于正常，这是治疗的最理想的结果。如果不对慢性肾小球肾炎进行干预，最终会进展到慢性肾功能衰竭，不得不进入透析替代治疗。有的患者因长期蛋白尿，为防止感染、提高自身免疫能力，建议可以长期服用以玉屏风散为主方的药物进行治疗，也可以采用相应的膏方治疗以减少尿蛋白，从而保护肾功能。

### 三、典型病例

**病例1**：王某，女性，42岁，2008年7月初诊。主诉蛋白尿伴镜下血尿1年余。初诊时尿蛋白＋＋，镜下红细胞5～6个/HP，下肢劳累后浮肿，神疲乏力，舌质淡，舌苔白腻，脉滑，未做过肾活检。结合其病史和检验结果，诊断为慢性肾小球肾炎（脾肾两虚）。治则采用健脾益肾法，方用参苓白术散加减：党参15 g，茯苓15 g，炒白术10 g，陈皮6 g，莲子20 g，薏苡根30 g，砂仁3 g，芡实15 g，金樱子20 g，沙苑子20 g，莲须15 g，玉米须20 g，炒地黄10 g，山茱萸10 g，枸杞子10 g，杜仲20 g，狗脊10 g，甘草5 g。用药4周后，蛋白尿＋，镜下红细胞3～4个/HP。二诊用上方加减治疗2月，尿蛋白＋，无浮肿，肾功能正常，随访至今15年患者尿蛋白仍然1＋，肾功能处于正常状态。

**病例2**：朱某，女性，46岁，2015年11月初诊。主诉蛋白尿伴镜下血尿2年余。初诊时尿蛋白＋，镜下红细胞10～15个/HP，腰膝酸软，神疲乏力，耳鸣，眼睛干涩，大便干结，舌质红，舌苔薄少，脉细数，未做过肾活检。结合其病史和检验结果，诊断为慢性肾小球肾炎（肝肾阴虚）。治则采用滋补肝肾法，方用知柏地黄汤合二至丸加减：知母10 g，黄柏10 g，熟地黄15 g，山药10 g，牡丹皮10 g，山茱萸10 g，茯苓15 g，泽泻10 g，女贞子20 g，旱莲草15 g，薏苡根30 g，甘草5 g。用药2月后，蛋白尿1＋，镜下红细胞5～8/HP。二诊用上方加减治疗半年，尿蛋白转阴，红细胞2～3个/HP，肾功能正常，其后每年冬季来门诊开具膏方服用2月，随访至今6年患者尿蛋白一直阴性，肾功能正常。

# 隐匿型肾小球肾炎

隐匿型肾小球肾炎简称隐匿性肾炎，又称无症状性蛋白尿和/或血尿，多在体检或因其他疾病发作进行尿检时发现。隐匿型肾小球肾炎的临床表现以轻度蛋白尿和/或血尿为主，一般无水肿、无高血压、无肾功能损害。它是一组病因、发病机制及病理类型不尽相同，临床表现类似，预后良好的原发性肾小球疾病。以轻度蛋白尿为主者，24 小时尿蛋白定量一般小于 1.0 g，无其他异常，称为单纯性蛋白尿型。而体位性蛋白尿，多见于青年人，男性较为常见。镜下血尿呈现持续性或间歇性，在感冒、劳累后尿中红细胞异常增加，甚至出现肉眼血尿，病情迁延，时轻时重。在诊断隐匿型肾小球肾炎时应排除生理性蛋白尿及功能性蛋白尿，以及继发性、遗传性肾小球疾病和急慢性肾小球肾炎。

　　隐匿性肾小球疾病在西医方面无特殊治疗措施，患者以保养为主，减少感冒，避免劳累，禁用肾毒性药物为主要措施。如有反复发作的慢性扁桃体炎、龋齿、阻生牙可待急性期过后去医院就诊，决定是否行进行扁桃体摘除术、阻生牙的拔除等。患者需要定期门诊随访，重点检查患者的尿常规、肾功能、血压。随访中只要不出现水肿、高血压、蛋白尿大于 1.0 g/日、肾功能异常者，多数患者预后良好。

　　隐匿型肾小球肾炎中医辨证多表现为虚证，实证少见，以肺、脾、肾三脏虚损为主，肺气虚则卫外不固，容易反复感冒，导致蛋白尿加重。脾虚则不能统血，容易出现镜下血尿，并导致尿蛋白加重，肝阴虚也可以出现镜下血尿。肾虚则封藏功能失常，表现为蛋白尿、腰膝酸软，肾络受伤也可以出现镜下血尿。以下根据个人经验对隐匿型肾小球肾炎进行中医分型论治讨论。

## 一、分型诊治

### （一）肺脾两虚
[临床表现] 少量蛋白尿和/或镜下血尿，神疲乏力，面色不华，纳差，便溏，咳嗽气短，舌质淡，舌苔白，脉虚或虚数。

[治法] 补肺健脾。

[方药] 玉屏风散合参苓白术散加减：黄芪 15 g，防风 10 g，炒白术 10 g，党参 15 g，茯苓 15 g，桔梗 5 g，陈皮 6 g，白扁豆 10 g，莲子 20 g，砂仁 3 g，山药 10 g，薏苡仁根 30 g，甘草 5 g。

　　加减：便溏加车前草、厚朴、枳壳；纳差加炒谷芽、炒麦芽、焦山楂、六神曲；神疲乏力加太子参、当归、升麻。

### （二）肺肾两虚
[临床表现] 少量蛋白尿和/或镜下血尿，咳嗽气短，动则尤甚，头晕耳鸣，腰膝酸

软,或畏寒肢冷,面色苍白,舌质胖淡,舌苔白,脉沉细。

[治法] 肺肾双补。

[方药] 玉屏风散合六味地黄汤加减：黄芪15 g,防风10 g,炒白术10 g,熟地黄15 g,山药10 g,茯苓10 g,山茱萸10 g,牡丹皮10 g,泽泻10 g,薏苡根30 g,补骨脂6 g,甘草5 g。

加减：咳嗽加炒苏子、前胡、炙百部、炙紫菀;气短加射干、白果、五味子、水蛭粉;腰膝酸软加杜仲、续断、牛膝、狗脊。

（三）脾肾两虚

[临床表现] 少量蛋白尿和/或镜下血尿,腰腹部有下坠感,头晕耳鸣,神疲困倦,动则气促,腰膝酸软,夜尿增多,大便溏薄,舌质淡,舌苔白,脉沉弱。

[治法] 益肾健脾。

[方药] 参苓白术散合六味地黄汤加减：党参15 g,茯苓10 g,白术10 g,陈皮6 g,莲子20 g,薏苡根30 g,砂仁3 g,熟地黄15 g,山药20 g,山茱萸10 g,牡丹皮10 g,泽泻10 g,杜仲20 g,狗脊10 g,甘草5 g。

加减：腰腹部下坠感加升麻、柴胡、当归;夜尿增多加金樱子、覆盆子、沙苑子、益智仁;头晕耳鸣加葛根、菟丝子、枸杞子、灵磁石。

（四）肝肾阴虚

[临床表现] 少量蛋白尿和/或镜下血尿,眼干咽干,神疲乏力,胁肋隐痛,腰膝酸软,耳鸣遗精,舌质红,舌苔薄少,脉细数。

[治法] 滋补肝肾。

[方药] 知柏地黄汤加减：知母10 g,黄柏10 g,熟地黄15 g,龟板10 g,牡丹皮10 g,山茱萸10 g,茯苓20 g,泽泻10 g,山药10 g,菊花10 g,薏苡根30 g,甘草5 g。

加减：遗精加金樱子、芡实、莲须、覆盆子;眼睛干涩加川石斛、菊花、白蒺藜;胁肋隐痛加枸杞子、麦冬、川楝子。

二、临证体会

隐匿型肾小球肾炎蛋白尿较少,镜下血尿常见,几乎无明显的临床症状,及时发现并及时干预,治疗效果不错。在治疗的同时应注意休息,减少感冒,禁用肾毒性药物。在蛋白尿、镜下血尿消失后可以停止用药,但应2～3月随访1次,及时复查尿常规和肾功能,出现复发应及时干预。有部分患者会要求提高自身的免疫能力,防止疾病复发,个人经验与慢性肾小球肾炎康复期一样，可以长期用玉屏风散加减治疗，或用玉屏风散为主方的膏方调养身体。

### 三、典型病例

**病例 1**：张某，女性，38 岁，2018 年 11 月初诊。主诉体检发现蛋白尿伴镜下血尿 1 月余，初诊时尿蛋白＋，镜下红细胞 3～5 个/HP，无腰酸，无浮肿，时有神疲乏力，气短，舌质淡，舌苔白，脉细，未进行肾活检，结合其病史和化验结果，诊断为隐匿型肾小球肾炎（肺脾两虚）。治则采用补肺健脾法，方用玉屏风散合参苓白术散加减：黄芪 15 g，防风 10 g，炒白术 10 g，党参 15 g，茯苓 15 g，桔梗 5 g，陈皮 6 g，白扁豆 10 g，莲子 20 g，砂仁 3 g，山药 10 g，薏苡仁根 30 g，甘草 5 g。用药 4 周后，蛋白尿＋－，镜下红细胞 1～3 个/HP。再诊用上方加减继续治疗 1 月，尿蛋白阴性，镜下红细胞 1～3 个/HP。三月后三诊时尿蛋白阴性，镜下红细胞 1～3 个/HP，停止用药。其后每 3 月来院随访 1 次，患者尿蛋白阴性，肾功能正常。

**病例 2**：陈某，男性，28 岁，2020 年 6 月初诊。主诉体检发现镜下血尿半月。初诊时尿蛋白阴性，镜下红细胞 10～15 个/HP，偶尔腰酸遗精，咽干，无浮肿，舌质红，舌苔薄少，脉细数，未进行肾活检。结合其病史和检验结果，诊断为隐匿型肾小球肾炎（肝肾阴虚）。治则采用滋补肝肾法，方用知柏地黄汤加减：知母 10 g，黄柏 10 g，熟地黄 15 g，龟板 10 g，牡丹皮 10 g，山茱萸 10 g，茯苓 20 g，泽泻 10 g，山药 10 g，菊花 10 g，薏苡根 30 g，沙苑子 15 g，金樱子 10 g，甘草 5 g。用药 6 周后镜下红细胞 5～8/HP，二诊用上方加减继续治疗 4 周，镜下红细胞 2～5 个/HP。三诊镜下红细胞 2～3 个/HP，遂停止用药，嘱避免剧烈运动，增强体质。目前每年来院随访 3～4 次，患者镜下红细胞 2～3 个/HP，无蛋白尿，肾功能正常。

# 肾 病 综 合 征

肾病综合征临床表现为大量蛋白尿、高度水肿、高脂血症及低蛋白血症等典型症状，儿童到中老年人均可发病。免疫力低下者、不规范用药、糖尿病、肿瘤患者的肾病综合征发病率呈逐年上升趋势。肾病综合征包括原发性肾病综合征和继发性肾病综合征，原发性肾病综合征为原发病在肾小球的疾病，如急性肾小球肾炎、急进性肾炎、膜性肾病、微小病变肾病在疾病过程中表现出肾病综合征的临床特征。继发性肾病综合征则继发于其他肾脏疾病而表现出肾病综合征的特点，如过敏性紫癜肾炎、狼疮性肾炎等。肾病综合征的病因目前仍不完全明确，包括遗传、免疫、感染、药物及环境等诸多因素都可以参与发病，其中免疫复合物介导损伤肾小球滤过屏障，从而出现大量蛋白尿。

大量蛋白尿是肾病综合征最主要的临床表现，同时也是肾病综合征的病理生理机制，成人每天尿中排出大于 3.5 g/24 h 的尿蛋白，导致血浆白蛋白降低，血浆白蛋白＜30 g/L，出现严重的低蛋白血症，血浆白蛋白水平降低的结果引起胶体渗透压降低，从而导致血管内液体向组织间隙积聚，因此可出现水肿。血浆白蛋白水平下降导致肝脏生产大量蛋白质，补充体内所丢失的蛋白质，肝脏除了生产白蛋白，还会生产脂蛋白，大量脂蛋白停留在体内后，表现为血清胆固醇明显升高，从而出现高脂血症。大量蛋白尿从尿中漏出，容易导致机体免疫功能低下，从而引起继发性感染等。

肾病综合征在治疗方面注意摄入适量的蛋白质、足够的热量、低盐低脂饮食。在药物选择上，西医一般选择糖皮质激素和细胞毒药物来治疗原发性肾病综合征，以减少尿蛋白的流失；水肿明显可以采用利尿剂对症处理；低蛋白血症可予输注人血白蛋白；高脂血症予以降脂药物，并注意休息。

肾病综合征因为大部分以水肿起病，属于中医的"水肿"范畴，其病机主要与感受外邪导致肺、脾、肾三脏功能失调有关。肺主宣发，主治节，肺的宣发、治节功能失调可以出现水肿；脾主运化水湿，运化功能失调也可以出现肢体水肿，脾的升清功能失调导致精微物质下泄，可出现低蛋白血症和蛋白尿；肾的封藏功能失司也可出现尿蛋白的漏出。因此，肾病综合征的中医治疗应以调节肺脾肾三脏的功能，使之恢复正常。肾病综合征的治疗常需要使用糖皮质激素，包括大剂量糖皮质激素应用阶段、糖皮质激素减量阶段、小剂量糖皮质激素维持阶段，针对不同的糖皮质激素使用阶段，分别使用不同中医治则治法的中医处方，可以降低糖皮质激素的副作用，防止反跳和复发，发挥重要的作用。以下结合个人的临床经验对肾病综合征在糖皮质激素使用过程中的常见病情进行分型治疗讨论。

## 一、分型诊治

### （一）阴虚湿热

[临床表现] 大量蛋白尿，低蛋白血症，高脂血症，四肢浮肿；严重者可见腹水，胸水，腰酸胀，神疲乏力，颜面痤疮，口苦，纳差或纳可，夜寐困难，易醒早醒，尿色黄，大便干结，舌质红，舌苔黄或黄腻，脉滑数。一般常见于肾病综合征大剂量糖皮质激素使用阶段。

［治法］滋阴清热利湿。

［方药］知柏地黄汤加减：知母10 g，黄柏10 g，熟地黄20 g，茯苓20 g，牡丹皮10 g，山药20 g，泽泻10 g，山萸萸10 g，薏苡根30 g，石韦10 g，黄芩12 g，苍术10 g，白花蛇舌草15 g，半枝莲10 g，地骨皮10 g，甘草3 g。

加减：夜寐不安加合欢皮、远志、五味子、酸枣仁；水肿明显加车前草、大腹皮、桑白皮、冬瓜皮；痤疮明显加丹参、生山楂、桑叶、白蒺藜。

（二）气阴两虚

［临床表现］中等度蛋白尿，低蛋白血症，高脂血症，四肢浮肿不重，腰膝酸软，神疲乏力，颜面痤疮，口干舌燥，咽干耳鸣，口苦，纳可，舌质淡红，舌苔少，脉细数或沉缓。一般常见于肾病综合征糖皮质激素减量阶段。

［治法］益气养阴。

［方药］八珍汤合生脉饮加减：党参30 g，茯苓15 g，炒白术10 g，当归10 g，川芎10 g，生地黄15 g，炒白芍15 g，麦冬10 g，五味子10 g，薏苡根30 g，石韦10 g，沙苑子15 g，莲子10 g，芡实15 g，甘草5 g。

加减：腰膝酸软加杜仲、续断、狗脊、桑寄生；咽干耳鸣加百合、玉竹、菟丝子、葛根；神疲乏力明显加太子参、刺五加、女贞子、升麻。

（三）脾肾两虚

［临床表现］少量蛋白尿或尿蛋白消失，无低蛋白血症，无高脂血症，无浮肿，轻度腰膝酸软，神疲乏力，耳鸣，纳可，舌质淡，舌苔白，脉细或沉。一般常见于肾病综合征小剂量糖皮质激素维持阶段。

［治法］健脾益肾。

［方药］参苓白术散合六味地黄汤加减：党参30 g，茯苓15 g，炒白术10 g，陈皮6 g，莲子20 g，砂仁3 g，薏苡根30 g，桔梗3 g，熟地黄15 g，山药10 g，山萸萸10 g，牡丹皮10 g，泽泻10 g，甘草5 g。

加减：抵抗力下降容易感冒加黄芪、防风、荆芥；腰酸加杜仲、续断、狗脊、桑寄生。

（四）肾病综合征水肿

肾病综合征由于大量蛋白尿的漏出，导致低蛋白血症，从而出现水肿，包括肢体水肿、眼睑水肿，严重者可出现腹水和胸水。根据肾病综合征的不同阶段其水肿表现不同的证型，如风水泛滥、水湿浸渍、阳虚水泛、湿热蕴结。肾病综合征水肿治疗方面，在提升血浆白蛋白水平的基础上可以使用利尿剂，有助于减轻水肿，如果血浆白蛋白水平未能恢复正常水平,使用利尿剂往往是无效的。在肾病综合征表现水肿为主证时,使用中药治疗有助于水肿的缓解,但出现少尿、无尿时建议暂时不要使用中药,因为植物类中药饮片中含钾量丰富,这时服用中药容易加重高钾血症。肾病综合征各个阶段出现的水肿其具体分型论治将在本书"内科篇"中单独叙述。

### (五)肾病综合征低蛋白血症

当血浆白蛋白低于 25 g/L 时有血栓形成的风险,对于严重的低蛋白血症,西医一般采用输注人血白蛋白,但因为肾病综合征肾脏基膜的损伤,输注的人血白蛋白将很快从尿液中排出。这时采用健脾的中药有助于血浆白蛋白的提升,常用中药有山药、扁豆、黑料豆、莲子、党参、茯苓、芡实等。提升血浆白蛋白还可以进行食疗,食疗可分别采用:黑鱼(鲤鱼,鲫鱼)冬瓜汤、黑鱼(鲤鱼,鲫鱼)山药汤、黑鱼(鲤鱼,鲫鱼)黑豆汤。对于有血栓形成风险者一般可加用丹参、赤芍、当归、川芎、桃仁、红花等活血化瘀药物,预防血栓形成。

### (六)肾病综合征高脂血症

对于高脂血症,西医一般采用降脂药物口服,在配合低脂饮食的基础上,也可加用化湿降浊的中药,以降低胆固醇和甘油三酯水平,如生山楂、丹参、绞股蓝、荷叶、决明子、生蒲黄、泽泻、红花、海藻等。特别提醒:生首乌肝毒性较大,虽然炮制过的制首乌肝毒性减低,但大剂量也会产生肝损害。

## 二、临证体会

肾病综合征在大剂量糖皮质激素使用阶段,症状和体征都表现为阴虚湿热,如颜面痤疮,口干舌燥,夜寐不安。这个阶段采用滋阴清热利湿的中药可减轻大剂量糖皮质激素引起的副作用,并有助于糖皮质激素缓解大量蛋白尿。在糖皮质激素维持阶段症状和体征多表现为气阴两虚,如乏力、腰酸、口咽干燥等。该阶段采用益气养阴的中药有助于防止病情的反复,以及有利于糖皮质激素的顺利减量。在小剂量糖皮质激素使用阶段机体的症状和体征多表现为脾肾两虚,如畏寒、乏力、舌质淡、抵抗力下降。该阶段采用健脾益肾的中药有助于减少外邪侵袭,防止病情的复发,有利于最终撤减糖皮质激素。

中医诊治肾病综合征低蛋白血症、水肿方面,有时采用食疗的方法可能会取得不错的效果。个人在遇到严重的低蛋白血症和水肿时,在补充人血白蛋白和利尿剂改变不明显的情况下,采用前文提到的食疗方法,可以缓慢提升血浆白蛋白水平和改善水肿状况。

### 三、典型病例

**病例1：** 袁某，男性，15岁，2007年3月初诊。主诉蛋白尿1年余，发病初期有下肢水肿，低蛋白血症，高脂血症，未做过肾活检，外院临床诊断为肾病综合征。来院初诊时尿蛋白＋，镜下红细胞2～3个/HP，无浮肿，库欣综合征面容，纳可，夜寐安，舌质淡，舌苔白，脉细。目前处于小剂量糖皮质激素维持阶段，强的松每天10 mg口服治疗中。结合其病史和化验结果，诊断为肾病综合征（脾肾两虚），治则采用健脾益肾法，方用参苓白术散合六味地黄汤加减：党参15 g，茯苓10 g，炒白术10 g，陈皮6 g，莲子15 g，砂仁3 g，薏苡根30 g，桔梗3 g，熟地黄10 g，山药10 g，山茱萸10 g，牡丹皮10 g，泽泻6 g，甘草3 g。用药2月后，蛋白尿＋－，镜下红细胞2～3/HP，无浮肿，面部痤疮逐渐减少。二诊用上方加减治疗2月，尿蛋白转阴，红细胞1～2个/HP，肾功能正常。三诊在上方的基础上加用玉屏风散服用半年，尿蛋白一直阴性，无其他不适。

**病例2：** 徐某，男性，30岁，2008年11月初诊。主诉蛋白尿2年余。发病初有低蛋白血症，高脂血症，肢体水肿，未做过肾活检，外院临床诊断为肾病综合征，初诊时尿蛋白＋，肢体无浮肿，无腹水无胸水，纳可，夜寐欠安，舌质红，舌苔薄少，脉沉。目前处于糖皮质激素减量阶段，强的松每天30 mg口服治疗中。结合其病史和化验结果，诊断为肾病综合征（气阴两虚），治则采用益气养阴法，方用八珍汤合生脉饮加减：党参30 g，茯苓15 g，炒白术10 g，当归10 g，川芎10 g，生地黄15 g，炒白芍15 g，麦冬10 g，五味子10 g，薏苡根30 g，石韦10 g，沙苑子15 g，莲子10 g，女贞子10 g，旱莲草15 g，芡实15 g，甘草5 g。用药3月后，蛋白尿＋－，无浮肿，血浆白蛋白逐渐提升，睡眠改善。再诊用上方加减治疗3月，尿蛋白逐渐转阴，肾功能正常。三诊在上方的基础上加用玉屏风散服用一年余，尿蛋白一直阴性，病情稳定，正常工作，目前半年随访1次。

# 膜 性 肾 病

膜性肾病（membranous nephropathy，MN），是由免疫复合物沉积于肾小球上皮细胞，导致足细胞损伤和肾小球滤过屏障的破坏，引起蛋白尿、血尿、水肿、高血压等肾炎综合征表现。膜性肾病可见于任何年龄，但以成人多见，膜性肾病发病年龄多在40～60岁，儿童发病少见，男女发病之比约为2：1。膜性肾病约占成人肾病综合征的大部分，近年来膜性肾病的患病率逐年增加。膜性肾病分为特发性膜性肾病、继发性膜性肾病，特发性膜性肾病属于自身免疫性疾病，病因尚不清楚，继发性膜性肾病常继发于乙型肝炎、系统性红斑狼疮、1型糖尿病、非甾体类抗炎药物损伤、恶性肿瘤等。

膜性肾病起病比较隐匿，只有少数有前期感染病史，患者以蛋白尿为首发症状，可伴镜下血尿、水肿、高血压，大部分表现为肾病综合征的特点，即大量蛋白尿、低蛋白血症、水肿、高脂血症，严重者可伴胸腔积液或腹水，肾功能一般正常，极少数病例会进入终末期肾病。膜性肾病诊断主要依靠肾脏活检病理确诊，治疗有对症治疗和免疫抑制剂治疗，对症治疗包括休息、限制钠盐摄入、合理蛋白质和热量摄入、利尿消肿、血管紧张素转化酶抑制剂(angiotensin coverting enzyme inhibitor，ACEI)和血管紧张素 II 受体阻滞剂(angiotensin II receptor blocker，ARB)的使用、降脂、抗凝等治疗措施。使用糖皮质激素和细胞毒药物以抑制免疫反应，细胞毒药物包括环磷酰胺、环孢素、霉酚酸酯等，膜性肾病1～2期可以缓解或恢复，3～4期则预后欠佳。

膜性肾病因为大部分以水肿起病，因此属于中医"水肿"范畴。其病机主要是感受外邪，引起肺、脾、肾三脏功能失调。肺主宣发肃降，通调水道，主治节，肺的宣发、通调水道、治节功能失调可以导致水肿。脾主运化水湿，运化功能失调也可以出现水肿；脾的升清功能失调可导致精微物质下泄出现蛋白尿，大量蛋白尿则引起低蛋白血症；肾的封藏功能失调也可引起或加重尿蛋白的漏出。膜性肾病的治疗当调节肺、脾、肾三脏的功能，使之恢复正常。膜性肾病的治疗常常使用糖皮质激素、细胞毒药物等，在糖皮质激素和细胞毒药物使用阶段，采用辨证施治的方法如清热利湿、补肾健脾法，有利于膜性肾病的缓解和稳定，并能减少对糖皮质激素、细胞毒药物的依赖和毒副作用。以下结合个人的临床经验对膜性肾病进行分型论治讨论。

## 一、分型诊治

### (一)湿热蕴结

[临床表现] 膜性肾病大量蛋白尿，低蛋白血症，高脂血症，四肢浮肿，腰酸胀，神疲乏力，颜面痤疮，口苦，纳差，夜寐不安，尿色黄，大便干结，舌质红，舌苔黄或黄腻，脉濡滑。一般常见于膜性肾病的初发阶段或大剂量糖皮质激素使用阶段。

[治法] 清热利湿。

[方药] 三仁汤加减：薏苡根30 g，白豆蔻3 g，淡竹叶10 g，厚朴10 g，半夏10 g，滑石20 g，茯苓20 g，黄芩10 g，丹参10 g，荠菜花20 g，石韦10 g，白花蛇舌草15 g，半枝莲10 g，苍术10 g，党参15 g，车前草10 g，甘草5 g。

加减：湿热重加虎杖、藿香、佩兰；入睡困难加茯神、合欢皮、远志；血浆白蛋白偏低加芡实、山药、黑豆。

### （二）脾肾两虚

[临床表现] 膜性肾病日久，蛋白尿，低蛋白血症，高脂血症，四肢浮肿，腰膝酸软，神疲乏力，耳鸣，腹胀便溏，舌质淡，舌苔白，脉沉缓。一般常见于膜性肾病发作日久或糖皮质激素小剂量维持阶段。

[治法] 健脾益肾。

[方药] 参苓白术散合六味地黄汤加减：党参30 g，茯苓15 g，炒白术10 g，桔梗3 g，陈皮6 g，莲子20 g，薏苡根30，砂仁3 g，熟地黄20 g，牡丹皮10 g，山药15 g，山茱萸10 g，泽泻10 g，杜仲15 g，苁蓉10 g，甘草5 g。

加减：腰膝酸软加续断、狗脊、桑寄生；便溏加扁豆、肉豆蔻、补骨脂；神疲乏力加太子参、刺五加、女贞子、灵芝。

### （三）气阴两虚

[临床表现] 膜性肾病日久，蛋白尿，低蛋白血症，四肢轻度浮肿，高血压，神疲乏力，口干舌燥，咽干耳鸣，纳可，舌质红，舌苔少，脉细数。一般常见于膜性肾病发作日久或糖皮质激素减量阶段。

[治法] 益气养阴。

[方药] 八珍汤合生脉饮加减：党参30 g，茯苓15 g，炒白术10 g，当归10 g，川芎6 g，生地黄10 g，炒白芍10 g，麦冬10 g，五味子6 g，薏苡根30，石韦10 g，沙苑子15 g，莲子10 g，甘草5 g。

加减：口干舌燥加川石斛、枸杞子、玉竹、北沙参；耳鸣加菟丝子、葛根、灵磁石。

## 二、临证体会

膜性肾病同肾病综合征一样，在大剂量糖皮质激素使用阶段，其症状和体征都表现为阴虚湿热，如颜面痤疮、口干舌燥、夜寐不安，这个阶段采用滋阴利湿的中药可减轻大剂量糖皮质激素引起的副作用，并有助于糖皮质激素缓解大量蛋白尿，从而提高血浆白蛋白水平。在糖皮质激素维持阶段，症状和体征多表现为气阴两虚，如神疲乏力、口咽干燥、耳鸣。该阶段采用益气养阴的中药有助于防止病情的反复及糖皮质激素的顺利减量。在小剂量糖皮质激素使用阶段，机体的症状和体征多表现为脾肾两虚，如畏寒、神疲乏力、舌质淡，抵抗力下降。该阶段采用健脾益肾的中药，有助于减少外邪侵袭并防止病情的复发，并有利于最终撤减糖皮质激素。方中加入活血化瘀的丹参、赤芍等也可以防止低蛋白血症引起的血栓。

### 三、典型病例

**病例 1**：徐某，女性，45 岁，2019 年 8 月初诊。主诉大量蛋白尿 3 年余。肾活检病理诊断为膜性肾病，糖皮质激素和免疫抑制剂治疗中，来院初诊时尿蛋白＋＋＋，24 小时尿蛋白定量＞3 500 mg/L，低蛋白血症，高脂血症，下肢浮肿，面部痤疮，胃纳可，夜寐欠安，易醒早醒，舌质红，舌苔黄腻，脉细数。结合其病史和肾活检结果，诊断为膜性肾病（湿热蕴结），治则采用清热利湿法，方用三仁汤加减：薏苡根30 g，白豆蔻3 g，淡竹叶10 g，厚朴10 g，半夏10 g，滑石20 g，茯苓20 g，黄芩10 g，丹参10 g，荠菜花20 g，石韦10 g，白花蛇舌草15 g，半枝莲 10 g，苍术 10 g，党参 15 g，车前草 10 g，甘草 5 g。用药 3 月后，蛋白尿＋＋＋，血浆白蛋白逐渐增高，下肢浮肿逐渐消退，面部痤疮逐渐减少。其后多次复诊，糖皮质激素维持小剂量口服，并在上方的基础上随证加减再治疗 3 月，尿蛋白减为＋＋，无浮肿，肾功能正常。随访三年多来，蛋白尿维持在＋～＋＋之间，肾功能处于正常水平。

**病例 2**：沈某，男性，66 岁，2020 年 3 月初诊。主诉大量蛋白尿 2 年余。肾活检病理诊断为膜性肾病，小剂量糖皮质激素维持治疗中，到院初诊时尿蛋白＋＋，24 小时尿蛋白定量在 2 000 mg/L 左右，无低蛋白血症，甘油三酯、胆固醇偏高，四肢无浮肿，腰膝酸软，神疲乏力，耳鸣，大便便溏，舌质淡，舌苔白，脉沉缓。结合其病史和肾活检结果，诊断为膜性肾病（脾肾两虚），治则采用健脾益肾法，方用参苓白术散合六味地黄汤加减：党参30 g，茯苓15 g，炒白术10 g，桔梗3 g，陈皮6 g，莲子20 g，薏苡根30，砂仁3 g，熟地黄10 g，牡丹皮10 g，山药20 g，山茱萸10 g，泽泻10 g，杜仲15 g，肉苁蓉10 g，甘草5 g。用药 3 月后，蛋白尿仍＋＋，下肢无浮肿，血清肌酐正常，肾小球滤过率正常。其后2 年多次复诊，糖皮质激素完全撤减完，蛋白尿始终维持在＋～＋＋之间，偶尔外感后尿蛋白会有所增加，但外感痊愈后尿蛋白则恢复到＋～＋＋之间。目前仍在随访中。

# 局灶节段性肾小球硬化

局灶节段性肾小球硬化（focal segmental glomerulosclerosis，FSGS）表现为部分肾小球或肾小球部分毛细血管袢发生病变，病变在光镜下呈为局灶性和节段性，电镜下肾小球上皮细胞呈现广泛的足突融合，肾小球节段硬化处基底膜（GBM）扭曲、增厚，毛细血管袢闭锁、塌陷。局灶节段性肾小球硬化分为原发和继发。

局灶节段性肾小球硬化的临床表现无特征性，大多数特发性局灶节段性肾小球硬化以肾病综合征为首发，也可表现为无症状性蛋白尿，可伴有镜下血尿或肉眼血尿，高血压出现时间较早。本病对各种治疗的反应均较差，疾病呈慢性进行性，最终发生慢性肾功能衰竭，外感等因素可加重其临床症状。

局灶节段性肾小球硬化的确诊依赖于肾活检病理诊断。

治疗方面：包括使用糖皮质激素、ACEI 或 ARB、降脂治疗、抗凝、抗血栓等治疗措施。根据局灶节段性肾小球硬化的临床表现，中医在局灶节段性肾小球硬化的治疗方面可分别参照慢性肾小球肾炎和肾病综合征治疗。以下结合个人临床经验对局灶节段性肾小球硬化进行分型论治讨论。

## 一、分型诊治

### （一）肝肾阴虚

[临床表现] 局灶节段性肾小球硬化表现为少量蛋白尿和/或镜下血尿，高血压，咽干耳鸣，神疲乏力，腰膝酸软，舌质红，舌苔薄少，脉细数。

[治法] 滋补肝肾。

[方药] 知柏地黄汤加减：知母10 g，黄柏10 g，熟地黄15 g，龟板10 g，牡丹皮10 g，山茱萸10 g，茯苓20 g，泽泻10 g，山药10 g，菊花10 g，薏苡根30 g，甘草5 g。

加减：病程时间长有瘀血表现加丹参、桃仁、赤芍、川芎；耳鸣加菟丝子、葛根、灵磁石；高血压加牛膝、白菊花、珍珠母。

### （二）阴虚湿热

[临床表现] 局灶节段性肾小球硬化表现为肾病综合征，大量蛋白尿，低蛋白血症，高脂血症，四肢浮肿；严重者可见腹水、胸水，腰酸胀，神疲乏力，颜面痤疮，口苦，纳差或纳可，夜寐不安，尿色黄，大便干结，舌质红，舌苔黄或黄腻，脉滑数。一般常见于局灶节段性肾小球硬化大剂量糖皮质激素使用阶段。

[治法] 滋阴清热利湿。

[方药] 知柏地黄汤加减：知母10 g，黄柏10 g，熟地黄20 g，茯苓20 g，牡丹皮10 g，山药20 g，泽泻10 g，山茱萸10 g，薏苡根30 g，石韦10 g，白花蛇舌草15 g，半枝莲10 g，地骨皮10 g，甘草5 g。

加减：夜寐不安加合欢皮、远志、五味子、酸枣仁；水肿明显加车前草、大腹皮、桑白皮；痤疮明显加丹参、生山楂、黄芩。

（三）脾肾两虚

[临床表现]局灶节段性肾小球硬化表现为少量蛋白尿或尿蛋白接近消失，无低蛋白血症，无高脂血症，无浮肿，轻度腰膝酸软，神疲乏力，耳鸣，纳可，舌质淡，舌苔白，脉细或沉。一般常见于局灶节段性肾小球硬化小剂量糖皮质激素维持阶段。

[治法]健脾益肾。

[方药]参苓白术散合六味地黄汤加减：熟地黄15 g，山药10 g，茯苓10 g，山茱萸10 g，牡丹皮6 g，泽泻10 g，党参20 g，炒白术10 g，陈皮6 g，莲子20 g，砂仁3 g，薏苡根30 g，桔梗3 g，甘草5 g。

加减：抵抗力下降容易感冒加黄芪、防风、荆芥；腰酸加杜仲、续断、狗脊、桑寄生。

## 二、临证体会

局灶节段性肾小球硬化完全依赖肾活检病理确诊，病变呈局灶性和节段性，按中医的理论局灶节段性肾小球硬化的病机属于气滞血瘀，后期阶段属于肾气不足，因此在治疗过程中加入活血化瘀、补益肾气的中药有利于局灶节段性肾小球硬化的缓解。在糖皮质激素使用的各个阶段辅以中药也有利于激素的撤减，防止复发和反跳，维持疾病的稳定状态，局灶节段性肾小球硬化容易向慢性肾衰竭转变，早期采用健脾益肾、活血化瘀、祛湿降浊法有利于保护肾功能和延缓慢性肾功能衰竭的进程。

## 三、典型病例

**病例1**：陈某，男性，42岁，2020年5月初诊。主诉蛋白尿3年余。血清肌酐偏高半年余，肾活检病理诊断为局灶节段性肾小球硬化，曾经用糖皮质激素治疗过，来院初诊时尿蛋白＋＋，血清肌酐150 μmol/L，肾小球滤过率65 ml/min，泡沫尿，腰膝酸软，神疲乏力，耳鸣，纳可，舌质淡，舌苔白，脉沉。结合其病史和肾活检结果，诊断为局灶节段性肾小球硬化（脾肾两虚），治则采用健脾益肾法，方用参苓白术散合六味地黄汤加减：熟地黄15 g，山药10 g，茯苓10 g，山茱萸10 g，牡丹皮6 g，泽泻10 g，党参20 g，炒白术10 g，陈皮6 g，莲子20 g，薏苡根30 g，积雪草30 g，六月雪30 g，桃仁10 g，川芎10 g，甘草5 g。治疗用药1月后，蛋白尿＋＋，血清肌酐140 μmol/L，肾小球滤过率66 ml/min。治疗用药3月后，蛋白尿＋～＋＋，血清肌酐120 μmol/L，肾小球滤过率72 ml/min，其后多次复诊，并在上方的基础上随证加减治疗至今，尿蛋白为＋，血清肌酐110～115 μmol/L，肾小球滤过率在75 ml/min左右，目前仍在随访治疗中。

**病例2**：钱某，女性，56岁，2018年10月初诊。主诉蛋白尿2年余。肾活检病理诊断为局灶节段性肾小球硬化,未用过糖皮质激素治疗,来院初诊时尿蛋白＋＋＋,尿红细胞 10～15 个/HP,血清肌酐正常,肾小球滤过率正常,神疲乏力,泡沫尿,腰膝酸软,咽干耳鸣,舌质红,舌苔薄少,脉细数。结合其病史和肾活检结果,诊断为局灶节段性肾小球硬化(肝肾阴虚),治则采用滋补肝肾法,方用知柏地黄汤加减:知母 10 g,黄柏10 g,熟地黄 15 g,龟板 10 g,牡丹皮 10 g,山茱萸 10 g,茯苓 20 g,泽泻 10 g,山药 10 g,菊花 10 g,薏苡根 30 g,女贞子 10 g,旱莲草 10 g,甘草 5 g。治疗用药 2 月后,蛋白尿＋＋,血清肌酐正常。再继续治疗用药 3 月后,蛋白尿＋＋,血清肌酐正常,肾小球滤过率正常。其后多次就诊,在上方的基础上随证加减治疗至今,尿蛋白为＋,肾小球滤过率正常,血清肌酐正常。目前仍在随访治疗中。

# 系膜增生性肾小球肾炎

系膜增生性肾小球肾炎(mesangial proliferative glomerulonephritis,MsPGN),以光镜下弥漫性肾小球系膜细胞增生伴不同程度系膜基质增多为主要特征的肾小球疾病,是最常见的原发性肾小球疾病,分为原发性和继发性两类,系膜沉积物以 IgA 为主又称为 IgA 肾病,以 IgM 沉积为主又称为 IgM 肾病。

系膜增生性肾小球肾炎病因仍未明确,上呼吸道感染为前驱症状,多数起病隐匿,系膜增生性肾小球肾炎临床上可表现为隐匿型肾小球肾炎、慢性肾小球炎、原发性肾病综合征等。

系膜增生性肾小球肾炎确诊依赖肾活检病理检测结果,治疗方法包括糖皮质激素、环磷酰胺、苯丁酸氮芥、硫唑嘌呤、ACEI、抗凝、抗血栓等治疗措施。根据系膜增生性肾小球肾炎的临床表现,中医在系膜增生性肾小球肾炎的治疗方面可分别参照隐匿型肾小球肾炎、慢性肾小球肾炎、肾病综合征的治疗。以下结合个人临床经验对系膜增生性肾小球肾炎进行分型论治讨论。

## 一、分型诊治

### (一)阴虚湿热

[临床表现]系膜增生性肾小球肾炎表现为肾病综合征,大量蛋白尿,低蛋白血症,高脂血症,四肢浮肿,严重者可见腹水、胸水,腰酸胀,神疲乏力,颜面痤疮,口苦,纳差或

纳可,夜寐不安易醒早醒,尿色黄,大便干结,舌质红,舌苔黄或黄腻,脉滑数。一般常见于系膜增生性肾小球肾炎大剂量糖皮质激素使用阶段。

[治法] 滋阴清热利湿。

[方药] 知柏地黄汤加减:知母10 g,黄柏10 g,熟地黄20 g,茯苓20 g,牡丹皮10 g,山药20 g,泽泻10 g,山茱萸10 g,薏苡根30 g,石韦10 g,白花蛇舌草15 g,半枝莲10 g,地骨皮10 g,甘草5 g。

加减:夜寐不安加合欢皮、远志、五味子、酸枣仁;痤疮明显加丹参、生山楂、黄芩。

### (二)气滞血瘀

[临床表现] 系膜增生性肾小球肾炎表现隐匿型肾小球肾炎,少量蛋白尿和/或镜下血尿,高血压,咽干耳鸣,神疲乏力,腰膝酸软酸痛,舌质暗有瘀斑,舌苔薄白,脉涩。

[治法] 活血化瘀。

[方药] 桃红四物汤加减:桃仁10 g,红花10 g,熟地黄15 g,当归10 g,川芎10 g,赤芍10 g,薏苡根30 g,白花蛇舌草20 g,半枝莲10 g,半边莲10 g,杜仲10 g,狗脊10 g,甘草5 g。

加减:病程时间长有瘀血表现加丹参、蒲黄、五灵脂;高血压加牛膝、菊花、珍珠母。

### (三)脾肾两虚

[临床表现] 系膜增生性肾小球肾炎表现为慢性肾小球肾炎,蛋白尿,镜下血尿,腰膝酸软,神疲乏力,耳鸣,纳可,舌质淡,舌苔白,脉细或沉。一般常见于局灶节段性肾小球硬化小剂量糖皮质激素维持阶段。

[治法] 健脾益肾。

[方药] 参苓白术散合六味地黄汤加减:熟地黄15 g,山药10 g,茯苓15 g,山茱萸10 g,牡丹皮6 g,泽泻10 g,党参30 g,炒白术10 g,陈皮6 g,莲子30 g,砂仁3 g,薏苡根30 g,桔梗3 g,甘草5 g。

加减:抵抗力下降容易感冒加黄芪、防风、荆芥;腰酸加杜仲、续断、狗脊、桑寄生。

## 二、临证体会

系膜增生性肾小球肾炎也完全依赖肾活检病理确诊,病变呈弥漫性肾小球系膜细胞增生伴不同程度系膜基质增多,按中医的理论系膜增生性肾小球肾炎以增生为主,病机也属于气滞血瘀,后期恢复阶段属于脾肾两虚,因此在治疗过程中同样可以加入活血化瘀,补肾健脾的中药有利于系膜增生性肾小球肾炎的缓解,在糖皮质激素使用的各个阶段辅以中药也有利于疾病的缓解，防止复发和反跳，维持疾病进一步稳定。

### 三、典型病例

**病例1：**李某，男性，38岁，2018年6月初诊。主诉蛋白尿2年余。肾活检病理提示为系膜增生性肾小球肾炎，初诊蛋白尿＋，镜下红细胞10～15/HP，腰酸痛并且腰痛位置固定，咽干耳鸣，神疲乏力，无浮肿，舌质暗有瘀斑，舌苔薄白，脉涩。结合其病史和肾活检病理结果，诊断为系膜增生性肾小球肾炎（气滞血瘀），治则采用活血化瘀法，方用桃红四物汤加减：桃仁10g，红花10g，熟地黄15g，当归10g，川芎10g，赤芍10g，薏苡根30g，白花蛇舌草20g，半枝莲10g，半边莲10g，杜仲10g，狗脊10g，甘草5g。治疗用药2月后，蛋白尿＋－，镜下红细胞6～8/HP，血清肌酐正常。其后每月复诊2次，在上方的基础上随证加减治疗一年，尿蛋白始终处于＋左右，患者不愿再服用中药汤剂，予以中成药至灵胶囊、百令胶囊、黄葵胶囊、肾炎康复片等口服，其后一直在随访中。

**病例2：**陆某，女性，36岁，2017年5月初诊。主诉蛋白尿1年余。肾活检病理诊断为系膜增生性肾小球肾炎，来院初诊时尿蛋白＋＋，镜下红细胞6～8个/HP，双下肢轻度浮肿，腰酸胀，神疲乏力，颜面痤疮，口苦，纳可，夜寐不安，易醒早醒，尿色黄，大便干结，舌质红，舌苔黄腻，脉滑数。结合其病史和肾活检病理结果，诊断为系膜增生性肾小球肾炎（阴虚湿热），治则采用滋阴清热利湿法，方用知柏地黄汤加减：知母10g，黄柏10g，熟地黄20g，茯苓20g，牡丹皮10g，山药20g，泽泻10g，山茱萸10g，薏苡根30g，石韦10g，白花蛇舌草15g，半枝莲10g，地骨皮10g，黄芩10g，荠菜花20g，甘草5g。治疗用药3月后，蛋白尿＋，镜下红细胞4～5个/HP，肾功能正常。其后每月复诊2次，在上方的基础上随证加减治疗2年，尿蛋白始终＜＋＋，目前患者仍坚持门诊随访。

# 膜增生性肾小球肾炎

膜增生性肾小球肾炎（membranopro liferativ glomerulonephritis，MPGN），其光镜下病理特点是系膜细胞增生、毛细血管壁增厚、基底膜双轨征，分为原发性膜增生性肾小球肾炎和继发性膜增生性肾小球肾炎。原发性膜增生性肾小球肾炎病因不明。

膜增生性肾小球肾炎的临床表现为非选择性蛋白尿、持续性镜下血尿、高血压、肾病综合征、低补体血症、发病前一般有呼吸道感染病史。本病诊断的主要依据是肾活检病理检查结果。

　　治疗方面包括糖皮质激素、免疫抑制剂、抗凝剂、降脂药物、ACEI、ARB、低分子肝素的使用等,膜增生性肾小球肾炎进入终末期肾病的个体差异比较大,大量蛋白尿、持续性高血压、肾间质病变是预后不良的主要表现。根据膜增生性肾小球肾炎的临床表现,中医在膜增生性肾小球肾炎的治疗方面可分别参照慢性肾小球肾炎、肾病综合征进行诊治。以下结合个人的临床经验对膜增生性肾小球肾炎进行分型论治讨论。

## 一、分型诊治

### (一)阴虚湿热

[临床表现] 膜增生性肾小球肾炎表现为肾病综合征,大量蛋白尿,低蛋白血症,高脂血症,低补体血症,下肢浮肿,腰膝酸软,神疲乏力,面部痤疮,口苦,纳可,夜寐不安早醒易醒,尿黄赤,大便干结,舌质红,舌苔黄或黄腻,脉滑数。一般常见于膜增生性肾小球肾炎大剂量糖皮质激素使用阶段。

[治法] 滋阴清热利湿。

[方药] 知柏地黄汤加减:知母10 g,黄柏10 g,熟地黄20 g,茯苓20 g,牡丹皮10 g,山药20 g,泽泻10 g,山茱萸10 g,薏苡根30 g,石韦10 g,白花蛇舌草15 g,半枝莲10 g,半边莲10 g,地骨皮10 g,甘草5 g。

加减:低补体血症加合黄芪、刺五加、女贞子、党参、灵芝;痤疮明显加丹参、生山楂、黄芩。

### (二)脾虚湿热

[临床表现] 膜增生性肾小球肾炎表现为慢性肾小球肾炎,蛋白尿,镜下血尿,腰膝酸软,神疲乏力,口苦,便溏,舌质淡有齿印,舌苔黄腻,脉濡。一般常见于膜增生性肾小球肾炎病程长,小剂量糖皮质激素减量或维持阶段。

[治法] 健脾清热利湿。

[方药] 参苓白术散合三仁汤加减:党参30 g,炒白术10 g,半枝莲15 g,莲子20 g,砂仁3 g,薏苡根30 g,白花蛇舌草15 g,茯苓15 g,淡竹叶10 g,厚朴10 g,半夏10 g,茵陈10 g,滑石10 g,甘草5 g。

加减:抵抗力下降容易感冒加黄芪、防风、荆芥;腰酸加杜仲、续断、狗脊、桑寄生。

### (三)肾虚血瘀湿阻

[临床表现] 膜增生性肾小球肾炎病程长,出现肾小球滤过率下降,血清肌酐偏高,

蛋白尿,口苦,口淡无味,腰酸耳鸣,下肢浮肿,夜尿增多,舌质淡有瘀斑,舌苔白腻,脉沉紧。

[治法]补肾活血化湿。

[方药]桃红四物汤合温脾汤加减:桃仁10 g,红花10 g,熟地黄15 g,当归10 g,川芎10 g,赤芍10 g,附子10 g,制大黄10 g,党参30 g,干姜3 g,六月雪30 g,积雪草30 g,甘草5 g。

加减:夜尿多加益智仁、乌药、沙苑子、乌梅、诃子;浮肿加车前草、大腹皮、冬瓜皮、桑白皮。

## 二、临证体会

膜增生性肾小球肾炎确诊完全依赖肾活检病理,病变呈系膜细胞增生、毛细血管壁增厚,临床表现为慢性肾小球肾炎或肾病综合征,容易出现肾功能减退,在治疗慢性肾小球肾炎和肾病综合征时,要注意保护肾脏功能,早期肾小球滤过率刚开始下降就应积极应对。中医可以采取补肾、活血、祛湿、降浊的办法改善和保护肾功能,延缓肾衰竭的进程。

## 三、典型病例

**病例 1:**刘某,男性,51 岁,2018 年 3 月初诊。主诉蛋白尿 2 年余。血清肌酐偏高 3 月余,肾活检诊断为膜增生性肾小球肾炎,来院初诊时尿蛋白＋＋＋,血清肌酐 138 μmol/L,肾小球滤过率 56 ml/min,腰酸耳鸣,口苦,口淡无味,下肢轻度浮肿,夜尿增多,舌质淡有瘀斑,舌苔白腻,脉沉紧。结合其病史和肾活检结果,诊断为膜增生性肾小球肾炎(肾虚血瘀湿阻),采用补肾活血化湿法,方用桃红四物汤合温脾汤加减:桃仁 10 g,红花10 g,熟地黄10 g,当归10 g,川芎10 g,赤芍10 g,附子10 g,制大黄10 g,党参 30 g,干姜3 g,六月雪30 g,积雪草30 g,土茯苓20 g,鹿衔草20 g,甘草5 g。治疗用药 8 周后,蛋白尿＋＋,血清肌酐 120 μmol/L,肾小球滤过率 67 ml/min。治疗用药半年后,蛋白尿＋,血清肌酐 115 μmol/L,肾小球滤过率 68 ml/min。其后每两周复诊 1 次,在上方的基础上随证加减治疗至今,尿蛋白为＋,血清肌酐＜115 μmol/L,目前仍在随访治疗中。

**病例 2:**孙某,男性,35 岁,2019 年 6 月初诊。主诉蛋白尿 2 年余。肾活检诊断为膜增生性肾小球肾炎,来院初诊时尿蛋白＋＋,血清肌酐正常,肾小球滤过率正常,镜下红细胞 10～12 个/HP,腰膝酸软,神疲乏力,口苦便溏,双下肢无浮肿,舌质淡,舌边有齿印，舌苔黄腻，脉濡。结合其病史和肾活检结果，诊断为系膜增生性肾小球肾炎（脾虚湿热），治则采用健脾清热利湿法，方用参苓白术散合三仁汤加减：党参 30 g，炒白术 10 g，半枝莲 15 g，莲子 20 g，砂仁 3 g，薏苡根 30 g，白花蛇舌草 15 g，茯苓 15 g，淡竹叶 10 g，厚朴 10 g，半夏 10 g，茵陈 10 g，滑石 10 g，黄芩 10 g，甘草 5 g。治疗用药 2 月后，蛋白尿＋，肾功能正常。其后每两周复诊 1 次，在上方的基础上随证加减治疗至今，尿蛋白为＋，血清肌酐及肾小球滤过率正常，目前仍每 2 周 1 次随访治疗中。

# 微小病变病

微小病变病（minimal change disease，MCD），是一种容易引起肾病综合征的肾脏疾病，以年幼儿童多发，男性多于女性，MCD 在光镜下肾脏无异常改变，临床上伴有大量蛋白尿，电镜下可见肾小球滤过膜的足细胞病变，足细胞病变导致蛋白质的漏出，则出现大量蛋白尿。本病复发率较高，反复发作或长期大量蛋白尿控制不佳，可发生肾脏病理类型的转变。

微小病变病发病年龄偏小，起病较急，典型的肾病综合征表现，一般无血尿、无高血压、肾功能正常，结合肾活检病理结果可以诊断。

微小病变病的治疗包括糖皮质激素（敏感，容易复发）、免疫抑制剂、抗凝剂、利尿剂的使用。因为微小病变病临床表现完全是肾病综合征的典型表现，可以参照肾病综合征进行治疗。

微小病变病表现为肾病综合征，多数以水肿起病，属于中医学"水肿"范畴，其病机主要与感受外邪导致肺、脾、肾三脏功能失调有关。肺主宣发，主治节，肺的宣发、治节功能失调可以出现水肿；脾主运化水湿，运化功能失调也可以出现水肿；脾的升清功能失调导致精微物质下降，出现低蛋白血症和蛋白尿；肾的封藏功能失调也可出现尿蛋白漏出增多。因此微小病变病表现为肾病综合征的治疗应调节肺、脾、肾三脏功能，使之恢复正常。

微小病变病表现为肾病综合征的治疗常要使用糖皮质激素，包括大剂量糖皮质激素应用阶段、糖皮质激素减量阶段、小剂量糖皮质激素维持阶段，针对不同的糖皮质激素使用阶段，分别使用不同治则治法的中医处方，可以降低糖皮质激素的副作用，防止反跳和防止复发，具有重要的作用。以下结合个人的临床经验，对微小病变病表现为肾病综合征在糖皮质激素使用的各个阶段进行分型治疗。

## 一、分型诊治

### （一）阴虚湿热

[临床表现] 大量蛋白尿,低蛋白血症,高脂血症,四肢浮肿,严重者可见腹水、胸水,腰酸胀,神疲乏力,面部痤疮,口苦,纳可,夜寐不安易醒,尿色黄,大便干结,舌质红,舌苔黄或黄腻,脉滑数。一般常见于肾病综合征大剂量糖皮质激素使用阶段。

[治法] 滋阴清热利湿。

[方药] 知柏地黄汤加减:知母10g,黄柏10g,熟地黄20g,茯苓20g,牡丹皮10g,山药20g,泽泻10g,山茱萸10g,薏苡根30g,石韦10g,白花蛇舌草15g,半枝莲10g,地骨皮10g,甘草5g。

加减:夜寐不安加合欢皮、远志、五味子、酸枣仁;水肿加车前草、桑白皮、大腹皮;痤疮明显加丹参、生山楂、黄芩。

### （二）气阴两虚

[临床表现] 中等度蛋白尿,低蛋白血症,高脂血症,四肢浮肿不重,腰膝酸软,神疲乏力,颜面痤疮,口干舌燥,咽干耳鸣,口苦,纳可,舌质淡红,舌苔少,脉细数或沉缓。一般常见于肾病综合征糖皮质激素减量阶段。

[治法] 益气养阴。

[方药] 八珍汤合生脉饮加减:党参30g,茯苓15g,生白术10g,当归10g,川芎10g,生地黄10g,炒白芍15g,麦冬10g,五味子6g,薏苡根30,石韦10g,沙苑子15g,莲子10g,甘草5g。

加减:腰膝酸软加杜仲、续断、狗脊、桑寄生;神疲乏力明显加太子参、刺五加、仙鹤草、女贞子、旱莲草。

### （三）脾肾两虚

[临床表现] 少量蛋白尿或尿蛋白消失,无低蛋白血症,无高脂血症,无浮肿,轻度腰膝酸软,神疲乏力,耳鸣,纳可,舌质淡,舌苔白,脉细或沉。一般常见于肾病综合征小剂量糖皮质激素维持阶段。

[治法] 健脾益肾。

[方药] 参苓白术散合六味地黄汤加减:熟地黄15g,山药10g,茯苓20g,山茱萸10g,牡丹皮6g,泽泻10g,党参20g,炒白术10g,陈皮6g,莲子20g,砂仁3g,薏苡根30g,桔梗3g,甘草5g。

加减：抵抗力下降容易感冒加黄芪、防风、荆芥；腰酸加杜仲、续断、狗脊、桑寄生。

## 二、临证体会

微小病变病在儿童阶段容易发病，表现为肾病综合征，初起阶段使用大剂量糖皮质激素治疗，患儿的临床表现和体征表现为阴虚湿热，如面部痤疮，口干舌燥，口苦，夜寐不安。这个阶段采用滋阴利湿的中药如知柏地黄汤或大补阴丸加减治疗，可减轻大剂量糖皮质激素引起的副作用，并有助于糖皮质激素缓解大量蛋白尿。在糖皮质激素维持阶段，患儿的临床表现和体征表现为气阴两虚，如痤疮减少，乏力，口咽干燥，这时采用益气养阴的中药有助于防止病情的反复，以及糖皮质激素顺利减量。在小剂量糖皮质激素使用阶段，患儿的临床表现和体征表现为脾肾两虚，如畏寒，乏力，舌质淡，抵抗力下降，此时采用健脾益肾的中药有助于提升机体的抵抗力，防止外邪侵袭，减少病情的复发，最终有利于撤减糖皮质激素。尤其在小剂量糖皮质激素使用阶段，使用玉屏风散加减提升患儿的抵抗力有利于肾病综合征的逐渐缓解。

## 三、典型病例

**病例1**：冯某，男性，9岁，2015年8月初诊。主诉蛋白尿2年余。发病初期有下肢水肿，低蛋白血症，高脂血症，肾活检病理诊断为微小病变病，来院初诊时尿蛋白＋＋，镜下红细胞4～6个/HP，面部痤疮，纳可，夜寐不安易醒，无浮肿，舌质淡，舌苔白，脉细数。目前处于小剂量糖皮质激素维持阶段，强的松每天15 mg口服治疗中。结合其病史和肾活检病理，诊断为微小病变病（脾肾两虚），治则采用健脾益肾法，方用参苓白术散合六味地黄汤加减：党参15 g，茯苓10 g，生白术10 g，陈皮6 g，莲子20 g，砂仁3 g，薏苡根20 g，桔梗3 g，熟地黄10 g，山药10 g，山茱萸6 g，牡丹皮6 g，泽泻6 g，甘草3 g。用药2月后，蛋白尿＋，镜下红细胞2～3/HP，无浮肿，面部痤疮逐渐减少。二诊用上方加减治疗3月，尿蛋白逐渐转阴，红细胞1～2个/HP，肾功能正常。其后每月复诊1次，在上方的基础上加用玉屏风散服用1年，尿蛋白一直阴性，无复发。

**病例2**：韩某，女性，7岁，2017年5月初诊。主诉蛋白尿2年余。发病初有低蛋白血症、高脂血症、肢体水肿，肾活检病理诊断为微小病变病，初诊时尿蛋白＋＋，纳可，夜寐欠安，舌质红，舌苔薄少，脉沉，无浮肿，目前患者处于糖皮质激素减量阶段，强的松每天25 mg口服治疗中。结合其病史和肾活检病理，诊断为微小病变病（气阴两虚），治则采用益气养阴法，方用八珍汤合生脉饮加减：党参20 g，茯苓10 g，炒白术10 g，当归10 g，川芎6 g，生地黄10 g，炒白芍10 g，麦冬6 g，五味子6 g，薏苡根20 g，石韦10 g，沙苑子 10 g,莲子 10 g,女贞子 10 g,旱莲草 10 g,芡实 10 g,甘草 3 g。用药 2 月后,蛋白尿＋,无浮肿,肾功能正常。二诊用上方加减治疗 6 个月,尿蛋白逐渐转阴,肾功能正常。三诊在上方的基础上加用玉屏风散服用一年余,尿蛋白一直阴性,未见复发。

# IgA 肾病

IgA 肾病的主要特点是以肾小球系膜区 IgA 沉积为主,常伴无症状性血尿及不同程度的蛋白尿,以往又称为咽痛性血尿。其血尿的出现往往在上呼吸道感染后,故常有上呼吸道感染病史的患者 IgA 肾病多发,发病季节和年龄无差别,预后也存在较大的个体差异。

IgA 肾病可分为原发性 IgA 肾病和继发性 IgA 肾病。原发性 IgA 肾病多与遗传因素、自身免疫调节异常因素有关;继发性 IgA 肾病常继发于系统性红斑狼疮、过敏性紫癜、类风湿关节炎、混合性结缔组织疾病等。IgA 肾病因免疫复合物沉积在肾小球的系膜区,导致系膜细胞增生、系膜基质增多、局灶节段性增生和硬化,少数可有新月体形成。

IgA 肾病的典型症状是尿液颜色的改变,如发作性肉眼血尿,尿液呈浓茶色、洗肉水样颜色、酱油色等。蛋白尿反应在尿液则尿液泡沫增多,持续不消退。水肿一般较轻,劳累后水肿会加重,休息后水肿减轻。可伴有腰背酸痛,可表现为钝痛、胀痛,疼痛并不剧烈。也可以表现为肾病综合征,以及出现急性肾损伤、慢性肾衰竭等。

IgA 肾病的治疗包括积极控制感染、反复发作的慢性扁桃体炎建议进行扁桃体摘除、积极控制蛋白尿、控制血压,也可使用糖皮质激素,避免使用肾毒性的药物。根据 IgA 肾病以血尿、蛋白尿为主要表现,中医治疗分别针对血尿、蛋白尿进行分型论治,以下结合个人的临床经验对 IgA 肾病进行分型论治讨论。

## 一、分型诊治

### (一)风热伤络

[临床表现] 初发肉眼血尿或镜下血尿,或伴少量蛋白尿,咽痛,咽干痒,咳嗽,腰背酸痛,舌质红,舌苔薄白或薄黄,脉浮数,多见于 IgA 肾病初起血尿阶段。

[治法] 疏风清热。

[方药] 银翘散加减：金银花15 g，连翘10 g，荆芥6 g，薄荷3 g，牛蒡子10 g，桔梗3 g，豆豉10 g，芦根10 g，白茅根20 g，挂金灯10 g，马鞭草10 g，小蓟炭10 g，甘草5 g。

　　咽痛加蝉衣、僵蚕、浮萍、木蝴蝶；咳嗽加炙枇杷叶、前胡、炙百部、炒苏子；腰痛加杜仲、续断、狗脊、桑寄生。

　　（二）肺肾两虚

　　[临床表现] 镜下血尿持续不退，或伴少量蛋白尿，腰膝酸软，神疲乏力，咳嗽气短，头晕耳鸣，舌质胖淡，舌苔白，脉沉细，容易感冒。多见于IgA肾病持续性血尿。

　　[治法] 补肺益肾。

　　[方药] 玉屏风散合六味地黄汤加减：黄芪15 g，防风6 g，炒白术10 g，熟地黄15 g，山药10 g，茯苓10 g，山茱萸10 g，牡丹皮10 g，泽泻10 g，马鞭草10 g，旱莲草15 g，小蓟炭10 g，藕节炭10 g，三七粉2 g，甘草5 g。

　　腰膝酸软加杜仲、续断、牛膝、狗脊；头晕耳鸣加葛根、菟丝子、牛膝、灵磁石；神疲乏力加党参、刺五加、女贞子。

　　（三）湿热内蕴

　　[临床表现] 初发蛋白尿，或伴少量镜下血尿，咽痛，咽干，口苦，面部痤疮，腰膝酸软，尿色黄，大便干结，舌苔黄或黄腻，脉滑数。多见于IgA肾病初起蛋白尿阶段。

　　[治法] 清热利湿。

　　[方药] 三仁汤加减：薏苡根30 g，豆蔻3 g，淡竹叶20 g，厚朴10 g，杏仁6 g，滑石20 g，半夏10 g，白花蛇舌草15 g，半枝莲15 g，黄芩10 g，石韦10 g，苍术6 g，僵蚕10 g，甘草5 g。

　　加减：尿红细胞增多加仙鹤草、小蓟炭、茜草炭、马鞭草；痤疮明显加丹参、生山楂、桑白皮；咽痛加挂金灯、牛蒡子、西青果、木蝴蝶。

　　（四）肝肾阴虚

　　[临床表现] 持续蛋白尿，或伴少量镜下血尿，腰膝酸软，眼干耳鸣，头晕乏力，手足心热，大便干，舌质红，舌苔薄少或薄黄，脉细数。多见于IgA肾病持续蛋白尿阶段。

　　[治法] 滋补肝肾。

　　[方药] 大补阴丸合二至丸加减：知母10 g，黄柏10 g，熟地黄15 g，龟板10 g，牡丹皮10 g，地骨皮10 g，女贞子20 g，旱莲草15 g，薏苡根30 g，山茱萸10 g，枸杞子10 g，甘草5 g。

　　加减：尿红细胞增多加仙鹤草、小蓟炭、藕节炭、马鞭草；大便干结加火麻仁、决明子、郁李仁、瓜蒌仁；腰膝酸软加杜仲、桑寄生、续断、狗脊。

## 二、临证体会

IgA 肾病镜下血尿常见，蛋白尿较少，几乎无明显的临床症状，血尿多发生在咽部感染后。临床上可见蛋白尿和血尿同时出现，以血尿为主按血尿治疗，以蛋白尿为主按蛋白尿治疗，尿蛋白血尿同时出现则蛋白尿和血尿一起治疗。在治疗的同时患者应注意休息，减少感冒，禁用肾毒性药物。在蛋白尿、镜下血尿消失后也应 2~3 月到医院随访 1 次，出现复发应及时干预。

IgA 肾病以镜下尿红细胞增多为主，严重时可见肉眼血尿；在临床诊治过程中也经常碰见尿红细胞不多，而尿隐血偏多的情况，患者会有疑惑，这时候要结合其尿比重来看，如果尿隐血较高，尿比重低，按渗透压原理，说明水分进入了尿红细胞内，导致红细胞破裂释放出血红蛋白从而出现隐血，说明尿红细胞增多与尿隐血增多一致，提示镜下血尿诊断成立；如果尿隐血偏高，尿比重也很高，按渗透压原理，提示水分并不能进入了尿红细胞内，导致红细胞破裂释放出血红蛋白而出现隐血，此时应采用尿红细胞计数结果，而忽略尿隐血的检测结果。

## 三、典型病例

**病例 1：**陈某，男性，32 岁，2019 年 6 月初诊。主诉镜下血尿伴蛋白尿 1 年余。肾活检病理诊断为 IgA 肾病，曾经用过糖皮质激素治疗，来院初诊时镜下尿红细胞 15~20 个/HP，尿蛋白＋，血清肌酐、肾小球滤过率皆正常，患者神疲乏力，腰膝酸软，舌质淡，舌苔白，脉沉细，自诉容易感冒。结合其病史和肾活检病理结果，诊断为 IgA 肾病（肺肾两虚），治则采用补肺益肾法，方用玉屏风散合六味地黄汤加减：黄芪 15 g，防风 6 g，炒白术 10 g，熟地黄 10 g，山药 10 g，茯苓 20 g，山茱萸 10 g，牡丹皮 10 g，泽泻 10 g，马鞭草 10 g，旱莲草 15 g，小蓟炭 10 g，藕节炭 10 g，三七粉 2 g，甘草 5 g。治疗用药 4 周后尿检镜下红细胞 10~15 个/HP，蛋白尿＋，再诊治疗 4 周后尿检镜下红细胞 8~10 个/HP，蛋白尿＋－，其后多次复诊，并在上方的基础上随证加减治疗至今，尿蛋白阴性，尿检镜下红细胞 3~5 个/HP，目前仍在随访治疗中。

**病例 2：**朱某，女性，53 岁，2017 年 7 月初诊。主诉镜下血尿 2 年余。肾活检病理诊断为 IgA 肾病，来院初诊时镜下尿红细胞 20~30 个/HP，尿蛋白阴性，血清肌酐、肾小球滤过率皆正常，腰膝酸软，耳鸣，头晕乏力，潮热出汗，大便干结，舌质红，舌苔薄少，脉细数。结合其病史和肾活检病理结果，诊断为 IgA 肾病（肝肾阴虚），治则采用滋补肝肾法，方用大补阴丸合二至丸加减：知母 10 g，黄柏 10 g，熟地黄 10 g，龟板 10 g，牡丹皮

10 g,地骨皮 10 g,女贞子 20 g,旱莲草 15 g,薏苡根 30 g,山茱萸 10 g,炙鳖甲 10 g,枸杞子 10 g,甘草 5 g。治疗用药 8 周后,尿检镜下红细胞 15～20 个/HP,蛋白尿阴性。再诊治疗 8 周后尿检镜下红细胞 6～8 个/HP。其后每 2 周复诊 1 次,在上方的基础上随证加减治疗至今,尿检镜下红细胞 2～3 个/HP,目前仍在随访治疗中。

# 过敏性紫癜肾炎

过敏性紫癜有四种典型临床表现:皮肤、胃肠道、关节、肾脏受累。过敏性紫癜皮疹的典型表现为略高出于皮肤的出血性斑点,压之不褪色,多呈四肢对称性分布,也可出现在臀部和躯干。过敏性紫癜的关节痛多出现在腕关节、踝关节、膝关节,疼痛部位固定,不伴关节变形。过敏性紫癜胃肠道症状主要为腹痛、腹泻、恶心、呕吐,腹痛部位常位于肚脐周围。过敏性紫癜肾炎表现如果出现肾病综合征,则表现为大量蛋白尿、低蛋白血症、高度水肿、高脂血症,部分患者会有肾功能下降。患者肾脏损害的严重程度与皮疹、关节疼痛、腹痛的严重程度不相关。

出现肾脏损伤称为过敏性紫癜肾炎,又称为紫癜性肾炎。过敏性紫癜肾炎多因细菌、病毒、寄生虫感染或过敏性因素引发。其临床表现除皮疹、关节疼痛、腹痛、便血外,可见血尿、蛋白尿,严重者可出现肾功能损伤,并多发于儿童。紫癜性肾炎是由于免疫复合物沉积在肾脏血管壁上导致小血管炎症坏死所致,肾活检病理检测和 IgA 肾病相似。过敏性因素诱发免疫系统异常,是导致过敏性紫癜肾炎的主要原因。过敏性因素包括抗生素、植物花粉、动物羽毛、海鲜、虫卵、油漆、化妆品、染发剂等。

治疗方面:采用糖皮质激素积极控制免疫性炎症反应,抑制肾小球系膜增生性病变,预防肾脏损伤,避免摄入高蛋白饮食而加重肾脏负担。过敏性紫癜肾炎中医称为紫癜风,初发过敏性紫癜肾炎以风邪外袭为主,经久不愈则属于阴虚内热。个人经验根据过敏性紫癜肾炎在糖皮质激素治疗的各个阶段使用不同的中医治疗方法,有助于血尿、蛋白尿的缓解和保护肾脏功能。以下结合个人的临床经验对过敏性紫癜肾炎进行分型论治讨论。

## 一、分型诊治

### (一)风邪外袭

[临床表现]蛋白尿,肉眼血尿或镜下血尿,肢体对称性皮疹,脐周腹痛或腹泻,肢

体关节疼痛无变形,头痛,恶风寒,舌质红,舌苔薄白或薄黄,脉浮数。一般常见于紫癜性肾炎初起并开始大剂量使用糖皮质激素治疗阶段。

[治法] 祛风散邪。

[方药] 消风散加减:当归10 g,生地黄15 g,防风10 g,蝉蜕6 g,知母10 g,苦参10 g,荆芥10 g,苍术10 g,牛蒡子10 g,生石膏20 g,薏苡根30 g,石韦10 g,仙鹤草15 g,白茅根20 g,水牛角20 g,牡丹皮10 g,甘草5 g。

加减:血尿明显加茜草炭、藕节炭、地榆炭、三七粉;关节疼痛加桑枝、独活、秦艽;腹痛加炒白芍、川楝子、延胡索。

(二)热毒炽盛

[临床表现] 蛋白尿,肉眼血尿,肢体皮疹密集、色深、脐周腹痛,关节疼痛,发热,咽喉疼痛,舌质红,舌苔黄,脉滑数。多见于紫癜性肾炎初起并开始大剂量使用糖皮质激素治疗阶段。

[治法] 清热解毒泻火。

[方药] 犀角地黄汤合黄连解毒汤加减:水牛角30 g,生地黄10 g,赤芍10 g,牡丹皮10 g,黄连5 g,黄柏10 g,黄芩10 g,生栀子10 g,薏苡根30 g,石韦10 g,仙鹤草15 g,白茅根20 g,小蓟20 g,大蓟20 g,芦根20 g,甘草5 g。

加减:血尿明显加茜草炭、藕节炭、马鞭草、三七粉;关节疼痛加桑枝、独活、秦艽;腹痛加炒白芍、川楝子、延胡索;咽痛加挂金灯、牛蒡子、浮萍、连翘。

(三)气阴两虚

[临床表现] 蛋白尿,镜下血尿,肢体皮疹消退,无脐周腹痛,无肢体关节疼痛,舌质淡,舌苔薄白,脉细数。一般常见于紫癜性肾炎缓解期及糖皮质激素减量阶段。

[治法] 益气养阴。

[方药] 八珍汤合生脉饮加减:党参30 g,茯苓15 g,炒白术10 g,当归10 g,川芎6 g,生地黄10 g,炒白芍10 g,麦冬10 g,五味子10 g,薏苡根30,石韦10 g,仙鹤草15 g,小蓟10 g,甘草5 g。

加减:血尿明显加茜草炭、藕节炭、马鞭草;神疲乏力加黄芪、灵芝、女贞子。

(四)脾肾两虚

[临床表现] 蛋白尿,镜下血尿几近消退,肢体无皮疹,无脐周腹痛,肢体关节无疼痛,腰膝酸软,舌质淡,舌苔白,脉沉缓。一般常见于紫癜性肾炎稳定期及小剂量糖皮质激素维持阶段。

[**治法**] 健脾益肾。

[**方药**] 参苓白术散合六味地黄汤加减：熟地黄 15 g，山药 10 g，茯苓 10 g，山茱萸 10 g，牡丹皮 6 g，泽泻 10 g，党参 30 g，炒白术 10 g，陈皮 6 g，莲子 20 g，白蔻仁 3 g，薏苡根 30 g，桔梗 3 g，甘草 5 g。

加减：抵抗力下降易感冒加黄芪、防风、荆芥；腰膝酸软加杜仲、续断、狗脊、桑寄生。

## 二、临证体会

过敏性紫癜肾炎常在儿科门诊及病房发现，青少年人群也有发作，多以对称性皮疹、腹痛起病，随后尿常规检查发现蛋白尿、血尿。初起症状典型宜采用糖皮质激素治疗，随着过敏性紫癜肾炎症状的缓解糖皮质激素逐渐减量，过敏性紫癜肾炎全部症状消失则使用小剂量糖皮质激素维持至完全撤减。在糖皮质激素治疗过敏性紫癜肾炎的各个阶段都可以配合中药治疗，可以起到减轻糖皮质激素的副作用，增加糖皮质激素的敏感性，在减量阶段可以防止反跳，维持阶段可以起到防止复发的作用。患者过敏性紫癜肾炎症状消失后也应每 2 月复查尿常规，注意休息，减少或避免使用抗生素等。

## 三、典型病例

**病例 1：**李某，女性，28 岁，2018 年 5 月初诊。主诉蛋白尿、镜下血尿伴下肢对称性皮疹半年余。初诊时蛋白尿＋＋，镜下尿红细胞 10～15 个/HP，肾功能正常，血常规指标正常，无腹痛、腹泻，肢体关节无疼痛，腰膝酸软，下肢对称性散在皮疹，舌质淡，舌苔白，脉沉缓，未行肾活检，外院糖皮质激素减量治疗中。结合其病史和典型的临床体征，诊断为过敏性紫癜肾炎（脾肾两虚），治则采用健脾益肾法，方用参苓白术散合六味地黄汤加减：熟地黄 15 g，山药 10 g，茯苓 10 g，山茱萸 10 g，牡丹皮 6 g，泽泻 10 g，党参 30 g，炒白术 10 g，陈皮 6 g，莲子 20 g，白蔻仁 3 g，薏苡根 30 g，桔梗 3 g，甘草 5 g。治疗用药 1 月后尿检镜下红细胞 8～12 个/HP，蛋白尿＋＋，下肢皮疹消退；再诊治疗 2 月后尿检镜下红细胞 5～8 个/HP，蛋白尿＋，无皮疹，无关节疼痛，其后每月复诊随访 2 次，在上方的基础上随证加减治疗 1 年余，未见复发。

**病例 2：**吕某，男性，29 岁，2019 年 6 月初诊。主诉蛋白尿伴下肢对称性皮疹 1 年余。初诊时蛋白尿＋＋，下肢散在皮疹，无腹痛，无关节肿痛，腰膝酸软，舌质淡，舌苔薄白，脉细数。未行肾活检，糖皮质激素已经完全撤减，结合其病史和典型的临床体征，诊断为过敏性紫癜肾炎（气阴两虚），治则采用益气养阴法，方用八珍汤合生脉饮加减：党参 30 g，茯苓 15 g，炒白术 10 g，当归 10 g，川芎 6 g，生地黄 10 g，炒白芍 10 g，麦冬 10 g，五味子 10 g，薏苋根 30 g,石韦 10 g,金樱子 10 g,沙苑子 10 g,芡实 15 g,甘草 5 g。治疗用药 2 月后蛋白尿＋,下肢皮疹消退。二诊治疗 2 月后蛋白尿＋,无皮疹,无关节疼痛。其后每月复诊 2 次,在上方的基础上随证加减治疗 1 年余,尿蛋白＋－。目前仍在随访治疗中。

# 狼疮性肾炎

系统性红斑狼疮是一种可以侵犯全身多系统的慢性弥漫性结缔组织病。患者体内会产生大量的自身抗体,导致免疫系统攻击自身组织,引起全身多脏器或组织受损。系统性红斑狼疮发病率女性与男性之比约为 9∶1,病因方面可能与阳光照射、感染、药物、服用雌激素相关。系统性红斑狼疮临床表现有发热(低热或中等度发热)、光敏感皮疹、淋巴结肿大、口腔溃疡、脱发、肌肉关节疼痛、贫血、白细胞和血小板减少、浆膜炎,肾脏损害主要表现为蛋白尿、血尿、血压增高。

系统性红斑狼疮出现肾脏损害,称为狼疮性肾炎,系统性红斑狼疮由于自身免疫系统功能发生紊乱,血液中形成的免疫复合物沉积于肾小球,引起肾小球的免疫反应,从而导致肾脏损伤,系统性红斑狼疮肾活检病理显示肾脏几乎 100％受累。狼疮性肾炎可以表现为多种病理类型,狼疮性肾炎的临床表现差异也很大,轻者可仅见化验异常,重者可出现大量蛋白尿、水肿、高血压,甚至急性肾衰竭,并可逐渐进展到慢性肾衰竭,导致终末期肾衰竭(尿毒症)。

蛋白尿是狼疮性肾炎最典型的表现,几乎所有的狼疮性肾炎都会有蛋白尿,但蛋白尿轻重程度不一,狼疮性肾炎表现为肾病综合征时常伴有大量蛋白尿,狼疮性肾炎也可见到镜下血尿。抗双链 DNA 抗体、抗核抗体、抗 Sm 抗体、补体 C3、C4、CH50 检查有助于确诊系统性红斑狼疮及狼疮性肾炎。

狼疮性肾炎治疗一般采用糖皮质激素、环磷酰胺、环孢素 A、霉酚酸酯、硫唑嘌呤、羟氯喹等治疗,如果出现急性肾衰竭,应进行血液透析、血液滤过、血浆置换。狼疮性肾炎目前尚不可治愈,但通过规范的治疗可以做到长期缓解,患者可正常生活。

中医认为狼疮性肾炎的形成多因禀赋不足、素体虚弱、肝肾亏虚、气阴两虚、瘀血阻络,加之感受邪毒、过度劳累、情志所伤等因素有关。阴虚热毒瘀血是本病的病机,病久脏腑受损,脾虚不能运化水湿,肾虚气化功能失司,可致水湿内停出现水肿。肾虚封藏功能失司,精微物质外泄,出现蛋白尿。以下结合个人临床经验对狼疮性肾炎进行分型论治讨论。

## 一、分型诊治

（一）热毒炽盛

[临床表现] 蛋白尿，肉眼血尿或镜下血尿，持续低热或偶有高热，面部红斑，皮疹，口腔溃疡，关节疼痛，肢体浮肿，皮肤瘀斑，口干欲饮，便秘尿黄，舌质红，舌苔黄腻，脉滑数。一般常见于狼疮性肾炎活动期并开始大剂量使用糖皮质激素治疗阶段。

[治法] 清热解毒，凉血消斑。

[方药] 犀角地黄汤加减：水牛角30 g，生地黄15 g，赤芍20 g，牡丹皮10 g，白花蛇舌草30 g，知母10 g，半枝莲20 g，鸭跖草20 g，青蒿10 g，生石膏30 g，薏苡根30 g，仙鹤草15 g，蒲公英10 g，白茅根20 g，甘草5 g。

加减：发热加金银花、连翘、淡竹叶；便秘加火麻仁、郁李仁、决明子；口腔溃疡加蒲公英、紫花地丁、败酱草。

（二）阴虚内热

[临床表现] 蛋白尿，镜下血尿，低热，手足心热，盗汗，面部红斑渐退，口咽干燥，腰酸耳鸣，舌质红，舌苔光剥，脉细数。一般常见于狼疮性肾炎活动期大剂量使用糖皮质激素治疗阶段及糖皮质激素开始减量阶段。

[治法] 滋阴清热。

[方药] 大补阴丸加减：知母20 g，黄柏20 g，熟地黄20 g，炙龟板10 g，牡丹皮10 g，青蒿10 g，白薇10 g，炙鳖甲10 g，薏苡根30 g，旱莲草20 g，仙鹤草10 g，山茱萸10 g，甘草5 g。

加减：血尿明显加茜草炭、藕节炭、大小蓟、马鞭草；腰酸耳鸣加杜仲、续断、狗脊、葛根、菟丝子、灵磁石。

（三）气阴两虚

[临床表现] 少量蛋白尿和/或血尿，面部红斑消退，无关节疼痛，无口腔溃疡，神疲乏力，口咽干燥，舌质红，舌苔薄少，脉细数。一般常见于狼疮性肾炎稳定期及小剂量使用糖皮质激素维持阶段。

[治法] 益气养阴。

[方药] 八珍汤合生脉饮加减：党参30 g，茯苓15 g，炒白术10 g，当归10 g，川芎6 g，生地黄10 g，炒白芍10 g，麦冬10 g，五味子10 g，薏苡根30 g，仙鹤草15 g，小蓟10 g，甘草5 g。

加减：蛋白尿增多加石韦、荠菜花、芡实、莲子；血尿加茜草炭、藕节炭、旱莲草、马鞭草;神疲乏力加黄芪、女贞子、刺五加。

（四）肝肾阴虚

[临床表现]少量蛋白尿和/或血尿，面部红斑消退，无关节疼痛，无口腔溃疡，腰膝酸软，脱发，耳鸣，舌质红，舌苔薄少而干，脉细数。一般常见于狼疮性肾炎稳定期及使用小剂量糖皮质激素维持阶段。

[治法]滋补肝肾。

[方药]六味地黄汤加减：熟地黄15 g，山药10 g，茯苓10 g，山茱萸10 g，牡丹皮10 g，泽泻10 g，薏苡根30 g，女贞子10 g，杜仲20 g，续断10 g，狗脊10 g，牛膝10 g，甘草5 g。

加减：脱发加骨碎补、鸡血藤、枸杞子；耳鸣加菟丝子、葛根、灵磁石。

（五）气滞血瘀

[临床表现]少量蛋白尿和/或血尿，病程时间长，面部红斑消退，无发热，无关节疼痛，舌质暗，舌苔薄白，脉弦或涩。一般常见于狼疮性肾炎稳定期及使用极小剂量糖皮质激素长期维持治疗阶段。

[治法]活血化瘀。

[方药]血府逐瘀汤加减：桃仁10 g，红花10 g，熟地黄10 g，当归10 g，川芎10 g，赤芍10 g，柴胡10 g，枳壳10 g，牛膝10 g，桔梗3 g，薏苡根20 g，仙鹤草10 g，甘草5 g。

加减：抵抗力下降，容易感冒，防止疾病复发加黄芪、防风、炒白术、荆芥；腰酸加杜仲、续断、狗脊、桑寄生；瘀血症状明显加生蒲黄、五灵脂、莪术、三棱。

## 二、临证体会

狼疮性肾炎以蛋白尿、血尿、低热起病较多，可伴水肿、高血压。初期肾功能一般正常，初起症状典型处于狼疮活动期宜采用糖皮质激素、环磷酰胺等治疗，以迅速控制狼疮活动，本阶段可配合使用清热凉血、清热解毒的中药治疗，有助于缓解大剂量糖皮质激素的副作用及增加糖皮质激素的敏感性。随着狼疮性肾炎症状的缓解及糖皮质激素逐渐撤减，使用益气养阴、滋补肝肾的中药有助于糖皮质激素的撤减和防止糖皮质激素撤减过程中出现反跳现象。狼疮性肾炎全部症状消失后则进入极小剂量糖皮质激素维持治疗阶段，配合玉屏风散等中药可以起到巩固疗效的作用，有助于防止狼疮反复。

为防止狼疮性肾炎复发，不能完全撤减糖皮质激素，但长期服用糖皮质激素容易出现骨质疏松，甚至股骨头坏死。因此在该阶段中医治疗中适当加入一些补肾壮骨的中药如骨碎补、牡蛎、龙骨、淫羊藿、补骨脂等有助于防止骨质疏松的发生或发展。

### 三、典型病例

**病例 1：** 金某，女性，62 岁，1998 年 10 月初诊。外院诊断系统性红斑狼疮，狼疮性肾炎 2 年，反复尿蛋白＋＋，伴镜下血尿，下肢皮肤瘀斑，无浮肿，面部偶有蝶形红斑，无关节痛，无口腔溃疡，无发热，舌质淡，舌苔薄白，脉细数。在小剂量糖皮质激素使用的同时，中医采用分别在不同阶段采用益气养阴（八珍汤合生脉饮加减），滋补肝肾（六味地黄汤加减），活血化瘀（血府逐瘀汤加减）的治疗方法。患者尿蛋白维持在＋＋及以下，肾功能及肾小球滤过率一直正常，并一直工作到退休。2015 年因妇科肿瘤手术后尿蛋白略有反复，其后每月来院随访，并根据不同的临床表现予以益气养阴、滋补肝肾、活血化瘀的方法治疗，患者至今仍然病情稳定。狼疮性肾炎稳定期也应长期随访，治疗周期长，治疗过程中会有所反复，建议坚持辨证论治，患者终会获益的。

**病例 2：** 王某，女性，35 岁，2010 年 6 月初诊。反复蛋白尿伴镜下血尿半年余，面部有蝶形红斑，脱发，口腔溃疡常发，无发热，无浮肿，无关节痛，腰膝酸软，脱发，耳鸣，舌质红，舌苔薄少而干，脉细数，尿蛋白＋＋，肾活检病理提示狼疮性肾炎，目前糖皮质激素减量使用过程中。结合其病史和肾活检病理结果，诊断为狼疮性肾炎（肝肾阴虚），采用滋补肝肾法，方用六味地黄汤加减：生地黄 15 g，山药 10 g，茯苓 10 g，山茱萸 10 g，牡丹皮 10 g，泽泻 10 g，薏苡根 30 g，女贞子 10 g，杜仲 20 g，续断 10 g，狗脊 10 g，牛膝 10 g，金雀根 10 g，徐长卿 10 g，白花蛇舌草 15 g，半枝莲 15 g，甘草 5 g。用药治疗 2 月后蛋白尿＋＋，无浮肿，无低热。二诊用上方治疗 4 月后蛋白尿＋，面部红斑消退，无浮肿，肾功能正常，血常规正常，其后每月复诊 1 次，在上方的基础上随证加减治疗 2 年余，尿蛋白始终维持＋，未能彻底消退，无其他不适，坚持每 2～3 月随访 1 次。

# 高尿酸血症、痛风、尿酸性肾病

　　高尿酸血症主要是嘌呤代谢障碍所致的一种慢性代谢性疾病，包括原发性和继发性高尿酸血症。原发性高尿酸血症多由于嘌呤代谢异常所致，多伴有肥胖、2 型糖尿病、脂质代谢异常、高血压、动脉硬化等；继发性高尿酸血症多由于某些系统性疾病如白血病、多发性骨髓瘤、慢性肾病，或服用某些药物如利尿剂、阿司匹林等抑制尿酸的排泄，从而导致体内血尿酸继发性升高。高尿酸血症发病率总体呈逐年上升的趋势，男性高于女性,沿海地区较西北内陆地区发病率高,主要临床表现是血尿酸增高及关节症状,男性尿酸>420 $\mu$mol/L,女性>360 $\mu$mol/L,都可以诊断为高尿酸血症,无症状性高尿酸血症主要是指没有任何临床症状而血尿酸增高者。

约有10%的高尿酸血症会发展为痛风,出现反复发作的疼痛性关节炎,伴关节畸形。疼痛性关节炎一般表现为关节红、肿、热、痛,严重者可出现关节破坏,导致关节功能障碍。痛风常以一个或多个关节突发起病,以关节红肿、皮温升高,关节面皮肤红紫、紧张发亮,多在温度偏低的夜间突然起病。痛风石是痛风的另一个特征性临床表现,常见于耳郭、足趾关节、指间关节、掌指关节、肘关节、膝关节等处。痛风石破溃以后,可以排出白色粉状或糊状物,破溃口难以愈合。

高尿酸血症、痛风伴痛风石可以导致肾脏损害,称为尿酸性肾病。尿酸性肾病时出现蛋白尿升高、尿酶异常、肾脏浓缩功能受损时夜尿增多、低比重尿、肾功能减退、肾小球滤过率下降。出现慢性肾功能不全时,表现为高血压、水肿、贫血、血尿素氮、血清肌酐升高等。少数患者会引起急性肾衰竭,出现少尿或无尿;急性肾衰竭时,尿中还可见到大量尿酸盐结晶。

治疗方面主要是控制高尿酸血症,预防尿酸盐沉积,防止尿酸结石形成或肾脏功能损害。采用碳酸氢钠碱化尿液,将尿液 pH 控制在 7.0 左右;使用增加尿酸排泄的药物,如苯溴马隆;应用抑制尿酸合成的药物包括非布司他、别嘌呤醇等。痛风发作时一般用秋水仙碱及水杨酸制剂缓解疼痛。

除了药物治疗方面,改变生活方式可以预防高尿酸血症、痛风及尿酸性肾病。首先,饮食方面要避免食用动物内脏、海鱼、浓汤、啤酒、豆类、咖啡、鸡精、辣椒等高嘌呤食物;其次,宜多饮水,使每日尿量达到 2 000 毫升以上,增加新鲜蔬菜的摄入,多吃碱性食物;最后,为了预防痛风性关节炎发作,平时鞋子宜宽松软底,肢体局部保暖。

中医认为高尿酸血症属于湿浊内蕴,病机为脾虚水湿运化失司。痛风属于痛痹,急性发作期为湿热痹阻,稳定期为脾肾两虚、湿浊内蕴。尿酸性肾病出现蛋白尿可按慢性肾小球肾炎诊治处理;血清肌酐偏高、肾小球滤过率下降则按慢性肾衰竭诊治处理。以下根据个人的临床经验并结合老师们的临床经验对高尿酸血症、痛风、尿酸性肾病进行分型论治讨论。

# 高 尿 酸 血 症

## 一、分型诊治

湿浊内蕴
[临床表现] 血尿酸水平男性>420 $\mu$mol/L、女性>360 $\mu$mol/L,无关节肿痛,无蛋

白尿,无浮肿,舌质淡,舌边有齿印,舌苔白腻或白滑,脉濡或滑,表现为无症状性高尿酸血症。多在健康体检时发现。

[治法]健脾化湿。

[方药]三仁汤加减:生薏苡仁30 g,杏仁10 g,白豆蔻3 g,淡竹叶20 g,厚朴10 g,滑石20 g,半夏10 g,土茯苓30 g,萆薢10 g,泽泻10 g,蚕沙10 g,丝瓜络10 g,苍术10 g,茵陈10 g,黄柏10 g,秦皮10 g,甘草5 g。

## 二、临证体会

无症状性高尿酸血症在临床上非常常见,多于健康体检中发现,一般无临床症状。如果血尿酸<520 $\mu$mol/L可以不用药物治疗,只需饮食控制,多饮水,并定期复查血尿酸。如部分患者坚持要用中药治疗则采用健脾化湿的中药治疗,有助于降低和控制血尿酸水平。但如果饮食不控制,血尿酸水平又会迅速上升,如果血尿酸>520 $\mu$mol/L,治疗的目的主要是降低血尿酸水平,防止痛风发作,防止出现尿酸性肾病。

## 三、典型病例

张某,男性,42岁,2021年8月初诊。体检发现血尿酸偏高1月,血尿酸560 $\mu$mol/L,无关节疼痛,无痛风石,无发热,尿常规检查正常,纳可,舌质淡,舌苔白腻,脉数。结合其病史和化验结果,诊断为高尿酸血症(湿浊内蕴),治则采用健脾化湿法,方用三仁汤加减:生薏苡仁30 g,土茯苓30 g,杏仁10 g,白豆蔻3 g,淡竹叶20 g,厚朴10 g,滑石20 g,半夏10 g,萆薢10 g,泽泻10 g,蚕沙10 g,丝瓜络10 g,苍术10 g,茵陈10 g,黄柏10 g,秦皮10 g,甘草5 g。用药治疗1月后血尿酸降为480 $\mu$mol/L。二诊用上方治疗2月后血尿酸450 $\mu$mol/L。三诊治疗2月后血尿酸430 $\mu$mol/L,嘱控制饮食,多饮水,多食用碱性食物。

# 痛　风

## 一、分型诊治

(一)湿热痹阻

[临床表现]第一足趾关节、指关节、踝关节红肿,局部皮温升高,皮色紫红光亮,痛处拒按,血尿酸水平偏高或偏低,舌质红,舌苔黄腻或白腻,脉弦数。一般常见痛风发作急性期。

[治法]清热解毒,利湿蠲痹。

[方药] 桂枝芍药知母汤合五味消毒饮加减：桂枝10 g，炒白芍30 g，生麻黄10 g，白术10 g，知母10 g，防风6 g，附子6 g，蒲公英20 g，金银花15 g，紫花地丁20 g，野菊花10 g，天葵子6 g，虎杖15 g，桑枝30 g，苍术10 g，河白草20 g，甘草5 g。

加减：局部肿胀疼痛明显可用金黄膏外敷；发热加鸭跖草、生石膏、连翘。

（二）脾肾两虚

[临床表现] 第一足趾关节、指关节、踝关节有痛风石，腰酸，神疲乏力，血尿酸水平偏高，舌质淡，舌苔白腻，脉濡细。一般常见痛风稳定期。

[治法] 健脾益肾，祛湿化浊。

[方药] 参苓白术散合六味地黄汤加减：党参20 g，茯苓10 g，炒白术10 g，陈皮10 g，莲子10 g，薏苡仁20 g，砂仁3 g，熟地黄20 g，山药10 g，山茱萸10 g，牡丹皮6 g，泽泻10 g，土茯苓30 g，蚕沙10，秦艽10，甘草6 g。

加减：腰酸加杜仲、续断、狗脊；神疲乏力加刺五加、黄芪、灵芝。

## 二、临证体会

痛风急性发作期关节红肿热痛明显，个别患者会全身发热，这时用秋水仙碱或水杨酸制剂止痛效果不错，但秋水仙碱对胃肠道刺激较大。如果予以中药如金黄膏局部外敷，止痛效果也不错；用清热解毒的中药口服对缓解关节疼痛也有一定的帮助。预防痛风发作除严格控制饮食外，痛风关节处的保暖非常重要，痛风发作过的关节即使夏天天热也应保暖，如穿袜子睡觉；下肢痛风关节平时鞋子宜宽松软底，防止过于狭小的鞋子挤压痛风关节从而诱发痛风。痛风石一旦形成就非常难以通过药物消除，因此积极控制血尿酸水平，防止尿酸盐在关节的沉积是治疗的关键所在。

## 三、典型病例

顾某，男性，62岁，2020年11月初诊。主诉反复痛风发作2年余。有血尿酸偏高病史多年，初诊时血尿酸在600 μmol/L左右，既往痛风发作期用秋水仙碱、双氯芬酸钠等口服，痛风能缓解。近2年来右侧第一足趾关节多次发作性红肿热痛，多在夜间及高嘌呤饮食后发作，足趾关节处无痛风石形成，舌质红，舌苔黄腻，脉弦数，今来寻求中医治疗。结合其病史和化验结果，诊断为痛风（湿热痹阻），治则采用清热解毒、利湿蠲痹法，方用桂枝芍药知母汤合五味消毒饮加减：桂枝10 g，炒白芍30 g，生麻黄10 g，白术10 g，知母10 g，防风6 g，附子6 g，蒲公英20 g，金银花15 g，紫花地丁20 g，野菊花10 g，天葵子6g，虎杖15g，桑枝30g，苍术10g，河白草20g，甘草5g，并配合金黄膏局部外敷，用药3天后关节红肿热痛缓解，治疗2周后右侧足趾关节肿大逐渐恢复正常。嘱严格控制饮食，多饮水，多食用碱性食物，局部保暖，鞋子宽松软底。通过以上的处理该患者痛风发作次数明显减少。

# 尿 酸 性 肾 病

## 一、分型诊治

### （一）脾肾两虚、湿热蕴结

[临床表现] 蛋白尿、血尿酸水平偏高，痛风性关节炎稳定期，腰膝酸软，口苦，舌质淡，舌苔白腻，脉濡细。一般常见尿酸性肾病蛋白尿期。

[治法] 健脾益肾，清热利湿。

[方药] 六味地黄汤合三仁汤加减：熟地黄20g，山药10g，山茱萸10g，牡丹皮10g，泽泻10g，茯苓10g，薏苡仁根30g，杏仁6g，白豆蔻3g，淡竹叶10g，厚朴10g，滑石20g，半夏10g，土茯苓30g，苍术10g，芡实15g，覆盆子10g，甘草5g。

加减：蛋白尿明显加石韦、莲子、玉米须；腰膝酸软加杜仲、续断、狗脊、桑寄生；口苦口黏加石菖蒲、藿香、佩兰。

### （二）脾肾虚衰、湿毒内蕴

[临床表现] 血清肌酐升高，肾小球滤过率下降，血尿酸水平偏高，见于痛风性关节炎稳定期，腰酸，恶心，口苦，纳差，下肢浮肿，舌质淡，舌苔白腻，脉沉细或紧。一般常见尿酸性肾病氮质血症期。

[治法] 健脾益肾，解毒祛湿。

[方药] 六味地黄汤合黄连解毒汤加减：熟地黄20g，山药10g，山茱萸10g，牡丹皮10g，泽泻10g，茯苓10g，黄连3g，黄芩10g，黄柏10g，生栀子10g，制大黄10g，蒲公英20g，紫花地丁15g，败酱草10g，六月雪20g，积雪草20g，甘草5g。

加减：尿素氮偏高加煅牡蛎、煅龙骨、海螵蛸；纳差加炒谷芽、炒麦芽、六神曲、焦山楂；恶心呕吐加紫苏梗、姜竹茹、生姜、姜半夏。

## 二、临证体会

尿酸性肾病出现蛋白尿的概率较高，尿酸性肾病蛋白尿期参照慢性肾小球肾炎治疗比较对症。尿酸性肾病氮质血症期因为血清肌酐升高,肾小球滤过率下降可参照慢性肾衰竭治疗,主要采用补肾、活血、解毒的方法延缓慢性肾衰竭的进程,方中制大黄具有活血通便的作用,其用量可根据每天大便次数和大便量进行调整,最大剂量可用至每天 30~40 g,但大黄类药物使用时间长可能出现黑肠病,也应引起注意。煅牡蛎、煅龙骨、海螵蛸等对降低血尿素氮有帮助。

### 三、典型病例

**病例 1**:马某,男性,53 岁,2020 年 5 月初诊。主诉高尿酸血症 3 年余,蛋白尿半年余。初诊时血尿酸水平在 530 $\mu$mol/L 左右,血清肌酐 105 $\mu$mol/L,无关节肿痛,无痛风石形成,蛋白尿++,尿红细胞阴性,腰膝酸软,口苦,舌质淡,舌苔白腻,脉濡数。结合其病史和化验结果,诊断为尿酸性肾病(脾肾两虚、湿热蕴结),治则采用健脾益肾、清热利湿法,方用六味地黄汤合三仁汤加减:熟地黄 20 g,山药 10 g,山茱萸 10 g,牡丹皮 10 g,泽泻 10 g,茯苓 10 g,薏苡仁根 30 g,杏仁 6 g,白豆蔻 3 g,淡竹叶 10 g,厚朴 10 g,滑石 20 g,半夏 10 g,土茯苓 30 g,苍术 10 g,芡实 15 g,覆盆子 10 g,石韦 10 g,荠菜花 10 g,玉米须 20 g,甘草 5 g。用上方治疗 1 月后血尿酸 480 $\mu$mol/L,尿蛋白+。二诊,用上方加减治疗 2 月后血尿酸 460 $\mu$mol/L,尿蛋白+。三诊,继续用上方治疗 2 月后血尿酸 440 $\mu$mol/L,尿蛋白+-,并嘱低嘌呤饮食,多饮水,多食用碱性食物。随访至今尿蛋白阴性,血尿酸在 430 $\mu$mol/L 左右,血清肌酐正常,无痛风发作,无蛋白尿出现。

**病例 2**:刘某,女性,62 岁,2018 年 6 月初诊。主诉高尿酸血症 6 年,血清肌酐偏高 2 月。初诊时血尿酸 620 $\mu$mol/L,血清肌酐 150 $\mu$mol/L,肾小球滤过率略低于正常值,无蛋白尿,无关节肿痛,腰膝酸软,神疲乏力,口苦,无肢体浮肿,舌质淡,舌苔白腻,脉沉紧。结合其病史和化验结果,诊断为尿酸性肾病(脾肾虚衰、湿毒内蕴),治则采用健脾益肾、解毒祛湿法,方用六味地黄汤合黄连解毒汤加减:熟地黄 20 g,山药 10 g,山茱萸 10 g,牡丹皮 10 g,泽泻 10 g,茯苓 10 g,黄连 3 g,黄芩 10 g,黄柏 10 g,生栀子 10 g,制大黄 10 g,蒲公英 20 g,紫花地丁 15 g,败酱草 10 g,六月雪 20 g,积雪草 20 g,甘草 5 g。用上方治疗 1 月后复查血清肌酐 132 $\mu$mol/L,血尿酸 530 $\mu$mol/L,无蛋白尿。二诊,用上方治疗 2 月后血清肌酐 120 $\mu$mol/L,血尿酸 480 $\mu$mol/L,无浮肿。三诊,用上方加减治疗 2 月后血清肌酐 115 $\mu$mol/L,血尿酸 460 $\mu$mol/L,并嘱优质低蛋白饮食,控制血尿酸水平。随访至今患者血清肌酐在 110~115 $\mu$mol/L 之间。

# 高血压肾损害

高血压肾损害是指原发性高血压引起肾脏结构和肾脏功能的损害,分为良性高血压肾硬化症和恶性高血压肾硬化症。高血压导致肾小球血管内压力增加,肾小球血管内压力增加导致蛋白漏出,蛋白漏出则对肾脏滤过膜造成损害。高血压长期控制不良,对肾脏结构破坏难以逆转,会逐渐出现慢性肾功能损害,最终导致尿毒症。高血压和肾损害如果同时存在,会相互影响。

高血压肾损害早期有夜尿增多,微量白蛋白尿出现,继之出现蛋白尿,少量尿红细胞增多,病程进展一般较为缓慢,肾功能损害较轻。恶性高血压肾硬化症,临床表现为蛋白尿、血尿,甚至少尿无尿,血清肌酐迅速升高,肾功能快速下降,短期内就可发展至尿毒症。

高血压肾损害依据病因、病史、临床表现和各项检验检查结果确诊。治疗方面应严格控制血压,患者血压应控制在 140/90 mmHg 以下,并治疗高血压并发症。

高血压肾损害早期临床表现为蛋白尿、镜下血尿,可以参照慢性肾小球肾炎治疗,以健脾益肾、活血化瘀为治疗原则;后期出现慢性肾功能减退,则参照慢性肾功能不全治疗,以活血化瘀、解毒降浊为治疗原则。以下结合个人的临床经验对高血压肾损害进行分型论治讨论。

## 一、分型诊治

### (一) 脾肾两虚

[临床表现] 高血压,蛋白尿,镜下血尿,头晕耳鸣,腰膝酸软,夜尿增多,舌质淡,舌苔白,脉弦紧,一般常见于高血压肾损害早期。

[治法] 健脾益肾。

[方药] 参苓白术散合六味地黄汤加减:党参15 g,茯苓15 g,白术10 g,陈皮6 g,莲子20 g,薏苡根30 g,菊花10 g,熟地黄10 g,山药20 g,山茱萸10 g,牡丹皮10 g,牛膝20 g,杜仲20 g,狗脊10 g,甘草5 g。

加减:头晕耳鸣加葛根、菟丝子、珍珠母、灵磁石;头痛加川芎、白芷、蔓荆子、藁本。

（二）肝肾阴虚

[临床表现] 高血压，蛋白尿，镜下血尿，眼干咽干，头痛头胀，腰膝酸软，耳鸣遗精，舌质红，舌苔薄少，脉弦数。一般常见于高血压肾损害中期。

[治法] 滋补肝肾。

[方药] 知柏地黄汤加减：知母10 g，黄柏10 g，熟地黄10 g，炙龟板10 g，牡丹皮10 g，山茱萸10 g，茯苓20 g，泽泻10 g，山药10 g，白菊花10 g，牛膝15 g，薏苡根30 g，甘草5 g。

加减：遗精加金樱子、芡实、沙苑子、莲须、莲子、覆盆子；头痛、头胀加用川芎、白芷、葛根、蔓荆子。

（三）脾肾虚衰、湿毒内蕴

[临床表现] 高血压，血清肌酐升高，肾小球滤过率下降，乏力腰酸，恶心，口苦，纳差，下肢或见浮肿，舌质淡，舌苔白腻，脉沉紧。一般常见于高血压肾损害慢性肾功能损害阶段。

[治法] 健脾益肾，解毒降浊。

[方药] 六味地黄汤合黄连解毒汤、大黄灵脾汤加减：熟地黄20 g，山药10 g，山茱萸10 g，牡丹皮10 g，泽泻10 g，茯苓15 g，黄连3 g，黄芩10 g，黄柏10 g，生栀子10 g，制大黄10 g，淫羊藿10 g，蒲公英20 g，紫花地丁15 g，败酱草10 g，六月雪20 g，积雪草20，甘草5 g。

加减：尿素氮偏高加煅牡蛎、煅龙骨、海螵蛸；纳差加炒谷芽、炒麦芽、六神曲、焦山楂；恶心呕吐加紫苏梗、姜竹茹、生姜、姜半夏。

## 二、临证体会

高血压肾损害在临床上比较难以区分，究竟是高血压引起肾损害，还是慢性肾损害导致高血压，除非有明确的证据才能进行鉴别诊断。但因为治疗措施一致，所以临床上往往不需要区分得那么清楚。个人认为高血压肾损害在治疗方面只需要判断属于蛋白尿期还是慢性肾损害期，根据高血压肾损害的不同阶段进行辨证治疗即可。为防止高血压肾损害的进展，严格控制血压是防止肾损害的关键，同时应提倡低盐饮食，适当运动。

## 三、典型病例

病例1：孙某，男性，65岁，2018年5月初诊。高血压病史10余年，蛋白尿1年，血清肌酐正常,肾小球滤过率正常,患者高血压多年控制不佳,初诊时尿蛋白＋＋,尿红细胞阴性,头晕耳鸣,腰膝酸软,夜尿增多,舌质淡,舌苔白,脉弦紧。结合其病史和化验结果,诊断为高血压肾损害(脾肾两虚),治则采用健脾益肾法,方用参苓白术散合六味地黄汤加减:党参15 g,茯苓15 g,生白术10 g,陈皮6 g,莲子20 g,薏苡根30 g,菊花10 g,熟地黄10 g,山药20 g,山茱萸10 g,牡丹皮10 g,牛膝20 g,杜仲20 g,狗脊10 g,甘草5 g。用药治疗2月后尿蛋白＋,血清肌酐正常。二诊,用上方治疗2月后尿蛋白＋。三诊治疗2月后尿蛋白＋－,血清肌酐正常,肾小球滤过率正常,其后一直在随访中。

**病例2:**黄某,女性,68岁,2017年8月初诊。高血压10余年,血清肌酐偏高3月,肾小球滤过率正常,初诊时血清肌酐143 $\mu$mol/L,神疲乏力,腰膝酸软,口苦,纳可,下肢无浮肿,舌质淡,舌苔白腻,脉沉紧。结合其病史和化验结果,诊断为高血压肾损害(脾肾虚衰、湿毒内蕴),治则采用健脾益肾,解毒降浊,方用六味地黄汤合黄连解毒汤、大黄灵脾汤加减:熟地黄20 g,山药10 g,山茱萸10 g,牡丹皮10 g,泽泻10 g,茯苓15 g,黄连3 g,黄芩10 g,黄柏10 g,生栀子10 g,制大黄10 g,淫羊藿10 g,蒲公英20 g,紫花地丁15 g,败酱草10 g,六月雪20 g,积雪草20,甘草5 g。用药治疗1月后血清肌酐132 $\mu$mol/L。二诊,用上方治疗2月后血清肌酐120 $\mu$mol/L。三诊治疗2月后血清肌酐116 $\mu$mol/L,蛋白尿阴性,目前仍在随访中。

# 糖尿病性肾病

糖尿病性肾病(diabetic nephropathy,DN)是由糖尿病引起的肾脏损害,其临床表现以糖尿病患者出现持续性蛋白尿为主要标志,糖尿病性肾病是糖尿病最重要的合并症之一,已成为终末期肾脏病的第二位原因,仅次于各种慢性肾小球肾炎。

糖尿病性肾病的病因与遗传因素、年龄、肥胖、血糖控制情况、血压控制情况、肾小球滤过率等因素相关;发病机制可能与糖代谢异常、肾脏血流动力学改变、氧化应激反应、免疫炎症反应等因素有关。

根据糖尿病性肾病的病程和病理生理变化情况,一般把糖尿病性肾病分为5期,包括Ⅰ期:肾小球高滤过和肾脏体积增大期,该期没有肾脏组织病理性损伤。Ⅱ期:又称为正常白蛋白尿期,肾小球滤过率高于正常水平,肾脏病理表现为肾小球基底膜增厚,系膜区基质增多,应急状态下,尿白蛋白分泌率(urinary albumin excretion rate,UAER)可升高。Ⅲ期:又称为微量白蛋白尿期,或早期糖尿病性肾病期,尿白蛋白分泌量持续超过正常,肾小球滤过率降至正常,血压升高,肾小球呈现结节样病变和小动脉玻璃样变。Ⅳ期:又称临床蛋白尿期或临床糖尿病性肾病期,持续性白蛋白尿(UAER>200 $\mu$g/min)或24小时蛋白尿>0.5 g,高血压,肾小球滤过率持续下降。Ⅴ期:又称为终末肾衰期,肾小球滤过率<10 ml/min,尿蛋白量因肾小球广泛硬化而减少。

糖尿病性肾病的临床表现包括肾病综合征,糖尿病性肾病的肾病综合征与原发性肾小球疾病相比,其水肿程度常更明显,同时常伴有严重高血压。由于糖尿病性肾病肾小球内毛细血管跨膜压高,肾小球滤过膜屏障损害,会出现蛋白尿。蛋白尿与糖尿病性肾病进展关系密切。微量白蛋白尿的出现提示肾小球滤过屏障损害及全身血管内皮功能障碍。

血糖异常,尿白蛋白分泌率(UAER)20～200 $\mu$g/min是诊断早期糖尿病性肾病的重要指标。当UAER持续>200 $\mu$g/min或常规尿蛋白阳性(24小时尿蛋白定量>0.5 g)即诊断为糖尿病性肾病。糖尿病性肾病晚期内生肌酐清除率下降,血清肌酐,血尿素氮增高。

糖尿病性肾病的治疗包括以下几个方面:① 控制血糖,糖化血红蛋白(HbA1c)应尽量控制在7.0%以下。② 控制血压,降压药物首选ACEI或ARB,该类药物具有改善肾内血流动力学、减少尿蛋白排出。③ 饮食疗法,提倡优质蛋白饮食,终末肾衰期以肾脏替代治疗为主。

糖尿病性肾病的中医诊治可以参照糖尿病性肾病的分期进行治疗,Ⅰ～Ⅱ期参照中医"消渴"治疗,以控制血糖为主,防止向Ⅲ～Ⅴ期进展。微量白蛋白尿期(早期糖尿病性肾病期)、临床蛋白尿期(临床糖尿病性肾病期)参照慢性肾小球肾炎治疗,以控制和减少蛋白尿为主,防止向终末期肾衰竭转化。终末肾衰期则参照慢性肾功能不全治疗,以活血化瘀、解毒降浊为治疗原则,从而延缓慢性肾衰竭的进程。以下结合个人的临床经验对糖尿病性肾病进行分型论治讨论。

## 一、分型诊治

### (一)气阴两虚

[临床表现]血糖偏高,尿微量白蛋白持续不退并加重,口干咽干,烦渴多饮,多食消瘦,多尿,夜尿增多,腰膝酸软,舌质红,舌苔干而少津,脉细数。一般常见于糖尿病性肾病微量白蛋白尿期。

[治法]益气养阴。

[方药]生脉饮合六味地黄汤加减:北沙参20 g,麦冬10 g,五味子10 g,生地黄

10 g，牡丹皮 10 g，山茱萸 10 g，茯苓 20 g，泽泻 10 g，山药 10 g，葛根 20 g，牛蒡子 10 g，川石斛 20 g，薏苡根 30 g，甘草 5 g。

加减：夜尿增多加沙苑子、金樱子、芡实、乌梅、覆盆子；血糖控制不佳加黄连、天花粉、黄精、生黄芪。

### （二）脾肾阳虚

[临床表现] 血糖偏高，蛋白尿持续不退并加重，神疲乏力，腰膝酸软，夜尿增多，双下肢或见浮肿，舌质淡胖有齿印，舌苔白腻或白滑，脉沉弦。一般常见于糖尿病性肾病临床蛋白尿期。

[治法] 健脾温阳。

[方药] 参苓白术散合济生肾气丸加减：党参 15 g，茯苓 15 g，白术 10 g，陈皮 6 g，莲子 20 g，薏苡根 30 g，熟地黄 10 g，山药 20 g，山茱萸 10 g，牡丹皮 10 g，泽泻 10 g，牛膝 10 g，肉桂 3 g，附子 10 g，车前子 10 g，甘草 5 g。

加减：浮肿加桑白皮、大腹皮、冬瓜皮；神疲乏力加黄芪、刺五加、女贞子；腰膝酸软加杜仲、狗脊、续断、桑寄生。

### （三）脾肾虚衰、瘀浊湿毒内蕴

[临床表现] 血糖偏高，蛋白尿，血清肌酐升高，肾小球滤过率下降，下肢浮肿，夜尿增多，腰膝酸软，疲乏无力，纳差，舌质淡胖，舌苔白厚腻，脉沉紧。一般常见于糖尿病性肾病肾功能减退阶段。

[治法] 健脾益肾，活血降浊，解毒祛湿。

[方药] 六味地黄汤合黄连解毒汤、大黄灵脾汤加减：熟地黄 20 g，山药 10 g，山茱萸 10 g，牡丹皮 10 g，泽泻 10 g，茯苓 10 g，黄连 3 g，黄芩 10 g，黄柏 10 g，桃仁 10 g，红花 10 g，川芎 20 g，赤芍 15 g，制大黄 10 g，淫羊藿 10 g，蒲公英 20 g，紫花地丁 15 g，败酱草 20 g，六月雪 20 g，积雪草 20 g，甘草 5 g。

加减：尿素氮偏高加煅牡蛎、煅龙骨、海螵蛸；尿酸偏高加土茯苓、蚕沙、丝瓜络；恶心呕吐加紫苏梗、姜竹茹、生姜、姜半夏；皮肤瘙痒加地肤子、蛇床子、白鲜皮。

## 二、临证体会

糖尿病性肾病在早期以尿微量白蛋白为主，随后出现临床蛋白尿。该阶段肾功能正常，治疗以降低尿微量白蛋白和尿蛋白为主，通过降低尿微量白蛋白和尿蛋白以保护肾脏功能。中医一般采用益气养阴、健脾温阳的方法进行治疗，并用药物控制血糖，防止糖尿病性肾病向终末期肾脏病转化。当糖尿病性肾病出现肾小球滤过率下降,血清肌酐升高,可按慢性肾功能衰竭进行辨证治疗,当糖尿病性肾病处于慢性肾脏病(chronic kidney disease,CKD)2~3 期,可采用健脾益肾,活血降浊,解毒祛湿的治疗原则进行诊治,争取延缓慢性肾衰竭的进程,使患者缓慢进入肾替代治疗,当糖尿病性肾病进展到慢性肾脏病 4~5 期应考虑肾替代治疗,一般选用血液透析,而不选用腹膜透析,因腹膜透析液中含有一定量的葡萄糖,可以导致血糖控制不满意,而血液透析对血糖的控制则不受影响。

## 三、典型病例

**病例 1:**马某,男性,62 岁,2019 年 7 月初诊。2 型糖尿病 12 年,尿微量白蛋白升高 1 年。来院初诊时尿微量白蛋白 2 080 mg/L,肾功能正常,肾小球滤过率正常,胰岛素注射治疗中,口干咽干,形体消瘦,夜尿增多,腰膝酸软,双下肢凹陷性浮肿,舌质红,舌苔干而少津,脉细数。结合其病史和化验结果,诊断为糖尿病性肾病(气阴两虚),治则采用益气养阴法,方用生脉饮合六味地黄汤加减:北沙参 20 g,麦冬 10 g,五味子 10 g,生地黄 10 g,牡丹皮 10 g,山茱萸 10 g,茯苓 20 g,泽泻 10 g,山药 15 g,芡实 15 g,葛根 30 g,牛蒡子 20 g,川石斛 20 g,薏苡根 30 g,甘草 5 g。用上方治疗 2 月后尿微量白蛋白 1 660 mg/L,下肢浮肿减退。二诊再用上方加减治疗 3 月后尿微量白蛋白 1 125 mg/L,血清肌酐正常,肾小球滤过率正常,下肢轻度浮肿。三诊,继续用上方加减治疗 3 月后尿微量白蛋白 956 mg/L,血清肌酐正常,肾小球滤过率正常,下肢无浮肿,目前该患者仍在随访治疗中。

**病例 2:**赵某,女性,66 岁,2018 年 9 月初诊。2 型糖尿病 15 年,血清肌酐升高 6 月。来院初诊时血清肌酐 187 μmol/L,尿微量白蛋白 650 mg/L,口服降糖药物治疗中,夜尿多,神疲乏力,腰膝酸软,纳差,下肢轻度浮肿,舌质淡胖,舌苔白厚腻,脉沉紧。结合其病史和化验结果,诊断为糖尿病性肾病(脾肾虚衰、瘀浊湿毒内蕴),治则采用健脾益肾、活血降浊、解毒祛湿法,方用六味地黄汤合黄连解毒汤、大黄灵脾汤加减:熟地黄 20 g,山药 15 g,山茱萸 10 g,牡丹皮 10 g,泽泻 10 g,茯苓 10 g,黄连 5 g,黄芩 10 g,黄柏 10 g,桃仁 10 g,红花 10 g,川芎 20 g,赤芍 15 g,制大黄 10 g,淫羊藿 10 g,蒲公英 20 g,紫花地丁 15 g,败酱草 20 g,六月雪 30 g,积雪草 30 g,甘草 5 g。用上方治疗 1 月后血清肌酐 163 μmol/L,尿微量白蛋白 620 mg/L,神疲乏力改善。二诊,再用上方加减治疗 2 月后血清肌酐 151 μmol/L,尿微量白蛋白 600 mg/L,下肢轻度浮肿好转。三诊,继续用上方加减治疗 3 月后血清肌酐 143 μmol/L,尿微量白蛋白 566 mg/L,神疲乏力、腰膝酸软皆有改善。该患者目前仍在随访治疗中。

# 肾 囊 肿

肾囊肿是一种肾脏结构异常性疾病,肾囊肿可以发生在单侧肾脏或双侧肾脏,可以是一个或多个囊肿。单纯性肾囊肿发病率随着年龄增长而增高,常见于 50 岁以上的患者,男性多于女性。肾囊肿可分为遗传性和非遗传性肾脏囊性病变,一般认为单纯性肾囊肿跟肾脏发育有关,为后天形成,不具有遗传性,属于良性疾病,一般不会发生癌变。

肾囊肿一般没有明显临床症状,当肾囊肿直径>5 cm 时肾盏受压则引起相应的临床表现,如尿频、尿急、尿痛等泌尿系感染症状。当囊肿压迫周围组织,引起血管闭塞,可导致腰腹部疼痛、腹部肿块、血尿、蛋白尿、高血压,严重时则会影响到肾功能。

较小的单纯性肾囊肿一般无须处理,每年复查一次肾脏 B 超,检查肾囊肿直径是否增大,对于直径>5 cm 的肾囊肿压迫周围组织时,可以采用肾囊肿穿刺抽液并注入硬化剂,或腹腔镜手术囊肿去顶术,或肾囊肿切除术。预防方面宜减少剧烈运动,防止腰部外伤导致囊肿破裂出血及肾脏感染。

肾囊肿属于中医"腰痛"范畴,当肾囊肿增大压迫周围组织时可出现明显的腰部胀痛,因此可按腰痛对肾囊肿进行治疗,辨证属于痰瘀互结、气滞血瘀,分别采用软坚散结、活血化瘀,以及健脾祛湿的方法对肾囊肿进行治疗。以下结合个人的临床经验对肾囊肿进行分型论治讨论。

## 一、分型诊治

### (一)痰瘀互结

[临床表现]肾囊肿,单侧或双侧腰部胀满不适,无腰痛,无血尿,无蛋白尿,舌质淡,舌边有瘀斑,舌苔白,脉滑。

[治法]软坚散结,活血化瘀。

[方药]鳖甲煎丸合苓桂术甘汤加减:炙鳖甲 15 g,蜂房 10 g,地鳖虫 10 g,柴胡 10 g,黄芩 10 g,茯苓 30 g,桂枝 6 g,生白术 15 g,生蒲黄 10 g,刘寄奴 10 g,白芥子 10 g,莪术 15 g,生鸡内金 10 g,三棱 15 g,藤梨根 30 g,茶树根 20 g,皂角刺 10 g,甘草 5 g。

加减:尿红细胞增多加仙鹤草、白及、三七粉;肾囊肿直径较大腰部胀满不适加车前草、大腹皮、冬瓜子。

（二）气滞血瘀

[临床表现] 肾囊肿，单侧或双侧腰痛，甚至腰痛拒按，伴镜下血尿或肉眼血尿，尿频，尿滴沥不尽，舌质红，舌苔黄或薄黄，脉滑或紧。

[治法] 活血化瘀，收涩止血。

[方药] 桂枝茯苓丸合小蓟饮子加减：桂枝10 g，茯苓30 g，桃仁10 g，赤芍10 g，牡丹皮10 g，生地黄10 g，小蓟20 g，大蓟20 g，滑石20 g，通草3 g，蒲黄炭20 g，藕节炭10 g，淡竹叶10 g，当归10 g，山栀炭10 g，茜草炭20 g，菝葜20 g，草薢20 g，忍冬藤20 g，甘草5 g。

加减：肾囊肿直径较大腰部胀满不适加生白术、大腹皮、冬瓜子；尿滴沥不尽加金钱草、马齿苋、白茅根、猫爪草。

## 二、临证体会

体检发现或就医发现肾囊肿的概率较大，对直径较小的肾囊肿无须治疗，只要每年随访观察就行，但随着肾囊肿直径的增大，可以出现腰部酸胀、酸痛、胀痛，提示囊内液体增多，肾脏外包膜压力增大，有的患者在手术治疗前会要求中医药治疗，以减轻囊内压，缓解腰痛。个人体会在软坚散结、活血化瘀的基础上加用苓桂术甘汤，有利于囊内液体量的减少，从而减轻囊内压以缓解腰痛。个人在临床上治疗多例肾囊肿引起的腰痛，确有缓解腰痛的效果。

## 三、典型病例

陈某，男性，45 岁，2020 年 3 月初诊。肾囊肿病史 5 年，左侧腰部胀痛半月。患者左侧肾囊肿 5 年，最近 B 超检查发现肾囊肿直径 56 mm，患者不愿意进行囊肿穿刺治疗及腹腔镜肾囊肿去顶术治疗，来院寻求中医治疗。初诊时左侧腰部胀痛，尿液检查无镜下血尿，无蛋白尿，左侧腰部轻叩痛，舌质淡，舌边有瘀斑，舌苔白腻，脉滑。结合其病史和 B 超检查结果，诊断为左肾囊肿（痰瘀互结），治则采用软坚散结、活血化瘀法，方用鳖甲煎丸合苓桂术甘汤加减：炙鳖甲15 g，蜂房10 g，地鳖虫10 g，柴胡10 g，黄芩10 g，茯苓30 g，桂枝10 g，生白术15 g，生蒲黄10 g，刘寄奴10 g，白芥子10 g，莪术15 g，生鸡内金10 g，三棱15 g，藤梨根30 g，茶树根20 g，皂角刺10 g，甘草5 g。用药治疗 2 周后患者腰痛缓解。二诊，用上方继续治疗 4 周后患者腰痛腰胀明显缓解，无血尿，B 超检查肾囊肿直径约 52 mm，继续随访。

# 多 囊 肾

多囊肾又称多囊肾病,是一种遗传性慢性肾脏疾病,可发生于任何年龄和种族,多囊肾可分为常染色体显性多囊肾和隐性多囊肾。多囊肾多由基因突变引起,大部分患者的遗传基因遗传于父母,少数患者基因异常为自发性产生。

多囊肾的临床主要表现为双侧或单侧肾脏内大小不一的囊肿,囊内充满液体,早期多无明显症状,随着疾病的进展可出现腰腹部饱胀感、胀痛等临床症状。当囊肿破裂出血、结石梗阻、尿路感染时,则腰部疼痛加剧。囊肿数目增多,体积增大,肾脏体积也增大,腹部可触及增大的肾脏,肾脏质地偏硬,表面呈结节状,严重者可导致肾功能下降从而引起慢性肾衰竭。还可伴有肝囊肿、高血压、心脑血管病等肾外表现。肾脏多发液体囊肿,有明确的家族史,即可以诊断多囊肾。

目前没有特殊预防多囊肾的方法,以及逆转或治愈该病的特效药物,但可以通过控制高血压、限制饮食摄入,以延缓慢性肾衰竭的进程。如果慢性肾衰竭进入终末期,可以进行血液透析、腹膜透析、肾移植等肾替代疗法。当多囊肾的囊肿较大时,应避免腰腹部被撞击和剧烈活动,以防止囊肿破裂出血。

中医认为多囊肾可归属于"症积"范畴,多因先天禀赋不足,加之劳累、外感等共同作用,导致肾气亏虚、脾失健运、痰瘀互结。因此多囊肾的治疗方法当补肾健脾、消症散积、软坚散结。以上治疗方法有助于缓解腰部胀痛,减轻囊肿感染和囊肿出血的机会。以下结合个人的临床经验对多囊肾进行分型论治讨论。

## 一、分型诊治

### (一)脾肾亏虚

[临床表现] 多囊肾,腰酸腰痛,神疲乏力,耳鸣,夜尿增多,无血尿,无尿路刺激征,舌质淡,舌苔白,脉沉缓。

[治法] 健脾益肾。

[方药] 苓桂术甘汤合六味地黄汤加减:茯苓30 g,桂枝6 g,生白术15 g,熟地黄15 g,山药15 g,山茱萸10 g,牡丹皮10 g,泽泻10 g,杜仲20 g,益智仁10 g,乌药10 g,金樱子10 g,沙苑子20 g,覆盆子10 g,甘草5 g。

加减：镜下血尿加仙鹤草、白及、三七粉；防止泌尿系感染加黄芪、防风、金钱草、萆薢、菝葜、荆芥。

（二）痰瘀互结

[临床表现] 多囊肾，双侧腰部胀满不适，肾区可扪及痞块，神疲乏力，耳鸣，夜尿增多，镜下血尿，舌质暗或有瘀斑，舌边或有瘀点，舌苔白腻或白滑，脉沉紧。

[治法] 活血化瘀，软坚散结。

[方药] 桂枝茯苓丸合鳖甲煎丸加减：桂枝10 g，茯苓30 g，桃仁10 g，赤芍10 g，牡丹皮10 g，炙鳖甲10 g，蜂房10 g，地鳖虫10 g，柴胡10 g，黄芩6 g，白芥子10 g，莪术15 g，生鸡内金10 g，三棱15 g，藤梨根30 g，茶树根30 g，皂角刺10 g，石见穿15 g，甘草5 g。

加减：囊肿较大导致腰部胀痛加生白术、车前草、冬瓜子；夜尿增多加益智仁、乌药、乌梅、诃子；神疲乏力加黄芪、党参、灵芝、升麻。

## 二、临证体会

多囊肾属于遗传性疾病，目前既不能预防又无法治愈，早期无症状可以不治疗，但随着多囊肾囊肿内液体的增多，肾脏外包膜压力逐渐增大，可以出现腰部酸痛、胀痛、刺痛等症状，治疗可在软坚散结、健脾益肾的基础上加用苓桂术甘汤、桂枝茯苓丸等，有利于多囊肾囊内液体的吸收减少，从而减轻多囊肾囊内压以缓解腰部胀痛。

## 三、典型病例

郭某，男性，46岁，2018年6月初诊。发现多囊肾病史16年，腰部胀痛伴镜下血尿1月。患者有多囊肾家族史，近1个月来感双侧腰部胀痛，尿液检查发现镜下红细胞15～20个/HP，镜下白细胞5～8个/HP，尿蛋白阴性，B超检查示双侧多囊肾，查体：双侧腰部饱满，双侧肾区轻叩痛，神疲乏力，夜尿增多，舌质有瘀斑，舌边有瘀点，舌苔白滑，脉沉紧。结合其病史和B超检查结果，诊断为多囊肾（痰瘀互结），治则采用活血化瘀、软坚散结法，方用桂枝茯苓丸合鳖甲煎丸加减：桂枝10 g，茯苓30 g，桃仁10 g，赤芍10 g，牡丹皮10 g，炙鳖甲10 g，蜂房10 g，地鳖虫10 g，柴胡10 g，黄芩6 g，白芥子10 g，莪术10 g，三棱10 g，藤梨根30 g，茶树根30 g，皂角刺10 g，菝葜15 g，萆薢10 g，仙鹤草20 g，甘草5 g。用药治疗4周后患者腰部胀痛有所缓解，镜下红细胞10～12个/HP，镜下白细胞3～5个/HP。二诊用上方继续治疗4周后，患者腰部胀痛明显缓解，镜下红细胞 5～8 个/HP,镜下白细胞 2～3 个/HP。继续随访。

# 肾　下　垂

　　肾下垂是指肾脏随着呼吸运动或体位改变,肾脏移动的位置超出正常范围,并由此引起泌尿系统及其他方面症状的疾病,肾下垂女性多于男性,男女比为 1∶5,多发生于中青年瘦高体型女性。正常肾脏位置是肾门位于第 1 或第 2 腰椎横突水平,右侧稍低于左侧,可上下移动 2～5 cm,如果肾脏下降超过 5 cm 或两个椎体,即可诊断肾下垂。肾下垂右侧多于左侧,也可见双侧肾下垂。肾下垂的原因可能与肾脏所在处的肾窝表浅、肾周围脂肪少、肾蒂较长有关,慢性便秘、长期咳嗽可以导致肾下垂的加重。

　　肾下垂的临床表现主要是劳累或长久站立后腰痛、腰酸胀,腰部下坠感,平卧休息后以上症状可改善或消失。由于肾脏向下移动幅度大,导致肾静脉回流障碍,肾脏瘀血而发生血尿,以镜下血尿为常见,少数患者则反复泌尿系感染或见肾结石,极少数患者可以表现为突发急性肾绞痛。部分患者可出现消化不良,如腹胀、嗳气、恶心、便秘、厌食等消化道症状。

　　轻型肾下垂无须治疗,有症状以内科保守治疗为主;重型可用弹性宽腰带或肾托固定肾脏位置,再严重者可实施肾脏悬吊固定术。

　　中医认为肾下垂是因素体虚弱、劳倦内伤、气虚下陷从而无力维系肾脏所致,导致出现腰酸腰痛、腰部下坠感、甚至血尿等。因此肾下垂的治疗宜健脾补肾升提,以下结合个人的临床经验对肾下垂进行分型论治讨论。

## 一、分型诊治

### (一)脾虚气陷

[临床表现]腰酸腰痛,腰部坠胀感,以上症状劳累后加重,平躺后缓解,伴神疲乏力,头晕,气短,形体消瘦,纳差,面色萎黄,或见镜下血尿,舌质淡,舌苔薄白,脉缓弱。

[治法]健脾升提。

[方药]补中益气汤加减:炙黄芪 30 g,炒白术 10 g,陈皮 6 g,升麻 12 g,柴胡 12 g,

党参30 g，当归10 g，杜仲20 g，骨碎补20 g，乌梅10 g，补骨脂10 g，炙甘草5 g。

加减：血尿加仙鹤草、小蓟炭、茜草炭；腰痛加续断、狗脊、桑寄生；脘腹胀满纳呆加炙鸡内金、六神曲、焦山楂、炒谷芽、炒麦芽。

（二）肾失固涩

[临床表现]腰部坠胀坠痛，需要长期平躺才能缓解，畏寒肢冷，夜尿清长，尿余沥不尽，面色㿠白，神疲乏力，舌质淡胖，苔白滑或腻，脉沉缓。

[治法]补肾升陷。

[方药]金匮肾气丸合举元煎加减：桂枝6 g，炮附子10 g，熟地黄20 g，茯苓15 g，山药10 g，牡丹皮10 g，山茱萸20 g，泽泻10 g，党参30 g，炙黄芪30 g，升麻20 g，炒白术10 g，炙甘草5 g。

加减：腰痛加杜仲、骨碎补、千年健、续断、狗脊、桑寄生；血尿加仙鹤草、小蓟炭、地榆炭、茜草炭。

## 二、临证体会

肾下垂腰痛腰酸，腰部坠胀不明显，无血尿可以不治疗，平时多锻炼身体，增强营养，强壮身体可以防止肾下垂加重，或使用宽腰带，肾托固定肾脏以缓解腰部症状。如果需要平躺才能缓解腰部疼痛等症状者，可以配合健脾益气升提，补肾升陷的中药治疗，可起到部分缓解腰部症状的作用。这种病例临床并不多见，中医治疗应坚持一段时间才会取效，并配合宽腰带及肾托的支撑固定作用。

## 三、典型病例

杨某，女性，48岁，2021年6月初诊。肾下垂病史10余年，双侧腰部坠胀痛2月。B超检查发现双肾下垂，劳累后腰部坠胀痛加重，神疲乏力，头晕，气短，形体偏瘦，纳差，夜寐安，大便通畅，无尿频，无尿急，无尿痛，舌质淡，舌苔薄白，脉细。结合其病史和B超检查结果，诊断为肾下垂（脾虚气陷），治则采用健脾升提法，方用补中益气汤加减：炙黄芪30 g，炒白术10 g，陈皮6 g，升麻12 g，柴胡12 g，党参30 g，当归10 g，杜仲20 g，骨碎补20 g，乌梅10 g，补骨脂10 g，灵芝15 g，炙甘草5 g。用药治疗1月后患者腰部坠胀痛稍有缓解。二诊，用上方加减继续治疗2月后，患者腰部坠胀痛有明显缓解，并配合宽腰带支撑腰部。患者仍在继续随访中。

# 慢性肾衰竭

　　慢性肾衰竭是由于原发于肾脏的各种疾病，或全身性疾病累及肾脏，引起的各种慢性肾脏疾病末期的一种临床综合征。表现为肾功能逐渐减退，机体代谢产物潴留，水、电解质紊乱及酸碱平衡失调，以及某些内分泌功能异常，出现机体不能维持内环境的稳定。据调查我国每年慢性肾脏疾病的患病率大约10.8%。

　　慢性肾衰竭的病因包括原发性和继发性肾病，原发性肾病中以肾小球肾炎多见，其次为间质性肾炎。继发性肾病中常见于糖尿病肾病、高血压性肾硬化、系统性红斑狼疮性肾炎。

## 一、临床分期

　　1. 参照中华内科杂志编委会肾脏病专业组1993年发表的标准（1992年黄山会议拟定的标准），一般分为4期。

　　（1）肾功能不全代偿期：内生肌酐清除率（endogenous creatinine clearance rate, Ccr）50～80 ml/min，血清肌酐（serum creating, Scr）<133 $\mu$mol/L。

　　（2）肾功能不全失代偿期（氮质血症期）：Ccr50～25 ml/min，Scr133～221 $\mu$mol/L。

　　（3）肾衰竭期（尿毒症前期）：Ccr25～10 ml/min，Scr221～442 $\mu$mol/L。

　　（4）肾衰竭终末期（尿毒症期）：Ccr<10 ml/min，Scr>442 $\mu$mol/L。

　　2. 美国肾脏病基金会DOQI专家组对慢性肾脏病，按肾小球滤过率，临床分为5期。

　　1期：肾小球滤过率≥90 ml/min。

　　2期：肾小球滤过率60～89 ml/min。

　　3期：肾小球滤过率30～59 ml/min。

　　4期：肾小球滤过率15～29 ml/min。

　　5期：肾小球滤过率<15 ml/min。

## 二、临床表现

　　慢性肾功能衰竭的临床表现较为复杂，主要分为代谢紊乱和全身多系统症状两大类。

慢性肾脏病 1～3 期,患者可以无任何症状,或表现为乏力、腰酸、夜尿增多等不适,一部分人有食欲不振、轻度贫血等症状。慢性肾脏病 4 期时,以上症状表现明显。慢性肾病 5 期时,严重者出现心力衰竭、高钾血症、消化道出血、神经系统病变,严重威胁生命安全。

### 三、典型症状

(1)水代谢紊乱方面,早期因肾小管功能损害,会出现多尿、夜尿增多的现象,逐渐出现肾小球滤过率减少,表现为浮肿,早期踝部及眼睑浮肿,继而持续性或全身性浮肿、少尿,甚至无尿。

(2)电解质紊乱方面,早期肾小管重吸收功能减退,可导致低钾血症,晚期因电解质的排泄减少,可出现高钾血症、高磷血症及低钙血症,出现抽搐现象,高血钾则可以引起心律失常。

(3)代谢性酸中毒方面,常表现为食欲不振、恶心、呕吐、乏力、反应迟钝、呼吸深大,甚至昏迷。

(4)消化系统症状方面,慢性肾衰竭的消化系统症状一般最先出现,由于尿毒素的潴留,影响消化功能所致,常见腹部闷胀不适、食欲不振、恶心、呕吐、口中有氨味,晚期表现为胃肠道溃疡、呕血、便血等症状。

(5)神经系统症状方面,早期表现为困倦、乏力、失眠、头痛、精神不振、记忆力下降、情绪低落、四肢疼痛,晚期可出现手足抽搐,甚至意识模糊、昏迷。

(6)血液系统症状方面,包括红细胞减少导致的贫血、血小板功能异常,常见面色萎黄,凝血机制障碍出现鼻出血、齿龈出血、皮下瘀斑紫癜。

(7)免疫系统功能受损导致患者抵抗力下降,更加容易感染。

(8)心血管系统症状方面,常见高血压、动脉粥样硬化、心包炎等心血管相关疾病;严重者可出现心力衰竭,这是尿毒症患者最常见的死亡原因,临床表现为血压升高、心律失常、呼吸困难,不能平卧等。

(9)呼吸系统症状方面,患者可出现气短、气促、过度换气症状,常见胸膜炎、肺部感染等相关症状。

(10)其他症状方面,矿物质代谢紊乱导致肾性骨病,常表现为骨痛、肌无力,严重者可引发骨折,一部分患者由于中分子毒素的潴留,可出现顽固性的皮肤瘙痒。

### 四、诊断

主要通过详细询问患者的原发疾病及家族史,体格检查发现慢性肾衰竭的各种临床表现，血液生化学检查，肾脏影像学检查的结果进行综合判断。主要包括：① 慢性肾脏疾病病史；② 慢性肾功能衰竭的临床症状；③ 血液生化指标提示肾小球滤过率下降，血清肌酐、血尿素氮升高，水、电解质和酸碱平衡紊乱，低钙高磷血症；④ 超声波检查，双肾缩小，肾皮质变薄；⑤ 肾活检有相应的病理变化。

## 五、治疗措施

（1）积极治疗导致慢性肾衰竭的原发病，对活动性的原发病更应积极干预。

（2）去除加剧慢性肾衰竭的可逆因素，防止肾功能进一步损害，如防治感染，避免药物滥用，避免疲劳。

（3）合理的饮食疗法包括优质低蛋白质饮食以减轻氮质血症、低磷、必需氨基酸、高热量、适量维生素及微量元素饮食。

（4）纠正水、电解质紊乱，酸碱平衡的失衡。

（5）对症处理，尤其是控制高血压、高血糖，纠正贫血，以及利尿剂的应用。

（6）透析与肾移植。

## 六、饮食指导及具体治疗方法

（1）饮食疗法包括营养指导，蛋白质与必需氨基酸的供给，长期以来对于慢性肾衰竭患者一致认为要给予优质低蛋白饮食，对于减轻尿毒症的症状，减缓肾功能的进一步恶化是有利的，但长期低蛋白饮食，会导致低蛋白血症和营养不良。因此，慢性肾衰竭患者蛋白质的摄入应根据肾功能损害的程度及透析治疗的方式而定，一般每日摄入蛋白质为 $0.5 \sim 0.6\,g/kg$，以优质蛋白质为好，并给予必需氨基酸的量，以保持正氮平衡。补充适当适量的糖类、脂肪，以保证足够的热量，除了蛋白质所提供的热量以外，糖类与脂肪热量之比约为 $3:1$。适量的无机盐、维生素、微量元素，饮食中应保证低磷，适当的钙。

（2）维持水、电解质、酸碱平衡。纠正水钠潴留，可给予利尿剂。纠正高钾血症，控制含钾食物、药物的摄入，避免输库存血，可用利尿剂增加钾的排泄；静脉使用碳酸氢钠、葡萄糖酸钙、葡萄糖和胰岛素静滴可使钾离子被交换或转移至细胞内，以降低血钾水平；口服聚磺苯乙烯，以增加钾的排出。多数患者有代谢性酸中毒，一般可以口服碳酸氢钠或静脉滴注 5% 的碳酸氢钠纠正酸中毒。低钙血症与继发性甲状腺旁腺功能亢进，可服用活性维生素 $D_3$ 制剂。

（3）纠正贫血，促细胞生成素的应用，补充铁剂、叶酸，纠正铝中毒。

（4）控制高血压，可以选用钙离子拮抗剂、血管扩张剂、β受体阻滞剂、利尿剂。

（5）肠道清洗疗法，如口服吸附剂（聚磺苯乙烯、包醛氧淀粉、口服甘露醇、中药灌肠等）。

（6）慢性肾衰竭的替代疗法，包括维持性血液透析、腹膜透析及肾移植等。

## 七、中医治疗

慢性肾衰竭是多种慢性肾脏疾病的最终不良转归，特别是由慢性肾小球肾炎、糖尿病性肾病等转化而来。中医认为各种慢性肾病日久损伤脏腑功能，如损伤脾的运化水湿功能和肾脏的气化功能，可出现脾肾虚损，并逐步发展使病情加重，最后导致正气虚衰，浊毒、瘀血壅滞，肾脏失去开阖功能，湿浊、尿毒潴留于体内引发慢性肾衰竭。在其发展过程中，由于某些诱发因素可使病程进展加快，病情恶化，常见的诱因包括感受外邪、饮食不节、劳倦过度等，如外邪侵袭肺卫肌表，导致肺失宣降，治节失职，三焦水道不利，湿浊潴留或湿热下注，伤及脾肾，过劳损伤正气，加之素体脾虚，饮食不节，过食生冷、辛辣、厚味、高蛋白饮食，使脾肾虚损加重，尿毒潴留加剧。

慢性肾衰竭病程长且病机错综复杂，既有正气耗损，又有实邪蕴结，属本虚标实，虚实夹杂之症。本虚有气虚、血虚、阴虚、阳虚的区别，标实有外邪、湿浊、热毒、瘀血、动风、痰浊等。从病变位置分析所涉及脏腑较多，主要在脾、肾，但往往也会涉及肝、心、肺、胃等脏腑。

本病的病机关键在于肾开阖功能失调，而肾的开阖功能依赖于机体的气化作用，肾气亏虚可引起肾的气化功能障碍，肾失开阖不能及时疏导、转输、运化水湿及毒物，因而形成湿浊、湿热瘀血、尿毒等邪毒，邪毒虽源于正虚，反过来又阻碍气血的生成，因实致虚，成为本病的重要病理因素。湿浊、尿毒等波及五脏六腑，四肢百骸而产生众多症状。湿浊中阻，脾胃升降失常，则可出现恶心、呕吐，湿浊困脾；脾失健运，气血生化资源匮乏，则气血亏虚加重；如湿阻心阳，心气不足，运血无力，则可出现心悸、气短等；水气凌心则见心悸、胸闷、气促；湿浊中阻，脾胃升降失常，则见呕恶、纳呆、腹胀；肝风内动，则见抽搐；肾脏虚衰，膀胱气化不利，则少尿、水肿，甚则小便点滴全无，而为闭证；如果尿毒蒙蔽或扰乱神明，可致精神抑郁或亢奋；浊毒化热，内陷心包，可致心阳欲脱，阴阳离决。

个人经验参照慢性肾衰竭的分期进行辨证分型论治，主要针对慢性肾脏病1～3期（或肾功能不全代偿期、氮质血症期、尿毒症前期）进行治疗，慢性肾脏病4～5期或肾衰竭终末期（尿毒症期）中药发挥效果有限，并有增加电解质紊乱尤其高钾血症的风险。慢性肾脏病1～3期的治疗应包括控制血压、血糖，治疗原发病，减少蛋白尿，中医药在延缓慢性肾衰竭的进程方面效果肯定,可以延长患者进入透析的时间,提高患者带病生存的生活质量。

（一）脾肾不足,气血两虚

[临床表现] 神疲乏力,腰膝酸软,面色不华,下肢或有浮肿休息后减轻,夜尿增多,胃纳渐差,口淡无味,口黏腻,舌质淡,舌苔薄白,脉细或弦紧。一般常见于慢性肾脏病1～2期,血清肌酐正常或血清肌酐<178 $\mu$mol/L。

[治法] 健脾补肾,气血双补。

[方药] 自拟方加减:黄芪20 g,炒白术15 g,炒薏苡仁20 g,黄精20 g,六月雪30 g,积雪草30 g,杜仲20 g,狗脊10 g,熟地黄15 g,山药10 g,茯苓15 g,党参20 g,丹参10 g,鸡血藤15 g,巴戟天10 g,甘草5 g。

加减:下肢浮肿加车前草、大腹皮、桑白皮;夜尿增多加益智仁、乌药、沙苑子;胃纳差加炒谷芽、炒麦芽、六神曲;晨起恶心加紫苏梗、姜竹茹、姜半夏。

（二）脾肾两虚,浊毒内蕴

[临床表现] 神疲乏力加重,腰膝酸软不能久立,面色萎黄,恶心欲呕或呕吐,口黏腻有尿臭味,夜尿增多更甚,午后双下肢浮肿,舌质淡,舌边有齿印,舌苔白腻或白滑,脉细或沉紧或弦紧。一般常见于慢性肾脏病3期,血清肌酐处于178～442 $\mu$mol/L水平,肾小球滤过率在30～59 ml/min之间,本型症状和体征较脾肾不足,气血两虚型有所加重。

[治法] 脾肾双补,通腑泄浊。

[方药] 自拟方加减:黄芪30 g,炒白术10 g,炒薏苡仁10 g,黄精10 g,六月雪30 g,积雪草30 g,土茯苓30 g,党参20 g,生地黄10 g,鸡血藤15 g,巴戟天10 g,制大黄6～30 g,黄芩6 g,柴胡10 g,枸杞子10 g,鹿衔草20 g,水红花子10 g,铁扫帚10 g,甘草5 g。

加减:腰膝酸软加杜仲、狗脊、桑寄生、牛膝;口中尿臭味加煅牡蛎、煅瓦楞子、海螵蛸、煅白螺蛳壳;恶心呕吐加紫苏梗、姜竹茹、姜半夏、生姜。

（三）气虚血瘀,浊毒内蕴

[临床表现] 贫血症状突出,表现为面色苍白,头晕目眩,动则气短,少气懒言,腰膝酸软,神疲乏力加重,夜尿增多,下肢浮肿,口唇紫暗,舌质暗有瘀斑,舌苔薄白,脉弦紧。一般常见于慢性肾衰竭2～3期伴肾性贫血。

[治法] 益气活血,通腑泄浊。

[方药] 自拟方加减:当归20 g,淫羊藿10 g,巴戟天10 g,鸡血藤20 g,党参30 g,黄

芪30 g,枸杞子10 g,丹参15 g,熟地黄20 g,制大黄6～30 g,六月雪30 g,积雪草30 g,鹿衔草20 g,水红花子10 g,铁扫帚10 g,甘草5 g。

加减：贫血症状明显加大当归、淫羊藿、巴戟天、鸡血藤的用量；瘀血症状明显加桃仁、赤芍、川芎；尿量偏少加车前草、大腹皮、冬瓜皮、生白术。

### （四）阴虚湿热,浊毒内蕴

[临床表现] 口干咽干,口苦,咽痛,手足心热,腹胀纳差,腰膝酸软,舌质舌尖红,舌苔黄腻,脉细数。常见于慢性肾衰竭1～3期伴感染导致肾功能减退较快,或伴有高血压。

[治法] 滋阴清热,通腑泄浊。

[方药] 自拟方加减：黄芪20 g,白花蛇舌草20 g,忍冬藤10 g,紫花地丁20 g,丹参10 g,莪术10 g,赤芍15 g,蒲公英20 g,败酱草20 g,六月雪30 g,积雪草30 g,生地黄10 g,山茱萸10 g,制大黄6～30 g,黄连6 g,甘草5 g。

加减：舌苔厚腻口苦加藿香、佩兰、砂仁、白豆蔻；口咽干燥加芦根、麦冬、玄参；咽痛加挂金灯、牛蒡子、黄芩、连翘。

### （五）脾肾阳虚,浊毒内蕴

[临床表现] 面色晦暗或萎黄,头晕乏力,心悸气短,腰膝酸软,畏寒怕冷,夜尿清长,下肢浮肿,恶心,皮肤瘙痒,舌质淡,舌苔白,脉沉细。常见于慢性肾衰竭4～5期。

[治法] 健脾温阳,通腑泄浊。

[方药] 自拟方加减：淡附片10 g,黄芪20 g,当归10 g,淫羊藿10 g,巴戟天10 g,肉苁蓉10 g,黄精10 g,地肤子10 g,制大黄6～30 g,六月雪30 g,积雪草30 g,紫苏梗20 g,姜竹茹10 g,杜仲20 g,鸡血藤20 g,党参30 g,菟丝子10 g,桑白皮10 g,甘草5 g。

加减：尿量偏少加生白术、车前草、大腹皮、冬瓜皮；皮肤瘙痒可加蛇床子,或配合中药药浴；也可以配合中药结肠透析。

调摄：慢性肾衰竭患者应及时治疗上呼吸道、消化道、泌尿道感染,清除感染灶,治疗原发病(如糖尿病、高血压、系统性红斑狼疮等),也要防止药物(氨基糖苷类药物、水杨酸制剂、造影剂等)对肾脏的损害。其次,要注意观察身体的变化,如水肿、乏力、食欲不振、贫血等,并常规观察每日尿量。

## 八、临证体会

慢性肾衰竭在临床中是诸多肾脏疾病转归最差的,到慢性肾脏病4～5期难以逆转,最终进入尿毒症期,需要长期持续性肾脏替代治疗。因此在临床上在于早期发现、尽早干预,对处于慢性肾脏病 1～3 期的患者采用中医中药治疗可以延缓慢性肾衰竭的发展进程。有慢性肾小球肾炎或继发性肾病的患者,在治疗原发病的基础上,提倡每 2～3 月检查 1 次肾功能及肾小球滤过率,发现肾小球滤过率下降,血清肌酐升高可以立即进行干预。个人经验认为血清肌酐<300 $\mu$mol/L 的患者经过中医中药的干预,大部分患者的肾功能可以处于较为稳定的状态。如果患者肾功能一直处于稳定状态,但突然出现肾小球滤过率下降和血肌酐升高可能与感染、血压控制不佳、药物损伤、创伤有关,这时宜尽快处理相应的情况。

## 九、典型病例

**病例 1**:蒋某,男性,62 岁,2009 年 6 月初诊。主诉发现血肌酐偏高半年。初诊时血肌酐 160 $\mu$mol/L,肾小球滤过率 62 ml/min,糖尿病病史 6 年,口服降糖药物控制血糖,尿微量白蛋白约 200 mg/L,神疲乏力,时有腰酸,胃纳可,双下肢无浮肿,夜尿 2 次,无少尿,舌质淡,舌苔薄白,脉沉紧。结合病史和化验结果,诊断为糖尿病性肾病,慢性肾衰竭,慢性肾脏病 2 期(脾肾不足、湿浊内蕴),治则采用健脾益肾、祛湿降浊法,方用自拟方加减:黄芪 20 g,炒白术 15 g,炒薏苡仁 20 g,黄精 20 g,六月雪 30 g,积雪草 30 g,杜仲 20 g,狗脊 10 g,熟地黄 15 g,山药 10 g,茯苓 15 g,党参 20 g,丹参 15 g,葛根 10 g,牛蒡子 10 g,甘草 5 g。二诊用药 4 周后,查血清肌酐 150 $\mu$mol/L,肾小球滤过率 66 ml/min,上方加苍术 10 g,枸杞子 15 g,藤梨根 20 g,继续控制血糖和血压。三诊用药 8 周后查血清肌酐 130 $\mu$mol/L,肾小球滤过率 68 ml/min,继续控制血糖和血压。

长期随访至今,患者血清肌酐基本处于 120～130 $\mu$mol/L 之间,肾小球滤过率＞60 ml/min,后期患者为了减少服用中药汤剂的麻烦,选择每年服用以上中药组成的膏方 2 次,每次服用 2～3 月,经过 10 余年的诊治和观察,患者的肾功能目前仍处于较为稳定的状态。

**病例 2**:周某,女性,62 岁,2018 年 5 月初诊。主诉发现血清肌酐偏高 3 月。初诊时血清肌酐 130 $\mu$mol/L,肾小球滤过率 68 ml/min,高血压病史 10 年,口服 ARB、ACEI 控制血压,无慢性肾小球肾炎病史,偶有腰酸,头痛头晕,双下肢无浮肿,夜尿 1～2 次,无少尿,胃纳可,大便每天 1 次,舌质淡,舌苔白,脉弦。结合病史和化验结果,诊断为慢性肾衰竭,慢性肾脏病 2 期,高血压(肝肾阴虚、湿浊内蕴),治则采用滋补肝肾、祛湿降浊法,方用自拟方加减:黄芪 20 g,炒白术 15 g,炒薏苡仁 20 g,黄精 20 g,六月雪 30 g,积雪草 30 g,杜仲 20 g,狗脊 10 g,熟地黄 15 g,山药 10 g,茯苓 15 g,党参 20 g,丹参 20 g,白菊花 10 g,牛膝 10 g,煅牡蛎 20 g,枸杞子 10 g,甘草 5 g。高血压药物停用 ARB、ACEI,改为钙通道阻滞剂口服。二诊用药 6 周后,查血清肌酐 120 $\mu$mol/L,肾小球滤过率

68 ml/min,继续采用上方治疗,但每味药物剂量适当减量,并继续控制血压。三诊用药8周后查血清肌酐108 $\mu$mol/L,继续控制血压。

随访至今,患者血清肌酐基本处于110 $\mu$mol/L以下,肾小球滤过率约66 ml/min,继续控制血压,随访过程中出现尿路感染或呼吸道感染则对症处理。

**病例3:**王某,男性,64岁,2018年3月初诊。因外科手术前检查发现血清肌酐偏高2月。初诊时血清肌酐176 $\mu$mol/L,肾小球滤过率58 ml/min,高血压病史6年,糖尿病病史5年,口服ACEI控制血压,口服降糖药物控制血糖,无慢性肾小球肾炎病史。神疲乏力,腰膝酸软,双下肢午后轻度浮肿,夜尿1～2次,无少尿、无尿等待,胃纳一般,大便每天1次,舌质淡,舌苔白腻,脉弦紧。结合病史和化验结果,诊断为慢性肾衰竭、慢性肾脏病3期、高血压、糖尿病(肝肾阴虚、湿浊内蕴),治则采用滋补肝肾,祛湿降浊法,方用自拟方加减:黄芪30 g,炒白术15 g,炒薏苡仁20 g,黄精20 g,六月雪30 g,积雪草30 g,杜仲20 g,葛根20 g,牛蒡子10 g,地锦草10 g,茯苓15 g,党参30 g,丹参20 g,白菊花10 g,牛膝10 g,煅牡蛎20 g,鹿衔草15 g,甘草5 g。高血压药物停用ACEI,改为钙通道阻滞剂口服。二诊用药4周后,查血肌酐159 $\mu$mol/L,肾小球滤过率60 ml/min,继续采用上方治疗,并随证加减,并继续控制血压和血糖。三诊用药8周后查血肌酐146 $\mu$mol/L,肾小球滤过率60 ml/min,继续控制血压和血糖。

随访至目前,患者血肌酐基本处于120～140 $\mu$mol/L之间,肾小球滤过率60 ml/min左右,继续控制血压和血糖。

**病例4:**毛某,女性,64岁,2019年8月初诊。发现血清肌酐偏高1年余。在当地医院诊治近1年血清肌酐无明显下降,遂来本院就诊。本院初诊时血清肌酐260 $\mu$mol/L,肾小球滤过率35 ml/min,血红蛋白98 g/L,血尿酸462 $\mu$mol/L,有高血压病史10余年,口服钙通道阻滞剂控制血压,自诉有慢性肾小球肾炎病史,临床表现为神疲乏力,头晕,腰膝酸软,双下肢轻度浮肿,胃纳差,夜尿2～3次,无少尿,大便每天1次,舌质淡,舌苔白滑,脉弦。结合病史和化验结果,诊断为慢性肾衰竭、慢性肾脏病3期、高血压(脾肾两虚、湿浊内蕴),治则采用健脾益肾、祛湿降浊法,方用自拟方加减:黄芪30 g,炒白术15 g,炒薏苡仁20 g,淫羊藿10 g,鸡血藤30 g,黄精20 g,六月雪30 g,积雪草30 g,杜仲20 g,桃仁10 g,土茯苓15 g,党参30 g,川芎20 g,蒲公英20 g,地丁草20 g,煅牡蛎30 g,鹿衔草15 g,水红花子10 g,甘草5 g。贫血加用琥珀酸亚铁、叶酸口服。二诊用药4周后,复查血清肌酐240 $\mu$mol/L,肾小球滤过率35 ml/min,血红蛋白100 g/L,血尿酸442 $\mu$mol/L,继续采用上方随证加减,并继续控制血压和纠正贫血。三诊用药10周后复查血清肌酐242 $\mu$mol/L,肾小球滤过率36 ml/min,血红蛋白101 g/L,血尿酸420 $\mu$mol/L,继续采用上方随证加减,继续控制血压和纠正贫血。随访至今,患者血清肌酐基本处于240～280 $\mu$mol/L之间,肾小球滤过率30～40 ml/min之间,就诊 3 年多来患者仍然未进入透析治疗阶段,生活基本能自理。仍在坚持随访中。

病例 5：陈某,男性,56 岁,2017 年 6 月初诊。发现血清肌酐偏高 2 年余。初诊时血清肌酐 320 μmol/L,肾小球滤过率 29 ml/min,血尿酸 530 μmol/L,尿素氮 15.6 mmol/L,有高血压病史,口服钙通道阻滞剂控制血压,慢性肾小球肾炎病史 20 余年。临床表现为神疲乏力,时有头痛,耳鸣,胃纳可,无鼻出血,无牙龈出血,无恶心,无呕吐,夜尿 2～3 次,大便每天 1 次,双下肢无浮肿,舌质红,舌苔白厚腻,脉弦。结合病史和化验结果,诊断为慢性肾衰竭、慢性肾脏病 4 期、高血压(脾肾两虚、浊毒内蕴),治则采用健脾益肾,通腑泄浊法,方用自拟方加减：黄芪 30 g,炒白术 15 g,制大黄 10 g,败酱草 20 g,大血藤 20 g,黄精 10 g,六月雪 30 g,积雪草 30 g,杜仲 20 g,桃仁 10 g,土茯苓 15 g,党参 30 g,川芎 20 g,蒲公英 20 g,紫花地丁 20 g,煅牡蛎 30 g,鹿衔草 15 g,水红花子 10 g,甘草 5 g。二诊用药 4 周后,复查血清肌酐 312 μmol/L,肾小球滤过率 30 ml/min,血尿酸 520 μmol/L,尿素氮 15.2 mmol/L,继续采用上方随证加减,并继续控制血压。三诊用药 8 周后,复查血清肌酐 308 μmol/L,肾小球滤过率 35 ml/min,血尿酸 515 μmol/L,尿素氮 14.8 mmol/L,继续采用上方随证加减,并继续控制血压。随访 6 年至今,患者血清肌酐基本处于 310～382 μmol/L 之间,肾小球滤过率 25～30 ml/min 之间,患者仍然坚持每 2 周随访 1 次,出现血钾高时暂停服用中药汤剂,至今未进行透析治疗,生活完全能自理。

# 气淋、尿道综合征、腺性膀胱炎

# 气　淋

淋证是指小便频数短涩、滴沥刺痛、欲出未尽、小腹拘急,或痛引腰腹的病症。气淋属于淋证的一个类型,以小便频数短涩为特点,一般无滴沥刺痛和小腹拘急。气淋可分为实证和虚证两型,诊治分别按实证、虚证论治,以下结合个人临床经验对气淋进行分型论治讨论。

## 一、分型诊治

### (一)气淋实证(肝郁气滞)

[临床表现]除尿频、尿急、尿痛(尿道不适感)外,一般还有下腹胀满不适、心情烦

躁、尿频等症状,并容易受情绪变化的影响而加重,如女性更年期阶段更容易出现气淋实证的表现,舌质淡或红,舌苔薄白或白,脉多沉弦。

[治法] 疏肝解郁。

[方药] 逍遥散加减:炒白芍15 g,当归15 g,柴胡10 g,茯苓10 g,炒白术10 g,牡丹皮10 g,生栀子10 g,香附10 g,郁金10 g,淮小麦15 g,猫爪草10 g,陈皮6 g,薄荷3 g,甘草5 g。

加减:夜寐不安加茯神、合欢皮、远志;腹胀满不适加厚朴、枳壳、佛手;心情烦躁加月季花、玫瑰花、豆豉、栀子炭。

### (二)气淋虚证(中气下陷)

[临床表现] 除尿频,尿急,尿痛(尿道不适感)外,多伴有少腹,尿道,肛门坠胀感,尿有余沥,面色㿠白,舌质淡,脉虚细无力,容易复发的特点与劳淋相似。

[治法] 补中益气。

[方药] 补中益气汤加减:炙黄芪30 g,炒白术10 g,陈皮6 g,升麻20 g,柴胡10 g,当归10 g,党参15 g,枇杷叶10 g,鸡冠花20 g,椿根皮20 g,益智仁20 g,乌药10 g,乌梅20 g,甘草5 g。

加减:尿淋漓不尽加菝葜、萆薢、金钱草;尿道灼热加淡竹叶、莲子心、灯心草;容易感染加防风、荆芥、猫爪草。

## 二、临证体会

气淋相当于尿道综合征、腺性膀胱炎、无菌性尿频、膀胱过度活动症等疾病,其用药辨证加减:湿热症状明显加黄柏、知母、苍术、猫爪草;尿频明显加益智仁、桑螵蛸、金樱子、乌药;腰酸明显加桑寄生、续断、狗脊、熟地黄、补骨脂;尿痛明显加淡竹叶、灯心草、莲子心、水红花子;下腹、尿道、肛门下坠感明显加大炙黄芪、升麻、柴胡、党参的用药剂量。

气淋的临床表现与劳淋、热淋的部分临床表现相似,诊断方面特别容易混淆,导致治疗效果不佳,因此对气淋、劳淋、热淋进行鉴别诊断非常重要。以下做一个简单的鉴别:劳淋和热淋一般有病原体感染,故尿常规检查有尿白细胞增多或中段尿培养有细菌生长,抗生素治疗一般有效。而气淋则没有病原体感染,故尿常规检查白细胞正常,中段尿培养无细菌生长,抗生素治疗无效;气淋发病多以更年期女性为主。

气淋实证比气淋虚证更常见,受情绪、睡眠等影响较大,治疗中应考虑疏肝解郁、疏肝理气、宁心安神等,只要辨证为肝郁气滞型,则用逍遥散、加味逍遥散、四逆散、柴胡疏肝散等疏肝解郁,疏肝理气的方剂皆可选用。气淋虚证比气淋实证少见,多见于体质瘦弱或先天禀赋不足者,如脏器下垂患者多见,治疗中应考虑补中益气,升阳举陷,因此补中益气汤、举元煎均可以选用。

### 三、典型病例

**病例 1**:朱某,女性,58 岁,2019 年 5 月初诊。主诉反复尿频、尿急,伴尿道不适 1 年余。夜尿 0~1 次,小腹胀满不适,心情烦躁,受情绪变化的影响尿频、尿急加重,舌质淡,舌苔薄白,脉弦,在外院诊断为泌尿系感染,反复用抗生素治疗无效,寻求中医治疗,查其多次尿常规检查均未发现白细胞,中段尿培养也无细菌生长,超声波检查肾脏、膀胱无异常。依据以上症状和体征,诊断为气淋(实证,肝郁气滞型)。治则采用疏肝理气法,方用逍遥散加减:炒白芍 15 g,当归 15 g,柴胡 10 g,茯苓 10 g,炒白术 10 g,牡丹皮 10 g,生栀子 10 g,香附 10 g,郁金 10 g,淮小麦 15 g,猫爪草 10 g,薄荷 3 g,枳壳 10 g,莲子心 3 g,甘草 5 g。用药 2 周后,尿频、尿急,尿道不适,小腹胀满逐渐缓解。二诊再用上方加减治疗 4 周,尿频、小腹胀满不适全部缓解,随访 3 月未见复发。个人认为有的患者治疗周期可能会更长,或者有所反复,建议坚持治疗一段时间,终会获得效果的。

**病例 2**:张某,女性,56 岁,2021 年 9 月初诊。主诉尿频、伴少腹,尿道下坠感 2 年余。无尿急,无尿痛,神疲乏力,面色㿠白,舌质淡、脉虚细无力。尿常规检查均未发现白细胞,中段尿培养无细菌生长,超声波检查肾脏、膀胱无异常。结合以上临床症状和体征诊断为气淋(虚证,中气下陷型)。治则采用补中益气法,方用补中益气汤加减:炙黄芪 30 g,炒白术 10 g,陈皮 6 g,升麻 20 g,柴胡 10 g,当归 10 g,党参 15 g,枇杷叶 15 g,鸡冠花 20 g,椿根皮 20 g,甘草 5 g。用药 4 周后,尿频、尿道下腹下坠感逐渐缓解。二诊继续用上方加减治疗 2 月,以上症状明显缓解,随访半年未见复发。该型治疗周期更长,疗效反应慢,只要坚持治疗并对症加减,确能获益。

## 尿 道 综 合 征

尿道综合征又称无菌性尿频-排尿不适综合征、膀胱过度活动症。实为一组症候群而非一种疾病,是指下尿路刺激症状,包括尿频、尿急、尿痛、排尿困难、耻骨上不适,甚至出现下腹、尿道、肛门下坠感,而膀胱和尿道本身无器质性病变,尿液检查、尿细菌培养无明显异常。上述症状容易被误诊为尿路感染,长期服用抗菌药物,不但以上症状无改善,甚至会导致药物不良反应并造成菌群失调。尿道综合征发病以中年以上妇女为主,感染不是直接原因,抗生素治疗常常无效。

尿道综合征的发病原因目前尚不完全明了,可能与尿道黏膜过敏或外括约肌痉挛、女性雌激素水平下降、衣原体及支原体感染有关,而紧张、焦虑、多疑的心理状态是此病的易感因素,部分病例可能与沐浴液的刺激有关。西医一般采用调整心理因素、调节自主神经功能、补充雌激素等方法治疗。

尿道综合征属于中医学"淋证"之"气淋""劳淋"范畴。病位在膀胱、肾,也涉及肝、脾。因肝气郁结、忧思焦虑,情绪波动则进一步加重了尿频、尿急、尿道不适,下腹部坠胀感;或因久病中气下陷,则见下腹、尿道、肛门下坠不适,表现为"气淋"。根据临床表现,"气淋"又可分为气淋实证和气淋虚证两个亚型。由于"淋证"日久不愈,邪气伤正,或长期使用抗生素等苦寒清利之品,损伤正气,进而转为"劳淋",表现为时发时止的尿频、尿急、尿道不适感,甚至神疲乏力、腰膝酸软。

因此,针对尿道综合征的肝气郁结、气虚下陷、脾肾两虚病机,可以分别选用逍遥散、补中益气汤、无比山药丸加以治疗。逍遥散和无比山药丸出自《太平惠民和剂局方》,补中益气汤出自李东垣的《脾胃论》,逍遥散的功用为疏肝解郁,是治疗肝气郁结的代表方;无比山药丸功用为健脾益肾;补中益气汤功用为补中益气、升阳举陷,是治疗中气下陷的代表方,对气虚下陷诸症疗效较好。以上三方分别针对尿道综合征的肝气郁结、脾肾两虚、气虚下陷的病机非常合拍。

气淋实证的治疗采用逍遥散。逍遥散方中用柴胡疏肝解郁;当归、白芍养血柔肝;茯苓、白术健脾益气;甘草和中,另加牡丹皮、栀子清肝解毒;香附、郁金行气解郁;诸药合用可以达到疏肝解郁、缓解"气淋"实证的临床症状。

气淋虚证的治疗采用补中益气汤。补中益气汤中用党参、黄芪补气;柴胡疏肝解郁;当归养血柔肝;升麻合柴胡升举下陷的清阳,助党参、黄芪升提下陷之中气;陈皮、白术行气健脾;甘草和中。诸药合用可以达到升阳举陷的功效,逐渐缓解气淋虚证的多种临床症状。

劳淋的治疗采用无比山药丸。无比山药丸中用山药、茯苓、泽泻健脾利湿;熟地黄、山茱萸、五味子滋补肾阴;巴戟天、菟丝子、杜仲、牛膝、苁蓉温补肾阳;赤石脂益肾固涩。全方以健脾、肾阴肾阳双补为主,以缓解劳淋的脾肾两虚表现。

# 腺 性 膀 胱 炎

腺性膀胱炎是一种上皮增生与化生同时存在,少见的非肿瘤性炎性病变,或认为是癌前病变,存在癌变可能。临床上腺性膀胱炎发展为腺癌最常见,腺性膀胱炎如果出现腺瘤样增生病变,应高度怀疑恶变可能。腺性膀胱炎好发于中老年人群,女性多于男性,腺性膀胱炎病因目前仍不清楚,可能与膀胱慢性炎症、结石、梗阻、神经源性膀胱等疾病有关。腺性膀胱炎在膀胱三角区、膀胱颈部、输尿管口周围等位置较易发生,根据膀胱镜下病变病理形态将腺性膀胱炎可分为多种病理类型,腺性膀胱炎确诊主要依靠膀胱镜检查及膀胱组织活检。

腺性膀胱炎临床表现主要为反复发作的,难治性的尿频、尿急、尿痛、血尿、耻骨联合处及会阴不适、下腹坠胀感、尿失禁、性交疼痛等一系列症状。腺性膀胱炎的临床表现与病变部位关系密切,病变位于膀胱三角区者主要表现膀胱刺激征;在膀胱颈部者多伴有排尿不畅,下腹不适感,严重者有排尿困难症状;病变累及输尿管开口者可引起输尿管扩张及肾盂积水等腰部不适症状;病变范围较广泛者多出现血尿;合并有膀胱结石者可有尿流中断等表现。如果腺性膀胱炎反复发作,久治不愈,患者生活质量下降,可伴有焦虑、抑郁、睡眠障碍等。

腺性膀胱炎的治疗主要为药物治疗、手术治疗,包括治疗泌尿系感染、解除泌尿系梗阻及结石等慢性刺激因素,腺性膀胱炎在经尿道电灼术或电切术后,使用有效的药物膀胱灌注,可进一步降低腺性膀胱炎的复发,提高腺性膀胱炎的治疗效果,膀胱内灌注药物治疗与膀胱肿瘤应用药物大致相同。

腺性膀胱炎的临床表现可归属于中医淋证之"气淋"范畴,因此可以按淋证之"气淋"诊治。以下结合个人临床经验对腺性膀胱炎进行分型论治讨论。

## 一、分型诊治

### (一)肝郁气滞

[临床表现] 反复发作的尿频,尿急,尿痛,尿道不适,耻骨联合处及会阴不适,下腹坠胀感,尿失禁,性交疼痛,舌质淡或红,舌苔薄白或薄黄,脉弦。膀胱镜及病理确诊为腺性膀胱炎。

[治法] 疏肝解郁。

[方药] 逍遥散加减:炒白芍15 g,当归15 g,柴胡10 g,茯苓10 g,炒白术10 g,薄荷3 g,牡丹皮10 g,生栀子10 g,白花蛇舌草20 g,半枝莲20 g,半边莲15 g,蛇莓10 g,蜀羊泉10 g,甘草5 g。

加减:下腹坠胀加升麻、桔梗、黄芪;小腹痛加川楝子、延胡索、乌药;尿失禁加益智仁、桑螵蛸、金樱子、乌梅、诃子、覆盆子。

### (二)膀胱湿热

[临床表现] 反复发作尿频,尿急,尿痛,尿道灼热,尿色黄或血尿,耻骨联合处及会

阴不适,下腹坠胀感,口苦,女性白带多色黄,舌质红,舌苔薄黄或黄腻,脉濡。膀胱镜及病理确诊为腺性膀胱炎。

[**治法**] 清利湿热。

[**方药**] 八正散加减:金钱草30 g,车前草20 g,萹蓄10 g,瞿麦10 g,滑石20 g,生栀子10 g,通草3 g,菝葜20 g,忍冬藤20 g,猫爪草10 g,白花蛇舌草20 g,半枝莲20 g,半边莲15 g,甘草5 g。

加减:尿道灼热疼痛加淡竹叶、莲子心、灯心草;白带多加鸡冠花、椿根皮、芡实、黄柏;尿频加益智仁、桑螵蛸、乌药、乌梅、诃子。

## 二、临证体会

腺性膀胱炎其临床表现与淋证之"气淋"非常相似,包括尿频、尿急、尿痛、尿道不适。如果使用抗生素治疗无效,或部分病例反复膀胱冲洗易导致尿路感染,故有的患者会选择中医药治疗。考虑到腺性膀胱炎属于癌前病变,因此治疗时在疏肝解郁、清利湿热的基础上适当加入一些具有抗癌作用的中药如白花蛇舌草、半枝莲、半边莲、山慈姑、干蟾、石见穿、石打穿等,有利于防止腺性膀胱炎向腺癌转变,也可在方中加入玉屏风散以提高机体的免疫力,有利于腺性膀胱炎的康复。

## 三、典型病例

毛某,女性,68岁,2020年6月初诊。主诉反复尿频,尿急,尿痛,尿道灼热刺痛,无血尿、常有耻骨联合处及会阴不适,下腹及尿道坠胀感,腰部坠胀感,口苦,舌质红,舌苔黄腻,脉濡,尿常规检查无白细胞,中段尿培养无细菌生长,外院泌尿外科膀胱镜及病理诊断为腺性膀胱炎,用过抗生素治疗,以及每两周1次膀胱内灌注药物治疗,但尿路刺激征无缓解,转而寻求中医治疗,查阅其多次尿常规检查均未发现白细胞,中段尿培养无细菌生长,加之膀胱镜检查及病理确诊为腺性膀胱炎。结合其临床症状和体征诊断为淋证(气淋),膀胱湿热型,治则治疗采用清利湿热的治法,方用八正散加减:金钱草30 g,车前草10 g,萹蓄10 g,瞿麦10 g,滑石20 g,生栀子10 g,菝葜20 g,忍冬藤20 g,猫爪草10 g,白花蛇舌草20 g,半枝莲20 g,半边莲15 g,蛇莓10 g,蜀羊泉10 g,甘草5 g。用药4周后,尿频、尿急、尿道灼热刺痛、小腹胀满不适逐渐缓解。二诊连续用上方加减治疗2月,无尿频、尿急,无尿道灼热刺痛,无小腹胀满。三诊继续用上方加减治疗2月,未见复发。腺性膀胱炎保守治疗周期长,期间或有反复,建议坚持治疗终会获益。

# 劳淋、慢性尿路感染

## 劳　淋

劳淋属于淋证的一个类型，以反复发作的小便频数短涩为特点，无滴沥刺痛，无小腹拘急。劳淋一般无实证，只有虚证，诊治按虚证论治；劳淋虚证伴再感染或复发则按热淋诊治。

### 一、分型诊治

辨证：脾肾两虚。

[临床表现] 除尿频，尿急，尿道不适感（尿痛）外，还有时发时止，遇劳即发，腰膝酸软，神疲乏力，舌质淡，舌苔白，脉细。尤其老年女性，泌尿道术后或糖尿病患者多见。

[治法] 健脾益肾。

[方药] 无比山药丸合玉屏风散加减：山药20 g，熟地黄10 g，山茱萸20 g，五味子10 g，菟丝子20 g，苁蓉10 g，巴戟天10 g，茯苓10 g，泽泻10 g，杜仲15 g，防风10 g，黄芪15 g，炒白术10 g，金樱子10 g，覆盆子10 g，沙苑子15 g，白茅根10 g，菝葜10 g，甘草5 g。

加减：尿道灼热疼痛加淡竹叶、莲子心、灯心草；腰酸加狗脊、续断、桑寄生、牛膝；尿频加益智仁、乌梅、诃子。

### 二、临证体会

劳淋相当于慢性复杂性泌尿系感染，容易反复发作，与机体抵抗力（泌尿系抵抗力）下降有关，常见于更年期女性、老年女性、泌尿系手术后患者、糖尿病患者等。因此治疗中要根据具体情况分析，如劳淋刚发作表现为湿热下注时，治疗当按热淋治疗，当清热利湿。

反复发作应以提高泌尿系抗邪能力为主，个人体会玉屏风散应为首选方剂，玉屏风散具有益气固卫的作用。该处的"卫气"是指肾和膀胱的抗邪能力，以玉屏风散为基础方进行加减，往往能减少复发次数，或减轻反复时的症状，以及缩短劳淋发作的病程。并提醒患者多饮水、勤排尿，不要忍小便。方中用玉屏风散在于提高泌尿系的抗邪能力，故能起到防止复发的作用。临床实践发现玉屏风散不但能提高机体的免疫力，还能提高泌尿系的免疫力。该型淋证治疗周期长，医患皆要有耐心，只要辨证准确，坚持治疗，患者一定能获益。

### 三、典型病例

梁某，女性，87岁，2019年4月初诊。主诉反复尿频，尿急，伴尿道不适4年余，特别容易反复发作，平均每年发作5～6次。初诊时尿频，无尿急，尿道不适感，夜尿2～3次，腰膝酸软，神疲乏力，舌质淡，舌苔薄白，脉细。在外院诊断为复杂性尿路感染，刚开始抗生素治疗有效，但1～2月就会复发，中段尿培养菌落数<$10^5$cfu/ml，反复用多种抗生素治疗无效，转而寻求中医治疗。结合以上症状和体征诊断为劳淋（脾肾两虚），治则采用健脾益肾法，方用无比山药丸合玉屏风散加减：山药20 g，熟地黄10 g，山茱萸10 g，五味子10 g，菟丝子20 g，肉苁蓉10 g，巴戟天10 g，茯苓10 g，泽泻10 g，杜仲15 g，防风10 g，黄芪15 g，炒白术10 g，金钱草20 g，荆芥10 g，沙苑子15 g，菝葜20 g，萆薢10 g，甘草5 g。用药半年后，尿频、尿急、尿道不适缓解，复发次数减少，复发时尿路刺激征减轻。其后继续随访1年，尿频、尿急、尿道不适无发作，并嘱多饮水、勤排尿。

## 慢性尿路感染

慢性尿路感染是泌尿系统常见疾病，包括慢性肾盂肾炎、慢性膀胱炎、慢性尿道炎，好发于中老年女性，以尿频、尿急、尿道涩痛、腰痛、排尿淋漓不尽为主要症状，且病程在6个月以上，其病程较长，迁延难愈，复发率高，治疗困难。该病在中老年女性更多表现为慢性复杂性尿路感染，不仅影响患者的日常生活，还可能损及肾间质和肾小管的结构和功能。西医治疗慢性尿路感染主要方法是使用敏感抗生素抗感染治疗，但长期反复使用抗生素会导致致病菌的耐药性增强，而且难以解决慢性尿路感染的高发病率、高复发率和高再感率等问题，使后期治疗变得棘手。

### 一、分型诊治

中医药在改善慢性尿路感染的症状及预防复发方面有一定优势，中医古籍中并无"慢性复杂性尿路感染"的病名，但根据其尿频、尿急、尿痛的临床表现，以及病情反复、迁延不愈的特点可归属于中医学"淋证"之"劳淋"的范畴。

中医认为"正气存内，邪不可干"。慢性复杂性尿路感染亦是因为患者体内正气亏虚，邪气乘虚而入，正邪相争，正气不足，无法抵御邪气，因而发病。"劳淋者，劳倦即发。"(《证治准绳·杂病·淋》)"劳淋者，小便淋沥不绝，如水滴漏而不断绝腰部酸软，劳累加重。"(《中藏经》)都阐述了劳倦是慢性复发性尿路感染的重要发病因素这一观点。《诸病源候论·诸淋病候》谓："诸淋者，由肾虚而膀胱热故也。"慢性复发性尿路感染的病性不外乎"本虚标实"，即正气亏虚为本、膀胱湿热为标。通过临床观察可以发现慢性复发性尿路感染患者的临床症状常常是小便频数、尿时涩痛，尿后余沥不尽，小腹坠胀，遇劳加剧，腰膝酸软及腰部坠胀感，体倦乏力，头晕耳鸣，食少纳呆，少气懒言。归纳以上的症状和体征，可以辨证其常见证型为正虚伴湿热蕴结。中医认为尿路感染的反复发作，原因在于正气不足、肾气渐虚，加之湿热之邪下注膀胱，殃及膀胱的气化功能，肾虚湿热相互影响而成，故临床"劳淋"患者往往呈现出正气不足、肾阳亏虚、膀胱湿热的症状。正气不足的同时湿热之邪趁虚下注膀胱，导致膀胱气化不利，尿液则无法顺畅排出，滞留于尿道和膀胱中，从而引起小腹坠胀不适、腰背部酸痛或坠胀。正气亏虚合并湿热之邪蕴结膀胱，既导致膀胱气化不利，又会灼伤尿道，最终小便点滴而出，淋漓难尽，排尿涩痛。因此，正气不足、肾气亏虚是复杂性尿路感染反复发作的重要原因。

在慢性尿路感染的治疗上，应当谨守其"正气不足为本，膀胱湿热为标"这一病机特点，宜扶正固卫(卫气，即肾和膀胱的抗邪能力)，清利膀胱湿热。正气亏虚是本病发病的主要原因，而湿热蕴结为本病之标，故在临床遣方用药时，应根据湿热之邪的轻重酌情酌量地选择清热利湿之品，与此同时应固护正气，提升肾和膀胱的抗邪能力，标本兼顾。"淋有虚实，不可不辨"进一步阐明了淋证须辨虚实，在清热利湿的同时要兼顾正气亏损的情况，故而在治疗过程中应兼以扶正固卫，即固卫通淋。

## 二、临证体会

根据个人的临床经验，以玉屏风散为基础选用黄芪、防风、炒白术固护正气，提升肾和膀胱的抗邪能力，可归纳为益气固卫的功效。缩泉丸之益智仁、乌药、山药补肾缩尿改善尿频，以期其扶正补肾之功，同时加经验用药如菝葜、萆薢、连钱草、猫爪草、忍冬藤等清利膀胱湿热之品，如尿痛明显加淡竹叶、灯心草、莲子心等；尿道灼热感明显加牡丹皮、白茅根、水红花子等；尿急明显加马齿苋、白头翁、凤尾草等；腰酸坠胀加入杜仲、狗脊、续断、升麻等；小腹坠胀加厚朴、香附、柴胡、升麻等。

慢性尿路感染属中医学"劳淋"范畴，该病中医病机主要为"正虚膀胱湿热"，因此在治疗上要抓住"正虚"这一关键点，以益气固卫，提升肾和膀胱的抗邪能力，针对"邪实"

宜清利下焦湿热，做到攻补兼施、固卫通淋。对于慢性尿路感染的中医治疗而言，个人体会应着力于改善患者的临床症状，提升患者的生活质量，不可拘泥于尿液检查中白细胞的多少，一味清热利湿或持续抗生素治疗。

### 三、典型病例

**病例 1：** 潘某，女，68 岁，2018 年 5 月初诊。因反复尿频、尿急、尿道灼热感 5 年，加重 1 月就诊。患者 5 年来尿频、尿急，尿道灼热感反复发作，以尿道口灼热感症状较为突出，伴小腹坠胀感，每次都采用服用抗生素治疗，1 月前患者因劳累后出现尿频、尿急、尿道口灼热感，小便量少色黄，伴小腹坠胀感，查尿常规示白细胞（＋＋＋），未做中段尿培养及药敏试验。初诊时患者诉尿道口灼热感，腰膝酸软，神疲乏力，夜间尿频，夜尿 2～3 次，夜寐欠安，精神焦虑，纳差，大便正常，舌质红，舌苔少，脉细数。结合以上症状和体征中医诊断为劳淋，西医诊断为慢性尿路感染，治则为益气固卫，清利膀胱湿热。方用玉屏风散加减，黄芪 15 g，防风 10 g，炒白术 10 g，益智仁 10 g，乌药 10 g，菝葜 20 g，草薢 10 g，连钱草 15 g，猫爪草 10 g，忍冬藤 10 g，白头翁 10 g，淡竹叶 10 g，灯心草 3 g，凤尾草 10 g，白茅根 15 g，甘草 5 g。14 剂，每日 1 剂，300 ml 水煎服，分 2 次温服。二诊患者尿频、尿急、尿道口灼热感症状明显减轻，偶有小腹坠胀感，夜尿次数减少，寐可，纳可，大便正常，舌质淡，苔薄白，脉细。尿常规检查示白细胞仍为＋＋＋，上方再服 14剂。三诊患者无明显尿频、尿急、尿道口灼热感消失，小腹坠胀感不明显，尿常规检查示白细胞＋＋。继予原方加减 14 剂巩固疗效。其后随访两年左右，嘱多饮水，勤排尿。

**病例 2：** 樊某，女，52 岁，2016 年 8 月初诊。主诉反复泌尿系结石多年。多次震波及输尿管镜逆行取石手术治疗，近 3 年来尿频、尿急、尿痛，时伴有血尿，小腹痛，腰痛，每 1～2 月发作 1 次，B 超检查发现肾盂小结石，无肾盂积水，尿常规检查示白细胞 15～20 个/HP，红细胞 4～5 个/HP，舌质红，舌苔薄黄，脉数。在外院多次用抗生素治疗，但仍经常复发，从而寻求中医诊治，根据患者的临床表现和辅助检查结果，中医诊断为劳淋、石淋，西医诊断为泌尿系结石伴感染，治则采用益气固卫，利湿通淋法，方用玉屏风散合三金排石汤加减：黄芪 15 g，防风 10 g，炒白术 10 g，金钱草 20 g，海金沙 20 g，生鸡内金 10 g，茯苓 20 g，桂枝 6 g，生白术 20 g，菝葜 20 g，草薢 10 g，猫爪草 10 g，忍冬藤 10 g，白头翁 10 g，马齿苋 10 g，冬葵子 10 g，石韦 10 g，白茅根 15 g，凤尾草 10 g，甘草 5 g。14 剂，每日 1 剂，300 ml 水煎服，分 2 次温服。二诊患者尿频、尿急、尿痛症状明显减轻，无血尿，小腹胀痛缓解，尿白细胞 8～10 个/HP，尿红细胞 2～3 个/HP，上方继续服用 14 剂。三诊患者无膀胱刺激征，无血尿，无腰痛，尿白细胞 2～3 个/HP，尿红细胞 1～3 个/HP，继续上方加减治疗。

6 年来,患者几乎无膀胱刺激征出现,至今每 2 月门诊随访 1 次,病情一直稳定,嘱多饮水,多运动,勤排尿,少食用含草酸盐多的蔬菜等。

# 热淋、急性尿路感染

## 热　淋

热淋属于淋证的一个类型,以突发小便频数短涩、滴沥刺痛、小腹拘急,甚至发热为特点。热淋一般表现为实证,无虚证。诊治按实证论治,以下采用《中医内科学》教材中的热淋诊治方案结合个人的临床经验对热淋进行论治。

### 一、诊治

[临床表现] 尿频、尿急、尿痛,小腹胀痛,严重者有发热,腰痛,恶心,呕吐,血尿,尤其以尿频、尿痛为主要特征,舌质红,舌苔黄腻,脉实数。

[治法] 清热利湿。

[方药] 八正散加减:金钱草 20 g,车前草 10 g,萹蓄 10 g,瞿麦 10 g,滑石 20 g,生栀子 10 g,菝葜 20 g,忍冬藤 20 g,猫爪草 10 g,白茅根 20 g,萆薢 20 g,甘草 5 g。

加减:发热加鸭跖草、金银花、野菊花;尿频加益智仁、乌药、乌梅;尿痛加淡竹叶、马齿苋、白头翁、莲子心、水红花子。

### 二、临证体会

热淋相当于急性泌尿系感染,多以年轻女性为主,在淋证中属于常见类型,尤其是新婚性生活频繁者,病情来势较快,缓解也快。治疗方法并不复杂,为避免反复发作,建议治疗两周为一疗程,并嘱女性性生活后应排出小便。治则采用清热利湿法,一般用八正散加减都能缓解热淋的临床症状。男性的急性尿路感染大多为急性前列腺炎,临床症状表现为热淋,因此可以参照此方案治疗,并嘱避免饮用高度酒,避免长期骑自行车和久坐等,以利于急性前列腺炎的缓解。

热淋一般坚持治疗 2 周以上,复发的概率将会减少,如果初次治疗不彻底,随着机体抵抗力下降或憋尿时更容易反复发作,故热淋的治疗强调疗程很有必要。

### 三、典型病例

王某,女,33岁,2015年5月初诊。主诉尿频、尿急、尿痛3天。尿痛呈现灼热刺痛感,无发热,腰酸痛,无恶心,无呕吐,伴口干,无血尿,舌质红,舌苔黄腻,脉数,自行服用左氧氟沙星治疗3天,尿痛无缓解,求治于中医,来院时尿常规检查示白细胞>50个/HP,中段尿培养未检。依据以上症状体征和化验结果,诊断为急性泌尿系感染,中医辨证为热淋,治则采用清热利湿法,方用八正散加减:金钱草30 g,车前草10 g,萹蓄10 g,瞿麦10 g,滑石20 g,生栀子10 g,菝葜20 g,忍冬藤20 g,猫爪草10 g,白茅根15 g,野菊花10 g,萆薢20 g,甘草5 g。用上方治疗5天后,尿频、尿急、尿痛缓解,腰痛改善。二诊,再用上方加减治疗1周,以上诸症消失,随访1月未见复发。

## 急性尿路感染

急性尿路感染包括急性肾盂肾炎、急性膀胱炎、急性尿道炎、急性前列腺炎。糖尿病患者属于易感人群,导尿管导尿后会增加感染的机会。急性尿路感染致病菌主要为革兰氏阴性菌,其中80%是大肠杆菌,其次为变形杆菌、铜绿假单胞菌、厌氧杆菌等,也可见其他真菌感染。中段尿培养可见细菌生长,尿常规检查可见白细胞增多,其中急性肾盂肾炎和急性膀胱炎最常见,偶可并发急性肾乳头坏死。

尿路感染的定位诊断:上尿路感染除尿路刺激征外,一般伴有发热,乏力,恶心,腰酸痛,小腹胀痛,尿 $\beta2$ 微球蛋白升高,C反应蛋白升高。下尿路感染除尿路刺激征外,则可伴有耻骨上膀胱区或会阴不适,尿道灼热痛,尿 $\beta2$ 微球蛋白降低,C反应蛋白降低。

实验室检查:尿常规检查示白细胞>10个/HP,或见白细胞管型;尿细菌学检查示革兰氏阴性菌为主(大肠杆菌、粪肠球菌)>$10^5$ cfu/ml。临床表现:上尿路感染如急性肾盂肾炎在尿路刺激征的基础上出现腰部胀痛,或肋脊角压痛或叩击痛,寒战发热、头痛、恶心等。下尿路感染如膀胱炎在尿路刺激征的基础上出现耻骨上膀胱区或会阴不适,尿道灼热痛,一般无发热和腰痛。急性肾盂肾炎的病变部位可为单侧或双侧肾盂,局限或广泛,可轻可重,如伴梗阻则肾盏增宽,少数严重者肾乳头、椎体可见坏死,坏死组织随尿液排出,称坏死性肾乳头炎。

急性肾盂肾炎发生于各种年龄,以育龄期妇女常见,起病急骤,临床表现包括一般症状:高热、寒战、体温多在38~39℃,甚至可高达40℃,热型不一,常伴头痛、全身酸痛、热退时大汗等。泌尿系统症状：常伴有腰痛，多为钝痛或酸痛，程度不一，少数有腹部绞痛，沿输尿管向膀胱方向放射，压痛，肾区叩痛，常有尿频、尿急、尿痛等膀胱刺激征，在上行性感染时，可先于全身症状出现。儿童患者急性尿路感染泌尿系统症状不明显，起病时除高热外，常有惊厥、抽搐等发作。消化道症状：可有食欲不振、恶心、呕吐，个别患者可以出现中上腹或全腹疼痛，类似急腹症。治疗方面：中段尿培养加药敏试验后，采用敏感抗生素治疗 7～14 天，为防止复发可继续口服抗生素至 1 月。

急性膀胱炎：一般无明显全身症状，常表现为尿频、尿急、尿痛，排尿不畅，小腹部不适等膀胱刺激征，急性膀胱炎多采用抗生素治疗 1～3 天。喹诺酮是常用的抗生素。急性尿道炎无明显全身症状，其发病位置低，病程短，只有尿频、尿急、尿痛，排尿不畅。治疗方面：喹诺酮治疗 1～3 天。

急性尿路感染可以参照"热淋"治疗，治则采用清热利湿法辨证施治。

# 石淋、泌尿系结石、肾积水

## 石　淋

石淋属于淋证的一个类型，以尿中排出砂石、血尿为特点。石淋一般表现为实证，无虚证表现，因此，一般按实证论治。以下采用《中医内科学》教材中石淋的诊治方案结合个人的临床经验对石淋进行论治。

### 一、诊治

[临床表现] 尿频、尿急、尿痛，伴有血尿为主，小腹痛，或腰痛，甚至肾绞痛，严重者会有发热，恶心、呕吐，舌质红，舌苔薄黄，脉弦或数。

[治法] 清热利湿，通淋排石。

[方药] 三金排石汤合苓桂术甘汤加减：金钱草30 g，海金沙20 g，生鸡内金20 g，茯苓15 g，桂枝10 g，生白术15 g，急性子10 g，冬葵子10 g，淡竹叶10 g，莲子心3 g，石韦10 g，旱莲草10 g，甘草5 g。

加减：腰腹疼痛加川楝子、延胡索、炒白芍；抵抗力下降加黄芪、防风、荆芥、炒白术；出现膀胱刺激征加白茅根、凤尾草、猫爪草；出现肾积水可加大苓桂术甘汤的用药剂量。

## 二、临证体会

石淋相当于泌尿系结石，包括肾盂结石、输尿管结石、膀胱结石、尿道结石。一般有腰腹疼痛伴血尿的临床表现，一般通过 B 超可以确诊，石淋急性发作期以疼痛、血尿为主，治疗以缓解疼痛为首要任务。排石治疗应当在疼痛缓解后进行，即所谓的"急则治其标，缓则治其本"的方法。

如果结石直径偏大，处于肾盏则容易导致尿流不畅，出现肾积水和输尿管积水，出现腰部胀满不适，个人经验治疗时多加用苓桂术甘汤缓解肾积水的症状。肾结石发作期出现血尿则不应止血，且止血也无用。只要结石停止活动，血尿自会停止。缓解期可采用以上利湿通淋排石的方药治疗，因为需要长期服用，所以中药的用药剂量可适当减量，并嘱多饮水、多运动，避免食用含草酸盐多的果蔬。如果结石直径＞8 mm，建议震波治疗、激光治疗、手术治疗。

## 三、典型病例

徐某，男，46 岁，2018 年 5 月初诊。主诉尿频、尿急、尿痛，伴有血尿，小腹痛，腰痛，无肾绞痛，无发热，无恶心、无呕吐。B 超检查发现输尿管下段结石，结石直径 4 mm，无肾积水，肾区有叩击痛，舌质红，舌苔薄黄，脉数。依据以上症状体征和超声检查结果，诊断为输尿管结石，中医诊断为石淋（湿热下注），治则采用清热利湿，通淋排石法，方用三金排石汤加减：金钱草 30 g，海金沙 20 g，生鸡内金 20 g，茯苓 30 g，桂枝 10 g，生白术 15 g，急性子 10 g，冬葵子 10 g，石韦 10 g，威灵仙 10 g，旱莲草 15 g，甘草 5 g。用药 4 周后小便时排出米粒样结石，腰痛、尿频、尿痛、血尿消失，B 超检查输尿管结石消失，后续随访嘱多饮水，多运动，避免食用含草酸盐多的果蔬等。

# 泌尿系结石

泌尿系结石又称为尿石症，包括肾结石、输尿管结石、尿道结石和膀胱结石，男性患泌尿系结石是女性的 1～2 倍。泌尿系结石包括代谢性结石、继发性或感染性结石，其中代谢性结石较为常见。尿中形成结石晶体的盐类呈超饱和状态，尿中抑制晶体形成物质不足和核基质的存在，是形成结石的主要因素。大量饮水使尿液稀释，能减少尿中晶体形成。泌尿结石的成分以草酸盐、磷酸盐、尿酸盐居多。

（1）临床表现：多表现为突发性剧烈腰痛，疼痛多呈持续性或间歇性，并沿输尿管向髂窝、会阴及阴囊等处放射，可见血尿，排尿困难，或尿流中断，严重者可伴有发热、尿频、尿急、尿痛等。

泌尿系结石诊断最常用的方法是 B 超检查。腹部 X 线片可以看到大部分的泌尿系结石，但对阴性结石，因 X 线可以穿透结石，因而看不到。泌尿系 CT 检查对泌尿系结石诊断准确率较高。

（2）治疗：泌尿系结石急性期以解痉止痛为主，缓解期应防治尿路梗阻，治疗泌尿系感染，结石直径较大药物治疗效果不佳，宜采用震波、激光、手术治疗。中医采用利湿通淋的方法进行泌尿系结石防治。

（3）饮食禁忌：少食用含草酸盐、含钙量高的食品，如菠菜、油菜、芹菜、草头、西红柿、竹笋、核桃、甜菜等，养成多饮水的习惯，一般每天应饮水量达到 1 500～2 000 毫升为宜，多运动。

# 肾　积　水

肾积水是由于泌尿系统梗阻导致肾盂、肾盏扩张，以及肾内尿液潴留，尿液潴留可以导致感染，出现感染性肾积水、肾积脓。肾积水的原因分先天性与后天性，以及泌尿系外和下尿路各种疾病造成的梗阻积水。

（1）临床表现：早期多无临床症状，后期可出现腰部胀满感，以及腹部囊性包块。如果肾积水并发感染，则有脓尿和全身中毒症状，如寒战、发热，有的患者以尿路感染为最初症状，凡对尿路感染治疗效果不佳的患者，一定要注意是否有尿路梗阻情况的存在。大量肾积水容易受到外力的影响，轻微外力损伤即可能引起积水的肾脏破裂和出血，尿液流入腹膜后间隙或腹腔可引起严重反应，包括疼痛、压痛和全身症状。

（2）诊断：B 超检查方法简单无损伤，有助于诊断明确，利尿性肾图、尿路造影、泌尿系 CT 检查也是诊断肾积水的重要方法。

（3）治疗：少量肾积水可以保守治疗，如治疗泌尿系感染，祛除泌尿系结石等，而大量肾积水则应早手术治疗，以恢复肾功能，严重肾积水导致肾功能破坏十分严重时，当对侧肾正常者，可手术切除积水的病侧肾，双肾积水治疗上要更慎重，要尽一切可能保留肾脏。对导致肾积水的原因要尽早去除并积极治疗。个人经验是中医针对肾积水多采用温阳化饮、健脾祛湿的苓桂术甘汤治疗，对减少肾积水有一定的帮助。

# 膏淋、乳糜尿

## 膏 淋

膏淋属于淋证的一个类型,膏淋以尿液浑浊如膏为特点,膏淋可分为实证和虚证两型,诊治分别按实证、虚证论治。以下采用《中医内科学》教材中膏淋的诊治方案结合个人的临床经验对膏淋进行论治。

### 一、分型诊治

#### (一)实证

辨证:下焦利湿。

[临床表现] 尿液浑浊如米泔水,含絮状物,一般无尿频、无尿急、无尿痛,或有尿道不适,可伴有腰酸,神疲乏力,舌质红或淡,舌苔白腻或黄腻,脉弦。

[治法] 清热利湿。

[方药] 程氏萆薢分清饮加减:萆薢30 g,石菖蒲10 g,黄柏10 g,车前子10 g,茯苓15 g,炒白术15 g,莲子心3 g,丹参15 g,益智仁20 g,乌药10 g,山药15 g,菟丝子10 g,石韦10 g,甘草5 g。

加减:腰酸加杜仲、续断、狗脊、桑寄生;尿痛加淡竹叶、莲子心、灯心草、水红花子。

#### (二)虚证

辨证:肾虚不固。

[临床表现] 膏淋久病不愈,容易反复发作,尿液浑浊,无尿痛,形体消瘦,头晕腰酸,下肢酸软,多见于老年男性,舌质淡,舌苔腻,脉沉缓。

[治法] 补虚固涩。

[方药] 六味地黄汤加减:熟地黄20 g,山药15 g,山茱萸10 g,牡丹皮10 g,茯苓15 g,泽泻10 g,金樱子10 g,覆盆子10 g,沙苑子20 g,乌梅20 g,诃子10 g,甘草5 g。

加减:神疲乏力加党参、灵芝、女贞子;腰酸加杜仲、续断、狗脊、桑寄生;头晕加葛根、景天三七、牛膝。

## 二、临证体会

膏淋相当于乳糜尿，临床病例不多，常见于老年人或体质虚弱者，缓慢起病，劳累后症状加重，一般通过尿液检查中的乳糜定性确诊，膏淋初发多表现为虚证，治疗宜补虚固涩为主；如果继发感染可以出现实证，治疗宜清热利湿为主；实证日久可出现虚证，虚证伴外邪侵袭可以出现虚实夹杂之象，治疗当清补并进。

## 三、典型病例

蒋某，男，82岁，2018年10月初诊。主诉尿液浑浊如米泔水，含絮状物。无尿频、尿急、尿痛，腰酸，神疲乏力，下肢无浮肿，舌质淡，舌苔白腻。尿乳糜定性阳性，依据以上症状体征和化验结果，辨证为膏淋（下焦湿热），治则采用清热利湿法，方用程氏萆薢分清饮加减：萆薢30 g，石菖蒲10 g，黄柏10 g，车前子10 g，茯苓15 g，炒白术10 g，莲子心3 g，丹参10 g，益智仁10 g，乌药10 g，山药15 g，沙苑子15 g，莲子10 g，芡实15 g，甘草5 g。用药1周后，尿液浑浊逐渐消失，腰酸，神疲乏力缓解。二诊继续采用上方加减治疗2周，尿乳糜定性阴性，尿液浑浊消失。其后随访1月未见复发。

# 乳 糜 尿

乳糜尿的临床表现是小便混浊如乳汁，似米泔水、豆浆。乳糜尿是因乳糜液逆流进入尿中所致，其尿液外观呈不同程度的乳白色。尿乳糜试验可见乳糜定性阳性，如含有较多的血液则称为乳糜血尿。乳糜尿的发病原因与胸导管阻塞，局部淋巴管炎症损害相关，导致淋巴动力学改变，淋巴液进入尿路，从而发生乳糜尿，乳糜尿病因包括非寄生虫性、寄生虫性。

（1）诊断：乳糜尿的实验室检查包括尿液检查、血液检查、影像学检查，有创检查包括膀胱镜检查、逆行肾盂造影等。根据尿液乳糜定性可以诊断乳糜尿，但需要与蛋白尿、脓尿、慢性前列腺炎的尿液浑浊相鉴别。

（2）治疗：因乳糜尿发作有较高的自然缓解率，部分患者无须特殊治疗也能自行停止，发作期间应卧床休息，忌食脂肪油类食物，避免剧烈活动，多饮水。保守治疗主要适用于轻度乳糜尿患者，侵袭性治疗适用于难治性患者及发作肾绞痛、尿潴留和营养不良的患者。中医治疗时,乳糜尿按膏淋诊治,分膏淋实证和虚证,分别采用清热利湿、补虚固涩法治疗。

# 尿 失 禁

尿失禁指尿液经尿道不自主的漏出,继发于咳嗽、打喷嚏者称为压力性尿失禁,继发于尿急者称为急迫性尿失禁,以上两种情况同时存在者称为混合型尿失禁。尿失禁可以发生于任何年龄段,年龄越大发病率逐渐增高,女性发病率高于男性,女性尿失禁多为压力性尿失禁,男性尿失禁多表现为急迫性尿失禁。压力性尿失禁多在剧烈运动、用力、咳嗽、大笑及打喷嚏时腹压增高,尿液不受控制地漏出,好发于生育后的女性;男性前列腺增生、手术切除前列腺后也可以出现。急迫性尿失禁是由于膀胱压力过高,超过尿道控制排尿的能力,从而导致尿液漏出,多表现为突发的难以控制的尿急感,随后出现漏尿。

尿失禁是由于各种因素导致膀胱压过高,尿道压力过低,或膀胱压高合并尿道压低。女性怀孕、分娩、更年期、女性盆底器官脱垂;男性前列腺肥大、前列腺癌、泌尿系结石、泌尿系肿瘤、泌尿系手术都可以导致尿失禁。诱发因素包括年龄、体重超重、家族史、先天缺陷、糖尿病、便秘、饮酒、吸烟、药物等。

临床表现:在剧烈运动、咳嗽、大笑、喷嚏等导致腹压升高时,尿液不受控制地流出,漏尿量一般不多,无明显尿急感,半卧位时症状减轻,站立时症状加重;或出现强烈尿意时,无法控制尿液流出而出现尿失禁,或有尿急感时即出现尿失禁,可伴有尿路感染、皮肤感染、皮疹。尿失禁的体格检查包括膀胱、前列腺、阴道、神经系统等检查,辅助检查包括尿液检查、泌尿系造影、B超膀胱残余尿量测定、尿液动力学检查、膀胱镜检查、盆底电生理检查等。鉴别诊断方面需要与尿道憩室、遗尿等进行鉴别。

治疗方面:适当控制饮水量,避免过度过量饮水;进行双重排尿法训练,膀胱训练,盆底肌肉锻炼(凯格尔运动 Kegel);药物治疗包括抗胆碱药、$\beta_3$ 受体激动剂、$\alpha$ 受体激动剂、$\alpha$ 受体阻滞剂、抗抑郁药物等;手术治疗包括尿道中段吊带术、膀胱尿道悬吊术、注射填充剂治疗、人工尿道括约肌替代治疗。

中医认为尿失禁属于肾失封藏,肾气不能固涩,导致尿液不自主地流出,中医治疗以补肾固涩为主;如果出现尿急、尿痛等下焦湿热症状则采用清热利湿的方法治疗,以下结合自己的临床经验对尿失禁进行分型论治讨论。

## 一、分型诊治

### (一)肾失封藏,肾气不固

[临床表现] 尿失禁,尿频,夜尿频多,尿急,偶尔尿痛,会阴潮湿,咳嗽、喷嚏、大笑、剧烈运动、惊吓时尿失禁加重,神疲乏力、腰膝酸软、小腹下坠感、会阴下坠感,舌质淡或红,舌苔白,脉细弱。

[治法] 补肾固涩。

[方药] 缩泉丸合桑螵蛸散加减:益智仁20 g,乌药10 g,菟丝子10 g,桑螵蛸10 g,山药10 g,远志10 g,石菖蒲10 g,煅龙骨30 g,党参20 g,茯神15 g,当归10 g,炙龟板10 g,甘草5 g。

加减:夜尿多可以加乌梅、诃子、补骨脂;尿痛加白茅根、菝葜、忍冬藤;乏力腰酸加杜仲、牛膝、狗脊、炙黄芪;会阴出汗多、会阴潮湿加浮小麦、糯稻根、煅牡蛎、煅龙骨。

### (二)下焦湿热

[临床表现] 尿失禁,尿频,尿急,尿痛,会阴不适感,纳可,夜寐安,大便干结,舌质红,舌苔黄腻,脉数。

[治法] 清热利湿。

[方药] 八正散加减:金钱草20 g,车前草10 g,萹蓄10 g,瞿麦10 g,滑石20 g,生栀子10 g,菝葜20 g,忍冬藤20 g,猫爪草10 g,白茅根20 g,萆薢20 g,益智仁20 g,乌药10 g,桑螵蛸10 g,甘草5 g。

加减:发热加鸭跖草、金银花、野菊花;尿频加大益智仁、乌药、乌梅用药剂量;尿痛加淡竹叶、马齿苋、白头翁、莲子心、水红花子。

## 二、临证体会

尿失禁在临床中较为常见,尤其见于老年女性或前列腺术后老年男性,反复漏尿出现会阴潮湿、皮肤感染、尿路感染,严重者需要长期用尿不湿等,患者较为痛苦。尿失禁初发多为虚证,表现为肾气不固,治疗宜补肾固涩为主,继发感染可以出现虚证夹实,治疗宜清热利湿为主,除了药物治疗外长期坚持盆底肌肉锻炼(练习提肛运动),可以改善尿失禁,并适当控制饮水量。

### 三、典型病例

孔某,女性,78岁,2019年6月初诊。主诉尿失禁3年余。严重时需要用尿不湿,尿路感染容易反复发作。初诊时夜尿频多,尿道不适,会阴潮湿,会阴皮肤瘙痒,神疲乏力、腰膝酸软、小腹下坠感、会阴下坠感,舌质淡,舌苔白,脉细。依据以上症状和体征,辨证为尿失禁(肾气不固),治则采用补肾固涩法,方用缩泉丸合桑螵蛸散加减:益智仁20 g,乌药10 g,菟丝子10 g,桑螵蛸10 g,山药10 g,远志10 g,石菖蒲10 g,煅龙骨30 g,党参30 g,茯神15 g,当归10 g,炙龟板10 g,乌梅10 g,诃子10 g,补骨脂10 g,甘草5 g。用药治疗4周后,尿失禁有所缓解,神疲乏力、腰膝酸软改善。二诊继续采用上方加减治疗4周,尿失禁进一步减轻,腰膝酸软、尿频、夜尿多改善。其后长期在门诊随访,偶有尿失禁出现。

# 遗　尿

遗尿俗称尿床,通常指儿童在熟睡时不自主地排尿,儿童年龄越小,遗尿发生率越高,有少数患者遗尿症状可持续到成年期。遗尿包括原发性遗尿、继发性遗尿、下尿路梗阻、膀胱炎、神经源性膀胱导致的遗尿称为继发性遗尿,原发性遗尿所占比例更高。

原发性遗尿的病因包括儿童大脑皮层发育延迟,不能抑制脊髓排尿中枢,在睡眠后逼尿肌出现无抑制性收缩,将尿液排出;睡眠过深时,未能在入睡后膀胱膨胀时立即醒来;儿童性格怪异、害羞、孤独、胆小、不合群等心理因素;遗尿家族史等遗传因素。另外,某些疾病也可以造成遗尿,如脑血管疾病后遗症、糖尿病、截瘫、前列腺增生、前列腺炎也会导致遗尿。

临床表现:儿童除熟睡时不自主地排尿外,日间常有尿频、尿急、排尿困难、尿流细、精神不振、便秘等症状。遗尿的诊断首先要区分原发性遗尿或继发性遗尿,根据病史、临床症状、实验室检查(尿常规、尿培养)、X线检查观察有无脊柱裂、膀胱尿道造影观察有无机械性梗阻、尿流动力学检查观察有无下尿路梗阻、膀胱内压测定是否存在无抑制性收缩等。

中医认为遗尿属于肾失封藏,肾气不足,膀胱失约;或肝经郁热,肝失疏泄,湿热下注于膀胱,而出现遗尿,治疗以补肾固涩,疏肝解郁为主,以下结合个人的临床经验对遗尿进行分型论治讨论。

## 一、分型诊治

### （一）肾虚不固

[**临床表现**] 反复遗尿，发作次数频繁，白天尿频，或有尿急，腰膝酸软，舌质淡，舌苔白，脉细。

[**治法**] 补肾固涩。

[**方药**] 桑螵蛸散加减：桑螵蛸10 g，山药15 g，远志10 g，石菖蒲10 g，煅龙骨30 g，党参30 g，茯苓10 g，当归10 g，炙龟板10 g，益智仁20 g，乌药10 g，菟丝子10 g，五倍子10 g，海螵蛸10 g，甘草5 g。

加减：遗尿反复发作加金樱子、覆盆子、沙苑子、芡实、莲须、莲子；尿急加淡竹叶、莲子心、灯心草；腰酸加杜仲、续断、狗脊、牛膝。

### （二）肝郁气滞

[**临床表现**] 反复遗尿，心烦易怒，小腹胀满，胁痛，夜寐欠安，舌质红，舌苔薄黄，脉弦数。

[**治法**] 疏肝解郁安神。

[**方药**] 逍遥散加减：柴胡10 g，炒白芍15 g，当归10 g，茯神20 g，炒白术10 g，薄荷3 g，淮小麦30 g，牡丹皮10 g，栀子10 g，益智仁20 g，乌药10 g，甘草5 g。

加减：夜寐不安加合欢皮、远志、五味子、酸枣仁；胁痛加川楝子、延胡索、香附、郁金；小腹胀满加厚朴、佛手、枳壳、莱菔子。

## 二、临证体会

对于遗尿采用定时训练的方法，养成良好的作息时间，掌握尿床时间和规律，夜间用闹钟唤醒患儿起床排尿1～2次。晚饭后避免饮水，睡觉前排空膀胱内的尿液，可减少尿床的次数，并配合忍尿训练，白天避免过度兴奋或剧烈运动，以防夜间睡眠过深。逐渐纠正害羞、焦虑、恐惧及畏缩等情绪或行为，照顾到患儿的自尊心，多劝慰鼓励，少斥责、惩罚，减轻其心理负担，遗尿的情况可以逐渐改善，配合补肾或疏肝解郁的中药对于遗尿也有明显的帮助。

## 三、典型病例

沈某，女，12岁，2021年7月初诊。主诉遗尿3年余。每周遗尿1～2次，白天无尿频，无尿急,无尿痛,纳可,大便便秘,舌质淡,舌苔白,脉细。依据以上症状和体征,诊断为遗尿(肾虚不固),治则采用补肾固涩法,方用桑螵蛸散加减:桑螵蛸10 g,山药15 g,远志10 g,石菖蒲10 g,煅龙骨30 g,党参30 g,茯苓10 g,当归10 g,炙龟板10 g,益智仁20 g,乌药10 g,五倍子10 g,金樱子10 g,覆盆子10 g,沙苑子10 g,芡实10 g,甘草5 g。用药4周后,遗尿1周一次。二诊,继续采用上方加减治疗4周,遗尿2周一次。其后随访2月未见复发,并嘱定时进行排尿训练,晚饭后避免饮水,睡觉前排空膀胱内的尿液等。

# 慢性前列腺炎

慢性前列腺炎指各种病因引起的前列腺组织慢性炎症,包括慢性细菌性前列腺炎和非细菌性前列腺炎。慢性细菌性前列腺炎主要为病原体感染,以逆行感染为主,非细菌性前列腺炎是多种复杂原因,或盆底神经肌肉活动异常,前列腺免疫病理反应引起的炎症。慢性细菌性前列腺炎病原体主要为葡萄球菌属,其次为大肠杆菌。前列腺结石和尿液反流可能是病原体持续存在和感染复发的重要原因。

慢性前列腺炎的临床表现以尿路刺激症状和慢性盆腔疼痛不适为主,病程长且迁延不愈。疼痛症状表现以前列腺为中心辐射周围组织的疼痛,常见于阴囊、睾丸、小腹、会阴、肛周、腰骶部、股内侧等部位的疼痛、坠胀或不适感。排尿异常表现为尿频、尿急、尿痛,尿道灼热感,尿余沥不尽,或晨起、尿末、大便时尿道溢出白色分泌物。伴随症状可有头晕耳鸣、失眠多梦、焦虑抑郁,甚或出现阳痿、早泄、遗精等。

诊断依靠病史、直肠指检、尿液检查、前列腺按摩液常规检查结果进行判断。慢性细菌性前列腺炎,按摩后前列腺按摩液白细胞数量增多;非炎症性前列腺炎,前列腺按摩液中白细胞属于正常范围。

慢性细菌性前列腺炎治疗以口服抗生素为主,并可选用α-受体阻滞剂、植物制剂、非甾体抗炎药、M-受体阻滞剂以改善排尿症状和局部疼痛。慢性非细菌性前列腺炎,可采用α-受体阻滞剂、植物制剂、非甾体抗炎镇痛药、M-受体阻滞剂改善排尿症状和会阴疼痛。慢性前列腺炎的治疗目标主要是缓解疼痛,改善排尿症状和提高生活质量。

慢性前列腺炎属于中医学"精浊""白浊"范畴,病机表现为湿热下注,气滞血瘀,肝郁气滞,肝肾阴虚。治疗宜以清热利湿、活血化瘀、疏肝解郁、滋补肝肾为主,还可配合穴位敷贴、熏洗、坐浴等治疗方法。以下结合个人的临床经验对慢性前列腺炎进行分型论治讨论。

## 一、分型诊治

### （一）湿热下注

**[临床表现]** 尿频，尿急，尿痛，尿道灼热感，小便黄赤，小便滴沥不尽，排尿结束时或大便时尿道有滴白，会阴、肛周、腰骶部、睾丸坠胀疼痛，口干、口苦，舌质红，舌苔黄腻，脉滑数。

**[治法]** 清热利湿。

**[方药]** 龙胆泻肝汤合草薢分清饮加减：龙胆草3g，生栀子10g，黄芩10g，柴胡10g，车前子15g，泽泻10g，通草3g，当归10g，草薢20g，石菖蒲10g，益智仁10g，乌药10g，甘草5g。

加减：尿道滴白加猫爪草、茯苓、莲子心、水红花子；会阴肛周睾丸坠胀感加橘核、橘络、荔枝核、橘叶、高良姜。

### （二）气滞血瘀

**[临床表现]** 小腹、会阴、肛周、睾丸坠胀不适，伴有排尿刺痛，排尿淋漓不畅，或伴有血精，血尿，腰膝酸软，舌质紫暗或有瘀斑，舌苔白，脉沉涩。

**[治法]** 活血化瘀。

**[方药]** 少腹逐瘀汤加减：小茴香3g，干姜3g，延胡索10g，当归15g，川芎10g，肉桂3g，赤芍20g，生蒲黄20g，五灵脂10g，菝葜20g，威灵仙10g，三棱10g，莪术10g，甘草5g。

加减：血尿血精加仙鹤草、小蓟炭、茜草炭、三七粉；尿痛加淡竹叶、灯心草、莲子心；腰膝酸软加杜仲、狗脊、桑寄生、续断。

### （三）肝郁气滞

**[临床表现]** 小腹、会阴、肛周、睾丸坠胀不适，小便淋漓不尽，伴有胸闷心烦，焦虑抑郁，夜寐不安，舌质淡，舌苔白，脉弦数。

**[治法]** 疏肝解郁。

**[方药]** 柴胡疏肝散加减：柴胡10g，枳实10g，炒白芍15g，陈皮10g，香附10g，川芎10g，橘叶6g，橘核10g，荔枝核10g，甘草5g。

加减：焦虑、抑郁加淮小麦、郁金、月季花；胸闷加瓜蒌皮、薤白、地鳖虫；夜寐不安加茯神、合欢花、远志、五味子。

（四）肝肾阴虚

[**临床表现**] 尿频、尿急、尿道灼热，尿道滴白，腰膝酸软，头晕眼花，失眠多梦、遗精早泄，舌质红，舌苔薄少，脉弦细。

[**治法**] 滋补肝肾。

[**方药**] 左归丸加减：熟地黄15 g，山药10 g，枸杞子10 g，山茱萸10 g，川牛膝15 g，菟丝子10 g，鹿角胶10 g，龟板胶10 g，菝葜10 g，泽兰6 g，王不留行15 g，甘草5 g。

加减：失眠多梦加茯神、合欢花、远志、五味子；腰膝酸软加杜仲、续断、狗脊；遗精早泄加金樱子、沙苑子、覆盆子、芡实、煅牡蛎、煅龙骨。

**外治法**：穴位敷贴治疗有助于缓解慢性前列腺炎尿路刺激征和会阴部疼痛。穴位的选择包括神阙、关元、中极、会阴（或命门）、肾俞（双侧）。敷贴药物的选择黄柏、乳香、没药、细辛、丁香、肉桂、沙苑子、益智仁、生姜等，每周敷贴3次，每次敷贴6～8小时，皮肤过敏者禁忌。

## 二、临证体会

慢性细菌性前列腺炎表现为湿热下注较多，治疗以清热利湿为主；慢性非细菌性前列腺炎表现气滞血瘀、肝郁气滞较多，治疗以活血化瘀，疏肝解郁为主。慢性前列腺炎患者小腹、会阴、肛周、睾丸坠胀不适治疗周期长，疗效反应慢，在内服药物治疗的同时配合外治法，对缓解慢性前列腺炎的症状有帮助。

慢性前列腺炎患者应尽量避免饮酒，少吃辛辣刺激食物，避免久坐，避免内裤太紧，避免长期骑自行车，减少对前列腺压迫导致前列腺充血水肿，多饮水，保持尿液通畅。热水坐浴或局部热敷有助于缓解前列腺周围疼痛，但未生育者禁用，因长期坐浴会影响睾丸的生精功能。

## 三、典型病例

**病例1**：张某，男，63岁，2019年6月初诊。主诉尿不尽半年余。初诊时小便滴沥不尽，尿频，尿分叉，无尿等待，无尿痛，无尿道灼热感，小便色黄，偶尔有尿道滴白，会阴局部胀痛，口苦，舌质红，舌苔黄，脉滑数。B超检查前列腺43 mm×32 mm×26 mm，泌尿外科前列腺液检查白细胞＋，卵磷脂减少，依据以上症状和体征诊断为慢性前列腺炎（湿热下注），治则采用清热利湿法，方用龙胆泻肝汤合萆薢分清饮加减：龙胆草3 g，生栀子10 g，黄芩10 g，柴胡10 g，车前子15 g，泽泻10 g，淡竹叶20 g，当归10 g，萆薢20 g，石菖蒲10 g，益智仁10 g，乌药10 g，甘草5 g，并配合穴位敷贴治疗。用药2周后，尿不尽、尿频,尿分叉逐渐改善,会阴不适减轻。二诊继续采用上方加减治疗 4 周,稍有尿不尽,无尿频,无尿分叉,会阴不适症状轻微。三诊用上方加减治疗 4 周,并配合穴位敷贴治疗,尿不尽、尿频、尿分叉、会阴不适完全消失。嘱避免饮高度酒,避免久坐,避免长期骑自行车,避免内裤太紧,不要忍尿。

    **病例 2**:陈某,男,48 岁,2017 年 7 月初诊。主诉会阴不适 3 月。初诊时会阴隐痛不适,尿不尽,稍有尿等待,腰膝酸软,舌质瘀斑,舌苔白,脉沉紧,B 超检查前列腺 42 mm×28 mm×25 mm,泌尿外科前列腺液检查白细胞阴性,卵磷脂正常。依据以上症状和体征诊断为慢性前列腺炎(气滞血瘀),治则采用活血化瘀法,方用少腹逐瘀汤加减:小茴香 3 g,干姜 3 g,延胡索 10 g,当归 15 g,川芎 10 g,丹参 10 g,赤芍 20 g,红花 10 g,生蒲黄 20 g,五灵脂 10 g,菝葜 20 g,威灵仙 10 g,三棱 10 g,莪术 10 g,泽兰 10 g,菝葜 20 g,王不留行 20 g,甘草 5 g。并配合穴位敷贴治疗。用药 4 周后,会阴不适减轻,尿不尽、尿等待改善。二诊继续采用上方加减治疗 4 周,并配合穴位敷贴治疗,偶尔有会阴不适,尿等待缓解。三诊仍用上方加减治疗 4 周,偶尔会有会阴不适、无尿不尽、无尿频、无尿等待。嘱避免饮高度酒,避免久坐,避免长期骑自行车,避免内裤太紧。

# 前 列 腺 增 生

    前列腺增生是中老年男性常见疾病。发病率随年龄增长而增加,前列腺增生病变发生时不一定会有前列腺增生产生的临床症状,前列腺增生的病因可能与前列腺上皮细胞、间质细胞增殖和凋亡的平衡遭到破坏,雄激素与雌激素的相互作用等因素有关。

    前列腺增生的早期症状不典型,后期随着下尿路梗阻加重,症状逐渐出现,临床症状包括尿频、尿急、夜尿增多、慢性尿潴留、尿失禁,伴有感染则出现尿痛,逐渐出现的尿等待、排尿困难、排尿间断、尿无力、尿流分叉、尿流变细、尿不尽、膀胱残余尿增多、尿后滴沥不尽等。长期残余尿可导致膀胱结石,输尿管反流,肾积水则可引起肾功能损害。

    直肠指检是诊断前列腺增生最简单的方法,超声波检查尤其是腔内(直肠内)超声是确诊前列腺增生的主要手段,并可进行残余尿测定。前列腺增生需要与前列腺癌、神经性膀胱、膀胱颈挛缩等进行鉴别。

    治疗方面:早期症状轻微无须治疗,随着前列腺增生的临床症状出现可以采用药物治疗,包括 5α-还原酶抑制剂、α1-受体阻滞剂、M 受体拮抗剂、植物制剂,出现严重梗阻症状者可采用手术治疗,如经尿道前列腺电切术、经尿道前列腺电汽化术等。

前列腺增生属于中医学"癃闭"范畴，尿液排出困难、小便不利、点滴而出为癃，小便不通、欲解不得为闭。其病机表现为湿热下注，气滞血瘀，痰瘀互结，肾气不足。根据前列腺增生的不同阶段分别予以清热利湿、活血化瘀、软坚散结、补肾温阳等方法。也可配合穴位敷贴、局部熏洗、坐浴等治疗方法。以下结合个人的临床经验对前列腺增生进行分型论治讨论。

## 一、分型诊治

### （一）湿热下注

[临床表现] 小便频数，尿色赤黄，尿道灼热涩痛，排尿不畅，或点滴不通，小腹胀满，口苦，大便干燥，舌质红，舌苔黄腻，脉弦数或滑数。多见于前列腺增生伴泌尿系感染阶段。

[治法] 清热利湿。

[方药] 八正散加减：车前草10 g，萹蓄10 g，瞿麦10 g，滑石20 g，生栀子10 g，制大黄10 g，通草3 g，泽兰10 g，王不留行20 g，猫爪草10 g，甘草5 g。

加减：尿不尽及尿等待加三棱、莪术、藤梨根、茶树根、皂角刺；会阴肛周不适加橘叶、橘络、荔枝核、香附。

### （二）痰瘀互结

[临床表现] 小便不畅，尿不尽，尿等待，尿流变细，或点滴而下，小腹坠胀，舌质淡，舌苔白，脉滑。多见于前列腺增生中期阶段。

[治法] 软坚散结。

[方药] 桂枝茯苓丸加减：茯苓20 g，桂枝10 g，桃仁10 g，赤芍15 g，牡丹皮10 g，浙贝母10 g，制胆星6 g，红花10 g，地鳖虫10 g，水蛭2 g，甘草5 g。

加减：尿不尽及尿等待加三棱、莪术、藤梨根、茶树根、皂角刺；尿无力加鹿角霜、淡附片、党参、黄芪。

### （三）气滞血瘀

[临床表现] 小便不畅，尿流变细或点滴而下，尿道涩痛，或闭塞不通，或小腹胀痛不适，胁痛，舌质暗或有瘀斑瘀点，舌苔白或薄黄，脉弦涩。多见于前列腺增生后期阶段。

[治法] 活血化瘀。

[方药] 血府逐瘀汤加减：桃仁10 g，红花10 g，当归10 g，川芎10 g，赤芍20 g，熟地

黄 20 g，五灵脂 10 g，生蒲黄 10 g，威灵仙 10 g，香附 10 g，郁金 10 g，甘草 5 g。

加减：尿不尽及尿等待加三棱、莪术、藤梨根、茶树根、皂角刺；尿无力加鹿角霜、淡附片、党参、黄芪。

（四）肾气不足

[临床表现] 小便频数，夜间增多，尿线变细，滴沥不尽，点滴不爽，或尿闭不通，精神萎靡，面色无华，畏寒肢冷，舌质淡，舌苔白，脉沉细。多见于年老体虚的前列腺增生患者。

[治法] 补肾温阳。

[方药] 济生肾气丸加减：熟地黄 15 g，山药 10 g，茯苓 15 g，山茱萸 10 g，牡丹皮 10 g，泽泻 10 g，桂枝 6 g，附子 10 g，牛膝 20 g，车前子 15 g，甘草 5 g。

加减：畏寒肢冷加鹿角片、补骨脂、菟丝子；夜尿增多加金樱子、沙苑子、覆盆子、芡实。

外治法：穴位敷贴治疗有助于缓解前列腺增生导致的尿等待，尿流变细。穴位的选择神阙、关元、中极、会阴（或命门）、肾俞（双侧）。敷贴药物的选择三棱、莪术、乳香、没药、泽兰、丁香、肉桂、王不留行、生姜等。每周敷贴 3 次，每次敷贴 6～8 小时，皮肤过敏者禁忌。

## 二、临证体会

前列腺增生在老年男性中极为常见。随着年龄的增长，尿不尽、尿等待等临床症状逐渐加重，主要表现为尿等待、尿流变细，小便不通畅，甚至尿潴留，需要导尿管导尿或手术治疗，前列腺增生中后期尿等待、尿潴留等症状加重。当患者还没有前列腺手术指征时，患者会选择中医治疗。中医治疗一般可采用软坚散结、活血化瘀等治疗方法，可以缓解部分症状，延缓进入前列腺增生手术的时间。

对于前列腺增生术后有尿失禁症状者，可采用补肾固涩法治疗，在内服药物治疗的同时配合外治法，对缓解前列腺增生的梗阻症状有帮助。

## 三、典型病例

**病例 1**：高某，男，76 岁，2021 年 10 月初诊。主诉尿等待、尿道不适 2 年余。初诊时尿等待，尿流变细，尿流不畅，尿不尽，小腹坠胀，尿道根部不适感明显，舌质淡，舌苔白，脉滑，B 超检查前列腺 56 mm×42 mm×36 mm，前列腺增生。依据以上症状体征和检查结果诊断为前列腺增生（痰瘀互结），治则采用软坚散结法，方用桂枝茯苓丸加减：茯苓 20 g，桂枝 10 g，桃仁 10 g，赤芍 15 g，牡丹皮 10 g，浙贝母 10 g，制胆星 6 g，红花 10 g，三棱 10 g，莪术 15 g，藤梨根 30 g，茶树根 20 g，皂角刺 12 g，地鳖虫 10 g，水蛭 2 g，甘草 5 g，并配合穴位敷贴治疗，穴位敷贴每周进行 3 次，每次敷贴 6 小时。用药 2 周后，尿道根部不适缓解，尿等待、尿流变细、尿流不畅、尿不尽，小腹坠胀感仍有。二诊继续采用上方加减治疗 8 周，患者尿道根部不适感基本消失，尿等待、尿流变细、尿流不畅、尿不尽、小腹坠胀等症状有所缓解。三诊继续用上方加减治疗 8 周，患者尿等待、尿流变细仍有，尿流不畅、尿不尽、小腹坠胀等症状缓解。其后仍在随访中。

**病例 2：**陈某，男，78 岁，2020 年 5 月初诊。前列腺增生术后 3 月，持续性导尿管导尿中。初诊时带有持续性导尿管，接尿袋中尿液浑浊，导尿管外壁时有血丝，尿道涩痛，小腹会阴胀痛不适，舌质暗有瘀斑，舌苔白，脉弦，依据以上症状和体征诊断为前列腺增生术后（气滞血瘀），治则采用活血化瘀法，方用血府逐瘀汤加减：桃仁 10 g，红花 10 g，当归 10 g，川芎 10 g，赤芍 20 g，川楝子 10 g，五灵脂 10 g，生蒲黄 10 g，威灵仙 10 g，香附 10 g，菝葜 20 g，草薢 20 g，金钱草 20 g，忍冬藤 10 g，延胡索 10 g，猫爪草 10 g，甘草 5 g。用药 4 周后，尿道涩痛、小腹会阴胀痛不适缓解。二诊继续采用上方加减治疗 4 周，尿道涩痛消失，小腹会阴胀痛不适缓解。三诊继续用上方加减治疗 4 周，尿道涩痛、小腹会阴胀痛不适消失，导尿管已经拔除。继续随访 3 月，嘱半年后随访。

# 附 睾 炎

附睾炎是青壮年男性常见疾病，多继发于前列腺炎、精囊炎、尿道器械操作检查、频繁导尿术、前列腺摘除术后留置尿管等，附睾炎发作时附睾多有硬结，硬结大多发生在附睾头部或者附睾尾部。

急性附睾炎临床表现多有发热，血白细胞计数升高，患侧阴囊坠胀疼痛，下腹部及腹股沟部牵扯疼痛，站立或行走时疼痛加剧，患侧附睾肿大压痛，精索增粗、压痛。慢性附睾炎可由急性附睾炎转化而来；有的无急性附睾炎过程，而是继发于慢性前列腺炎或损伤，以患侧阴囊隐痛，伴阴囊胀坠感，疼痛常牵扯到下腹部及同侧腹股沟，有时可合并继发性鞘膜腔积液，附睾常有不同程度地增大变硬，轻度压痛。

超声波检查可分辨附睾与睾丸的肿胀和炎症范围。附睾炎应与睾丸肿瘤、附睾结核等鉴别。急性附睾炎以抗菌药物治疗为主；慢性附睾炎应用抗菌药物治疗效果欠佳，可采用局部热敷等对症治疗。

附睾炎属于中医学"子痈"范畴，以湿热下注足厥阴肝经，致气滞血瘀而成。病机表现为湿热下注，气滞痰凝，阳虚寒凝，肝肾阴虚等，治疗予以清热利湿，理气化痰，温阳散寒，滋补肝肾为主，可配合穴位敷贴、局部熏洗、坐浴等外治法，以下结合个人的临床经验对附睾炎进行分型论治讨论。

## 一、分型诊治

### （一）湿热下注

[临床表现] 睾丸或附睾肿大疼痛，阴囊皮肤红肿灼热，皱纹消失，少腹及腹股沟掣痛，恶寒发热，口干苦，舌质红，舌苔黄腻，脉数。

[治法] 清热利湿。

[方药] 龙胆泻肝汤合五味消毒饮加减：龙胆5 g，生栀子10 g，黄芩10 g，柴胡10 g，车前子15 g，泽泻10 g，通草3 g，当归10 g，金银花15 g，紫花地丁10 g，野菊花20 g，蒲公英20 g，天葵子6 g，甘草5 g。

加减：附睾肿痛加红藤、皂角刺、藤梨根；少腹及腹股沟掣痛加橘叶、橘核、橘络、荔枝核。

### （二）气滞痰凝

[临床表现] 附睾结节有轻微触痛，少腹或腹股沟或有牵扯感，舌质淡，舌苔薄或腻，脉滑数。

[治法] 行气化痰。

[方药] 橘核丸加减：橘核20 g，海藻15 g，昆布10 g，浙贝母10 g，川楝子10 g，半夏10 g，制南星6 g，桃仁10 g，厚朴10 g，通草3 g，枳实10 g，延胡索10 g，郁金15 g，肉桂3 g，木香6 g。

加减：附睾结节可加用夏枯草、皂角刺、三棱、莪术、香附。

### （三）阳虚寒凝

[临床表现] 附睾结节无触痛，阴囊寒冷，肢体畏寒，腰膝酸软，舌质淡，舌苔白有齿印，脉沉细。

[治法] 温阳散结。

[方药] 天台乌药散加减：乌药20 g，木香10 g，小茴香6 g，青皮10 g，高良姜10 g，槟榔10 g，川楝子10 g，胡芦巴6 g，甘草5 g。

加减：畏寒肢冷加附子、干姜、肉桂、鹿角片、菟丝子。

（四）肝肾阴虚

[临床表现]反复发作的附睾结节,病程较长,经久难以消散,附睾结节无疼痛,腰膝酸软,耳鸣,舌质红,舌苔薄少,脉细。

[治法]滋补肝肾。

[方药]知柏地黄丸加减:知母10 g,黄柏10 g,熟地黄15 g,山药10 g,山茱萸10 g,茯苓10 g,牡丹皮10 g,泽泻10 g,夏枯草15 g,三棱10 g,莪术15 g,皂角刺10 g,藤梨根30 g,茶树根20 g,甘草5 g。

加减：附睾结节可加用海藻、浙贝母、胆南星、香附、郁金。

## 二、临证体会

急性附睾炎表现为患侧阴囊坠胀疼痛,下腹部及腹股沟部牵扯疼痛,站立或行走时疼痛加剧,伴患侧附睾肿大压痛,诊断较为容易,多采用敏感抗生素治疗,治疗及时效果不错。局部红肿疼痛可加用中医外治法,如金黄膏外敷等。慢性附睾炎表现为患侧阴囊坠胀不适,下腹部及腹股沟部有牵扯感,疼痛症状不明显,可见附睾肿大轻度压痛,中医辨证多为气滞痰凝,阳虚寒凝证型,治疗以活血化瘀,行气散结的方法为主,也可以配合外治法缓解阴囊及附睾的不适。

## 三、典型病例

病例1：赵某,男,36岁,2020年8月初诊。主诉左侧阴囊坠胀隐痛3月。左下腹及左侧腹股沟有牵扯感,左侧附睾有肿胀压痛,纳可,夜寐安,无尿频,无尿急,无尿痛,无尿道滴白,舌质淡,舌苔白,脉数,B超检查患侧附睾肿大伴有结节。依据以上症状体征和超声检查结果,辨证为慢性附睾炎(气滞痰凝),治则采用行气化痰法,方用橘核丸加减:橘核20 g,海藻15 g,昆布10 g,浙贝母10 g,川楝子10 g,半夏10 g,制南星6 g,桃仁10 g,厚朴10 g,枳实10 g,延胡索10 g,郁金15 g,三棱10 g,小茴香3 g,胡芦巴3 g,木香6 g。用药4周后,并配合穴位敷贴治疗,左侧阴囊坠胀痛及左侧腹股沟牵扯感缓解。二诊继续采用上方加减治疗4周,左侧阴囊坠胀痛及左侧腹股沟牵扯感消失,B超检查提示左侧附睾体积恢复正常,嘱继续随访。随访3月未见慢性附睾炎复发。

病例2：孙某,男,59岁,2019年7月初诊。主诉右侧阴囊不适2月。B超检查提示附睾炎,临床表现为阴囊寒冷,畏寒怕冷,腰膝酸软,附睾结节无触痛,夜尿偏多,时有便溏,纳可,神疲乏力,舌质淡,舌苔白伴有齿印,脉沉细。依据以上症状、体征及超声检查结果,辨证为慢性附睾炎(阳虚寒凝),治则采用温阳散结法,方用天台乌药散加减:乌药20 g,木香10 g,小茴香6 g,青皮10 g,高良姜10 g,槟榔10 g,川楝子10 g,胡芦巴6 g,肉桂6 g,巴戟天10 g,菟丝子15 g,甘草5 g。用药6周,并配合穴位敷贴治疗,右侧阴囊不适缓解,夜尿次数减少,大便成形。二诊继续采用上方加减治疗4周,右侧阴囊不适消失,夜尿每晚1次,大便成形,嘱继续随访,保暖,增加运动。

# 弱 精 子 症

弱精子症是指精液中精子活力低下,导致男性不育或优生质量不佳,正常离体后的精子在精液液化前的活动受限,当精液液化后即可表现出良好的运动能力,如某种因素影响精子的前向运动能力,使精子无法在最佳时间内游到卵子所在位置,受精即不可能发生。

弱精子症的病因一般与感染、精液液化异常、精索静脉曲张、内分泌免疫因素、染色体异常等有关,以上因素可导致精液不液化、精子前向运动异常、正常精子形态异常、精子活率指数降低等。

弱精子症无具体临床表现,一般情况是婚后夫妇同居两年以上,未采取任何避孕措施,而健康配偶未孕者。弱精子症往往需要通过精液分析来判断,弱精子症的诊断主要依据精液分析和病史。

中医认为弱精子症属于“精寒”“精冷”,与肾气不足,肾阳虚弱等有关,治则可采用补益肾气、温补肾阳等治疗方法,以下结合个人的临床经验对弱精子症进行分型论治讨论。

## 一、分型诊治

### (一)肾阳不足

[临床表现] 精子活力低下,精液不液化,阴囊及睾丸有寒冷感,畏寒肢冷,腰膝酸软,舌质淡,舌苔薄白,脉沉迟或细弱。

[治法] 温补肾阳。

[方药] 金匮肾气丸合五子衍宗丸加减:附子10 g,肉桂6 g,熟地黄15 g,山茱萸

10 g,山药10 g,茯苓15 g,牡丹皮10 g,泽泻10 g,枸杞子15 g,覆盆子10 g,五味子10 g,车前子10 g,菟丝子10 g,蛇床子10 g,紫石英10 g,甘草5 g。

加减:精液不液化加生地黄、桑椹、麦冬、天冬;腰膝酸软加杜仲、续断、狗脊、桑寄生。

（二）肾气不足

[临床表现]精子活力低下,死精子率高,性欲冷淡,遗精,腰膝酸软,神疲乏力,头晕耳鸣,舌质淡,舌苔白,脉沉弱。

[治法]补益肾气。

[方药]六味地黄丸合麒麟丸加减:熟地黄20 g,山茱萸10 g,山药10 g,茯苓10 g,牡丹皮10 g,泽泻10 g,旱莲草10 g,淫羊藿10 g,菟丝子15 g,锁阳20 g,党参15 g,郁金10 g,枸杞子10 g,覆盆子10 g,丹参10 g,黄芪15 g,炒白芍10 g,青皮6 g,桑椹10 g,甘草5 g。

加减:性欲冷淡加巴戟天、肉苁蓉、仙茅、韭菜子;遗精加煅牡蛎、煅龙骨、沙苑子、金樱子、肉桂;腰膝酸软加杜仲、续断、狗脊、桑寄生。

（三）气血两虚

[临床表现]精子活力低下,精子死亡率高,性欲冷淡,形体消瘦,面色萎黄,神疲乏力,气短懒言,腹胀便溏,心悸健忘,头晕自汗,纳差,舌质淡,舌质淡胖,舌边有齿印,脉沉细无力。

[治法]气血双补。

[方药]八珍汤合五子衍宗丸加减:党参30 g,茯苓15 g,炒白术10 g,熟地黄10 g,当归10 g,川芎10 g,炒白芍20 g,枸杞子10 g,覆盆子10 g,五味子10 g,车前子10 g,菟丝子15 g,蛇床子10 g,紫石英10 g,甘草5 g。

加减:神疲乏力加黄芪、女贞子、灵芝;性欲冷淡加淫羊藿、仙茅、巴戟天、锁阳;心悸健忘加麦冬、五味子、益智仁、远志。

（四）肝郁血瘀

[临床表现]精子活力低下,精子死亡率高,会阴部或少腹刺痛,面色晦暗,口唇色紫,胸胁胀痛,心烦易怒,舌质紫暗,舌苔薄白或薄少,脉弦数。

[治法]疏肝解郁,活血化瘀。

[方药]柴胡疏肝散合五子衍宗丸加减:柴胡12 g,枳壳10 g,炒白芍15 g,陈皮10 g,香附10 g,川芎10 g,枸杞子10 g,覆盆子10 g,五味子10 g,车前子10 g,菟丝子

15 g，蛇床子10 g，紫石英10 g，甘草5 g。

　　加减：会阴部或少腹刺痛加橘叶、橘核、荔枝核、延胡索；胸胁胀痛加生蒲黄、五灵脂、川楝子、地鳖虫；心烦易怒加淮小麦、月季花、郁金、栀子炭。

## 二、临证体会

　　弱精子症在育龄期男性并不少见，常表现为精液不液化，精子活率指数降低，正常形态精子数量下降，前向运动精子率偏低等，往往无临床表现，多在婚后多年不孕不育检查中发现。该病治疗周期长，疗效反应慢，在辨证论治中要提醒患者注意以下几个方面的问题：在生活中尽量不用各种化学试剂，避免各种辐射，避免食用转基因食品，预防性传播疾病，减少手淫次数，戒烟酒，避免高温洗浴，锻炼身体，保持心情愉悦。

## 三、典型病例

　　张某，男，36岁，2021年7月初诊。主诉结婚6年未育。性欲低下，勃起硬度差，晨勃少，神疲乏力，腰膝酸软，畏寒，舌质淡，舌苔薄白，脉沉迟，精液检查发现精子活力低下、精液不液化，配偶生殖功能检查无异常。依据以上症状体征和化验结果，辨证为弱精子症（肾阳不足），治则采用温补肾阳法，方用金匮肾气丸合五子衍宗丸加减：附子10 g，肉桂6 g，熟地黄15 g，生地黄10 g，桑椹10 g，山茱萸10 g，山药10 g，茯苓15 g，牡丹皮10 g，泽泻10 g，枸杞子15 g，覆盆子10 g，五味子10 g，车前子10 g，菟丝子10 g，蛇床子10 g，紫石英10 g，甘草5 g。用药2月后，精液液化，正常形态精子数量有所提升。二诊继续采用上方加减治疗2月后，精液液化、精子活率指数、正常形态精子数量、前向运动精子率皆有提升，半年后来院告知其妻子已经怀孕。

（编著：蔡浙毅）

# 内科篇

在从事中医肾病的诊治过程中,也会遇到许多常见的内科疾病,以下结合个人多年的临床工作经验,讨论一些常见内科疾病的诊治体会,参考《中医内科学》对疾病的辨证分型,进行分型论治讨论。在分型论治讨论时融入个人的一些临床经验和观点,并在每篇结束时会附上编者的一些诊治体会。

## 慢性疲劳综合征

慢性疲劳综合征最早是由美国疾病预防与控制中心(Center for Disease Control and Prevention,CDC)于1987年正式命名的。其诊断主要依靠排除其他疾病的情况下疲劳持续6个月或者以上,并且至少具备以下症状中的4项:① 短期记忆力减退或者注意力不能集中;② 咽痛;③ 淋巴结痛;④ 肌肉酸痛;⑤ 不伴有红肿的关节疼痛;⑥ 新发头痛;⑦ 睡眠后精力不能恢复;⑧ 体力或脑力劳动后连续24小时身体不适。部分患者出现睡眠障碍,胃口不佳,腰膝酸软,头晕,耳鸣,男性性功能减退等。临床医生常常将其误诊为神经衰弱、更年期综合征、内分泌失调、神经症等。慢性疲劳综合征的病因目前尚不清楚,可能与病毒感染有关。由于慢性疲劳综合征缺乏特异性实验室检查,引起疲劳的疾病和原因也很多,因此西医在诊治方面缺乏应对措施,大多建议患者随访。

根据慢性疲劳综合征的临床表现,可将其归入中医学"虚劳"的范畴进行诊治,但与虚劳的诊治又不完全一致,故单独分篇讨论。临床观察下来,中医学对慢性疲劳综合征进行辨证论治是一条较为有效的途径,即根据患者个体情况,采用药物、食疗、运动等综合措施,扶正祛邪,补养气血,调理脏腑功能,提高机体免疫力,培养精气神,增强体质,最终促进慢性疲劳综合征逐渐康复。以下结合个人的临床经验对慢性疲劳综合征进行分型论治讨论。

# 一、分型诊治

## （一）气虚型

[临床表现] 神疲乏力，气短，活动后乏力气短加重，抵抗力差，纳差，夜寐安或欠安，舌质淡或淡胖，舌边有齿印，舌苔白或薄白，脉沉缓或沉细。

[治法] 益气健脾。

[方药] 八珍汤加减：党参30 g，茯苓15 g，炒白术10 g，当归10 g，川芎10 g，生地黄10 g，炒白芍20 g，刺五加15 g，灵芝20 g，甘草5 g。

加减：抵抗力差容易感冒感染者加黄芪、防风、荆芥；胃纳差加炒谷芽、炒麦芽、六神曲、焦山楂、炙鸡内金；夜寐不安加茯神、合欢皮、远志、五味子、煅牡蛎、煅龙骨。

## （二）阴虚型

[临床表现] 神疲乏力，口干舌燥，眼干，咽干，耳鸣，腰酸，时有心悸，干咳气短，或潮热出汗，夜寐不安，梦多易醒，纳差，大便干结，舌质红或见裂纹，舌苔剥或少，脉细数。

[治法] 滋阴生津。

[方药] 大补阴丸合增液汤加减：知母10 g，黄柏10 g，熟地黄20 g，炙龟板10 g，牡丹皮10 g，地骨皮10 g，青蒿10 g，麦冬10 g，玄参15 g，天冬10 g，甘草5 g。

加减：心悸心慌加五味子、甘松、党参、当归；腰膝酸软加杜仲、狗脊、续断、桑寄生；大便干结不畅加火麻仁、郁李仁、决明子、瓜蒌仁、生白芍、枳壳、厚朴。

## （三）气阴两虚型

[临床表现] 神疲乏力，气短，口干舌燥，眼干，咽干，耳鸣，腰酸，夜寐不安，梦多，纳差，大便无力或干结，舌质淡红，舌苔少，脉沉细或沉缓。

[治法] 益气养阴。

[方药] 八珍汤合生脉饮加减：当归10 g，川芎10 g，生地黄10 g，炒白芍15 g，党参30 g，茯苓15 g，炒白术10 g，麦冬10 g，五味子6 g，甘草5 g。

加减：咽干口干加西青果、玄参、芦根、百合、石斛、玉竹；腰膝酸软加杜仲、狗脊、续断、桑寄生；大便无力加枳壳、厚朴、肉苁蓉；大便干结加火麻仁、郁李仁、决明子、瓜蒌仁。

## （四）虚证夹湿型

[临床表现] 夏秋季节证见困倦乏力，口淡无味，嗜睡，腹胀纳呆，大便溏薄，舌质

淡,舌苔白腻或白滑,脉濡缓。

[治法] 健脾祛湿。

[方药] 藿朴夏苓汤合六一散加减：藿香15 g,厚朴10 g,半夏10 g,茯苓15 g,杏仁10 g,生薏苡仁20 g,白蔻仁5 g,猪苓10 g,淡豆豉10 g,泽泻10 g,通草3 g,滑石30 g,甘草5 g。

加减：腹胀纳呆加枳壳、木香、炒白术、青皮；大便溏薄加芡实、莲子、山药、桔梗；口淡无味加紫苏梗、佩兰、砂仁。

（五）虚证夹湿热型

[临床表现] 头晕头胀,头重如裹,身倦乏力,嗜睡欲卧,口干不欲饮水,口苦,胸脘痞满,纳少厌食,肠鸣腹胀,大便溏泄,或有心神不宁,恐惧易惊,或感郁闷厌世,或狂躁,舌质红,舌苔黄腻,脉滑。

[治法] 清热利湿。

[方药] 三仁汤合黄连温胆汤加减：杏仁10 g,滑石30 g,通草3 g,白蔻仁5 g,淡竹叶10 g,厚朴10 g,生薏苡仁20 g,半夏10 g,竹茹10 g,黄连3 g,枳实10 g,陈皮10 g,茯苓20 g,甘草5 g。

加减：头重如裹加苍术、石菖蒲、茵陈；胸脘痞满加枳实、厚朴、预知子、佛手；心神不宁加煅牡蛎、煅龙骨、珍珠母、紫石英、代赭石。

（六）肝肾不足型

[临床表现] 疲乏无力,虚热盗汗,头晕目眩,腰膝酸软无力,或见腰痛,虚烦不寐,记忆力减退,男性勃起功能减退,早泄,舌质淡红,舌苔少而干,脉弦细数。

[治法] 滋补肝肾。

[方药] 六味地黄汤加减：熟地黄15 g,牡丹皮10 g,山药15 g,泽泻10 g,茯苓15 g,山茱萸10 g,知母10 g,杜仲15 g,益智仁10 g,牛膝10 g,黄柏10 g,甘草5 g。

加减：潮热盗汗加乌梅、浮小麦、糯稻根；男性勃起功能减退加巴戟天、肉苁蓉、淫羊藿、仙茅；虚烦不寐加茯神、合欢皮、远志、炒栀子、月季花。

二、临证体会

慢性疲劳综合征在临床非常常见,属于中医学"虚劳"范畴。许多白领阶层因工作压力大,工作时间偏长,极容易出现疲乏无力、失眠、纳差、头晕、腰酸、男性勃起功能障碍等,经多种检查并无发现异常,这时他们往往会寻求中医治疗。中医在慢性疲劳综合征的诊治方面还是有一定的优势,慢性疲劳综合征表现为气虚者补气为主,阴虚则滋阴,气阴两虚则益气养阴,肝肾阴虚则滋补肝肾。

在江南地区初夏节气后容易出现神疲乏力、口淡无味、嗜睡、腹胀纳呆、大便溏薄等临床表现,中医称之为"疰夏",其原因与脾虚湿蕴有关。如果在初夏或夏季出现疲乏无力,口淡无味,治则可采用健脾祛湿法进行治疗。男性勃起功能障碍表现为肝肾阴虚者,以补肝肾为主,不宜一味地温补肾阳。慢性疲劳综合征也可以采用夏季膏方和冬令膏方进行干预治疗,并提倡适当运动,增强体质。

# 新型冠状病毒感染

新型冠状病毒感染以侵袭上呼吸道为主,临床表现多出现呼吸道症状,一般分为发作初期、中期、恢复期,各个阶段的临床表现不一样,不同季节感染其临床表现也不完全相同,因此治疗方法也不一样。以下结合个人感染经历和《上海市新型冠状病毒感染恢复期中医康复方案(2022年第二版)》,对新型冠状病毒感染进行分期论治讨论。

## 一、分型诊治

### (一)初期

[临床表现] 发热初起阶段,中等度体温,畏寒怕冷,项背肌肉强痛,全身肌肉酸痛,头痛,无汗,或有鼻塞,或有咽痛,口淡无味,舌质淡,舌苔白或薄白,脉浮数。本阶段一般持续 1~2 天。

[治法] 发汗解表。

[方药] 葛根汤加减:葛根 30 g,生麻黄 9 g,桂枝 15 g,白芍 15 g,羌活 10 g,大青叶 10 g,板蓝根 10 g,红枣 10 g,生姜 6 g,甘草 5 g。

加减:头痛加川芎、白芷、藁本、独活、蔓荆子;鼻塞流涕喷嚏加苍耳子、辛夷、白芷、鹅不食草;咽痛加挂金灯、牛蒡子、黄芩、连翘、芦根、蝉蜕。

### (二)中期

[临床表现] 本阶段以发热为主,咳嗽,有痰或无痰,咽干咽痛,鼻塞,头痛,神疲

乏力,纳差,夜寐欠安,大便或干结,舌质红,舌苔少,脉浮数。本阶段一般持续 3～9 天。

[治法] 辛凉宣泄,清热解毒。

[方药] 麻杏石甘汤合银翘散加减:金银花 15 g,连翘 10 g,荆芥 10 g,藿香 10 g,炙麻黄 6 g,生石膏 30 g,苦杏仁 10 g,柴胡 10 g,黄芩 20 g,桔梗 6 g,金荞麦根 20 g,芦根 15 g,甘草 5 g。

加减:发热不退加鸭跖草、马鞭草、水牛角;咳嗽加炙百部、前胡、炒苏子、炙枇杷叶;咽痛加挂金灯、牛蒡子、僵蚕、蝉蜕。

(三)后期(恢复期)

[临床表现] 神疲乏力,动则气短,自汗或盗汗,心悸心慌,咳嗽痰少,咽干,胸腹痞满,纳差,四肢沉重感,夜寐不安,舌质淡,舌苔薄少,脉细缓。本阶段一般持续 10～14 天。

[治法] 益气养阴,健脾和中,清热祛湿。

[方药] 生脉饮合二陈汤加减:党参 15 g,麦冬 10 g,五味子 10 g,茯苓 15 g,半夏 10 g,玄参 10 g,苍术 10 g,陈皮 10 g,柴胡 10 g,升麻 10 g,生薏苡仁 15 g,黄芩 10 g,马鞭草 10 g,芦根 15 g,淡竹叶 10 g,甘草 5 g。

加减:自汗加浮小麦、糯稻根、乌梅、煅牡蛎;夜间盗汗加知母、黄柏、青蒿、地骨皮、煅牡蛎;纳差加炒谷芽、炒麦芽、六神曲、焦山楂、枳壳、炒白术;便秘加火麻仁、郁李仁、决明子、枳实、厚朴;咳嗽痰多色白加浙贝母、桔梗、制南星、炙百部、炙紫菀、炙枇杷叶;神疲乏力乏力加太子参、北沙参、黄芪;夜寐不安加茯神、合欢皮、远志、酸枣仁;低热不退用竹叶石膏汤加减。

## 二、临证体会

新型冠状病毒感染传染性极强,临床症状轻重不一,初起发热,肌肉酸痛,用葛根汤、麻黄汤治疗较为合拍;其后迅速化热,表现为气分热证,或营分证,多伴有咳嗽咳痰,采用麻杏石甘汤或白虎汤、清营汤加减治疗。

新型冠状病毒感染恢复期临床表现多种多样,以咳嗽无痰、咽痒干咳、失眠、多汗、心悸、胸闷、疲乏无力、气促等表现为主。恢复期的治疗也应根据其临床表现辨证治疗,恢复期的长短也因人而异。

# 阳　痿

阳痿是指成年男性性活动时阴茎痿软不举，或举而不坚，或坚而不久，无法进行正常性生活为主症的疾病。西医学中各种功能性及器质性疾病造成的男性阴茎勃起功能障碍等归属于本病范畴。

本病的病因主要有劳伤久病、情志失调、湿热下注等，引起脏腑功能受损，精血不足，或邪气郁滞，宗筋失养而不用出现阳痿，以下结合个人的临床经验对阳痿进行分型论治讨论。

## 一、分型诊治

（一）肝气郁结

［临床表现］勃起功能障碍，有晨勃，晨勃次数不少，勃起硬度不够，勃起持续时间短，中途容易疲软，心情焦虑抑郁，胸胁胀痛，舌质淡，舌苔薄白，脉弦。

［治法］疏肝解郁。

［方药］柴胡疏肝散加减：柴胡10 g，枳壳10 g，炒白芍15 g，香附10 g，陈皮6 g，川芎10 g，巴戟天10 g，肉苁蓉10 g，郁金10 g，甘草5 g。

加减：腰酸加杜仲、小茴香、续断、狗脊；夜寐不安加合欢皮、远志、首乌藤、茯神；心情烦躁焦虑加牡丹皮、栀子炭、夏枯草、淮小麦、月季花。

（二）湿热下注

［临床表现］勃起功能障碍，有晨勃，晨勃次数不少，勃起硬度不够，勃起持续时间短，中途容易疲软，会阴潮湿多汗，口苦口黏，肢体困倦，大便溏薄，尿色黄赤，舌质红，舌苔黄腻，脉滑数。

［治法］清利湿热。

［方药］龙胆泻肝汤加减：龙胆草3 g，黄芩10 g，生栀子10 g，炒苍术10 g，车前子10 g，泽泻10 g，土茯苓15 g，柴胡10 g，香附10 g，当归10 g，蛇床子20 g，甘草5 g。

加减：阴部潮湿瘙痒加地肤子、黄柏、白鲜皮、苦参；大便溏薄加茯苓、炒薏苡仁、芡实、莲子。

（三）命门火衰

[临床表现] 勃起功能障碍，晨勃硬度差，晨勃次数少，勃起硬度不够，勃起持续时间短，性欲减退，神疲乏力，畏寒肢冷，面色白，头晕耳鸣，腰膝酸软，夜尿清长，舌质淡胖有齿印，舌苔薄白，脉沉迟或细。

[治法] 补肾填精。

[方药] 二仙汤合达郁汤加减：淫羊藿10 g，仙茅6 g，蛇床子20 g，韭菜子20 g，杜仲20 g，锁阳20 g，巴戟天10 g，升麻6 g，柴胡10 g，香附10 g，阳起石20 g，鹿角片10 g，川芎6 g，橘叶6 g，甘草5 g。

加减：腰膝酸软加狗脊、续断、桑寄生；久病不愈加九香虫、紫河车粉、蜂房、胡芦巴；尿频加益智仁、沙苑子、金樱子、覆盆子、乌梅。

（四）心脾两虚

[临床表现] 勃起功能障碍，勃起硬度差，勃起持续时间短，神疲乏力，心悸，失眠多梦，面色萎黄，纳差便溏，舌质淡，舌边有齿印，舌苔薄白，脉细。

[治法] 补养心脾。

[方药] 归脾汤加减：党参30 g，黄芪20 g，白术10 g，茯苓10 g，酸枣仁10 g，远志10 g，当归10 g，芡实15 g，巴戟天10 g，木香6 g，香附6 g，炙甘草6 g。

加减：阳虚症状明显加淫羊藿、仙茅、锁阳、鹿角片；神疲乏力加灵芝、刺五加、太子参。

二、临证体会

阳痿的辨证分型中属于肝肾阴虚者并不少见。现代社会心理压力大，熬夜加班应酬的不少，阴液耗伤，可以出现肝肾阴虚的表现，在阳痿虚证的治疗中加入滋阴的药物，阴阳双补疗效往往好于单纯的补肾温阳。

在阳痿的治疗中心理调节非常重要。许多患者是因为缺乏信心导致性功能恢复慢，医者多加鼓励是疾病向好的重要因素。湿热阳痿的治疗用龙胆泻肝汤，但龙胆泻肝汤中木通因其有一定的肾毒性，目前一般不选用，可用通草、苍术、石菖蒲等代替。

# 早　泄

　　早泄包括原发性早泄和继发性早泄。原发性早泄是指从初次性交开始,射精往往或总是在阴茎插入阴道前或插入阴道后大约 1 分钟内发生;继发性早泄是指阴道内射精潜伏期显著缩短,通常＜3 分钟。早泄与肝、心、脾、肾相关,肝失疏泄、心脾两虚、肾失封藏,以及湿热侵袭等均可导致精室不固而致早泄。早泄的中医证型一般分为湿热下注、肝气郁结、心脾两虚、相火妄动、肾气不固等。以下结合个人的临床经验对早泄进行分型论治讨论。

## 一、分型诊治

（一）湿热下注

[临床表现] 射精过早,容易勃起,会阴胀痛,阴囊潮湿瘙痒,口干口苦,小便黄赤,舌质红,舌苔黄腻,脉滑数。

[治法] 清热利湿。

[方药] 龙胆泻肝汤加减:龙胆草 3 g,连翘 10 g,生地黄 10 g,车前子 10 g,黄芩 10 g,生栀子 10 g,牡丹皮 10 g,泽泻 10 g,柴胡 10 g,通草 3 g,淮小麦 20 g,薄荷 3 g,甘草 5 g。

加减:若湿热壅盛加苦参、白花蛇舌草、黄柏、蛇床子、地肤子;口干加百合、麦冬、玉竹。

（二）肝气郁结

[临床表现] 射精过早,心情忧郁焦虑,胸闷,胁肋胀满不适,情绪变化后胁肋胀满加重,食欲不振,舌质淡红,舌苔薄白,脉弦。

[治法] 疏肝解郁。

[方药] 柴胡疏肝散加减:柴胡 10 g,枳实 10 g,炒白芍 20 g,川芎 10 g,香附 10 g,陈皮 10 g,厚朴 10 g,制半夏 10 g,月季花 3 g,栀子炭 10 g,甘草 5 g。

加减:阴囊潮湿瘙痒加土茯苓、地肤子、蛇床子;心情忧郁焦虑加牡丹皮、玫瑰花、淮小麦、郁金。

（三）心脾两虚

[**临床表现**]射精过早，心悸怔忡，健忘多梦，神疲乏力，纳差，大便便溏，舌质淡，舌苔白，脉细弱。

[**治法**]补益心脾。

[**方药**]归脾汤加减：党参20 g，黄芪15 g，白术10 g，茯神15 g，酸枣仁10 g，芡实15 g，木香10 g，当归10 g，远志6 g，沙苑子15 g，炙甘草6 g。

加减：伴有肾虚加山茱萸、杜仲、菟丝子、金樱子；大便便溏加炒薏苡仁、莲子、砂仁。

（四）相火妄动

[**临床表现**]射精过早，容易勃起，腰膝酸软，潮热盗汗，口咽干燥，舌质红，舌苔少，脉细数。

[**治法**]滋阴降火。

[**方药**]知柏地黄丸加减：知母10 g，黄柏10 g，熟地黄20 g，山茱萸10 g，山药10 g，茯苓15 g，牡丹皮10 g，泽泻10 g，甘草5 g。

加减：遗精明显加金樱子、沙苑子、女贞子、旱莲草、炙龟板；五心烦热明显加炙鳖甲、地骨皮、青蒿；肾虚腰酸加续断、狗脊、桑寄生、牛膝、杜仲。

（五）肾气不固

[**临床表现**]早泄遗精，性欲减退，腰膝酸软，小便清长，夜尿多，面色不华，舌质淡，舌苔白，脉沉弱。

[**治法**]益肾固精。

[**方药**]金匮肾气丸加减：熟地黄20 g，山药片12 g，山茱萸12 g，泽泻10 g，牡丹皮10 g，附子6 g，桂枝6 g，炙甘草6 g。

加减：若遗精明显加煅龙骨、煅牡蛎、杜仲、肉苁蓉、菟丝子、金樱子、覆盆子、芡实；夜尿频多加益智仁、乌药、乌梅、诃子、桑螵蛸。

## 二、临证体会

早泄治疗除药物治疗外，可坚持练习提肛运动。提肛运动可以促进性生活的延时作用。另外，阴茎抽动以幅度小、频率低为宜，能够达到性生活延时的效果。还要加强身体锻炼，增强体质，调节心情避免焦虑、紧张状态。也可配合中医外治法进行治疗，如穴位敷贴、艾灸等。早泄的治疗周期长，疗效反应慢，应坚持治疗较长时间。

# 遗　精

　　遗精是指无性活动而精液自行泄出,每周超过 1 次以上的疾病,常伴有头昏、精神萎靡、腰腿酸软、失眠等。因梦而遗精称为梦遗;无梦而遗精,或清醒时无性刺激情况下精液流出者称为滑精。西医学中的神经衰弱、神经症、前列腺炎、精囊炎等疾病过程中如以遗精为主症者归属于本病的范畴。

　　本病因多由劳心太过、欲念不遂、饮食不节、恣情纵欲等因素,引起肾气不固,或热扰精室,而使肾失封藏,精关不固导致遗精。以下结合个人的临床经验对遗精进行分型论治讨论。

## 一、分型诊治

### (一)君相火旺

[临床表现] 多梦遗精,阳事易举早泄,心烦潮热,耳鸣腰酸,头晕,口干多饮,尿色黄,大便干结,舌质红,舌苔薄黄,脉细数。

[治法] 清心泻肝。

[方药] 黄连清心饮加减:黄连6 g,生地黄15 g,当归10 g,茯神15 g,酸枣仁10 g,远志10 g,党参15 g,莲子20 g,知母10 g,黄柏10 g,甘草5 g。

　　加减:小便短赤灼热加淡竹叶、莲子心、灯心草;滑精日久加桑螵蛸、益智仁、煅牡蛎、煅龙骨、诃子、乌梅、补骨脂、五倍子。

### (二)湿热下注

[临床表现] 遗精频作,小便黄赤,会阴潮湿瘙痒,身体困倦,口苦口黏,舌质红,舌苔黄腻,脉濡数或滑数。

[治法] 清热利湿。

[方药] 程氏萆薢分清饮加减:萆薢30 g,黄柏10 g,茯苓15 g,车前子10 g,莲子心3 g,石菖蒲10 g,丹参15 g,苍术10 g,薏苡仁20 g,甘草5 g。

　　加减:口苦口黏加茵陈、佩兰、藿香、草果、六一散;会阴潮湿瘙痒加蛇床子、地肤子、白鲜皮。

（三）劳伤心脾

[临床表现]遗精时作,劳则加重,失眠健忘,心悸气短,神疲乏力,纳差,大便溏薄,舌质淡胖,舌边有齿印,舌苔薄白,脉细弱。

[治法]补益心脾。

[方药]归脾汤加减:党参20g,黄芪15g,白术10g,茯神15g,酸枣仁10g,当归10g,远志6g,沙苑子15g,覆盆子10g,莲须10g,炙甘草6g。

加减:遗精频繁加莲子、山药、芡实、乌梅、煅牡蛎、煅龙骨;中气下陷加升麻、柴胡、炙黄芪。

（四）肾气不固

[临床表现]遗精频作,无梦而遗,甚至滑精,神疲乏力,头昏,腰膝酸软,形寒肢冷,阳痿早泄,夜尿频多,舌质淡胖而嫩,舌苔白滑,脉沉细。

[治法]补肾固涩。

[方药]金锁固精丸加减:沙苑子20g,杜仲15g,菟丝子15g,山药10g,莲须20g,煅龙骨30g,煅牡蛎10g,金樱子10g,芡实15g,莲子10g,山茱萸10g,炙甘草6g。

加减:腰膝酸软加杜仲、续断、狗脊、桑寄生;神疲乏力加党参、黄芪、女贞子、麦冬。

## 二、临证体会

未婚者遗精过于频繁,或有正常性生活但仍频繁遗精应进行诊治。遗精实证应清热利湿、清降心火;遗精虚证宜调治脾肾。滑精在老年男性中比较常见,要注意与前列腺液流出进行区别,滑精以虚证居多,多伴有腰膝酸软、神疲乏力、畏寒肢冷等虚证表现。补肾固涩是治疗滑精的重要手段。

# 耳 鸣

耳鸣是指患者自觉耳内鸣响,如闻蝉声、轰鸣声,或如潮声。中医认为肾开窍于耳,故耳鸣的病因病机与肾有密切的关系,肾气不足,脾胃虚弱,情志失调,风热外袭都是耳鸣发病的病机。西医的耳科病变(如中耳炎、鼓膜穿孔)、颅内病变(如脑肿瘤、听神经瘤)、药物中毒、高血压、梅尼埃病、贫血、神经衰弱等疾病,均可出现耳鸣。以下结合个人的临床经验对耳鸣进行分型论治讨论。

## 一、分型诊治

### （一）风热侵袭

[临床表现] 耳鸣伴耳内闷胀感，自声增强，听力正常，多伴发热、口干口苦，舌质红，舌苔薄黄，脉浮数。本型一般见于外感因素引起的耳鸣，康复较快。

[治法] 清热解毒。

[方药] 银翘散加减：金银花10g，连翘10g，桔梗3g，薄荷3g，荆芥10g，牛蒡子10g，竹叶10g，淡豆豉10g，葛根10g，甘草5g。

加减：口干口苦加石菖蒲、苍术、茵陈；耳内闷胀感加王不留行、路路通、郁金、赤芍。

### （二）肝火上扰

[临床表现] 耳鸣如潮，耳胀耳痛，面红目赤，口苦咽干，烦躁不宁，大便干结，小便色黄，舌质红，舌苔黄，脉弦数有力。本型一般见于情绪变化引起的耳鸣。

[治法] 清肝泻火。

[方药] 龙胆泻肝汤加减：龙胆草3g，连翘10g，生地黄10g，柴胡10g，车前子10g，黄芩10g，生栀子10g，牡丹皮10g，泽泻10g，葛根20g，灵磁石20g，甘草5g。

加减：烦躁不安加淮小麦、月季花、郁金；面红目赤加牛膝、牡丹皮、白菊花。

### （三）痰火郁结

[临床表现] 耳鸣如蝉，听力下降，头昏目眩，咳嗽痰多，口苦，舌质红，舌苔黄腻，脉弦滑。

[治法] 理气化痰。

[方药] 温胆汤加减：竹茹10g，枳实10g，陈皮10g，茯苓20g，半夏10g，葛根20g，灵磁石20g，甘草5g。

加减：头昏目眩加天麻、钩藤、牛膝；咳嗽痰多加浙贝母、胆南星、桔梗。

### （四）肾精亏损

[临床表现] 耳鸣如蝉，夜间更甚，头晕眼花，腰膝酸软，多梦遗精，舌质红，舌苔少，脉细数。本型耳鸣发病时间长，疗效反应较差。

[治法] 补肾填精。

[**方药**]六味地黄汤加减：熟地黄 20 g，山茱萸 10 g，牡丹皮 10 g，茯神 20 g，山药 10 g，泽泻 10 g，菟丝子 20 g，葛根 20 g，灵磁石 20 g，炙甘草 6 g。

　　加减：腰膝酸软加杜仲、续断、狗脊、桑寄生；多梦遗精加黄连、肉桂、金樱子、沙苑子。

（五）脾胃虚弱

　　[**临床表现**]耳鸣如蝉，劳累加重，神疲乏力，纳差，大便溏薄，面色萎黄，舌质淡，舌苔薄白，脉虚弱。

　　[**治法**]健脾益气。

　　[**方药**]益气聪明汤加减：黄芪 15 g，炒芍药 20 g，黄柏 10 g，党参 20 g，升麻 10 g，葛根 20 g，蔓荆子 6 g，菟丝子 20 g，灵磁石 20 g，炙甘草 6 g。

　　加减：大便溏薄加炒薏苡仁、芡实、莲子、砂仁；神疲乏力加党参、黄芪、女贞子、麦冬。

## 二、临证体会

　　耳鸣在临床上非常常见，年轻发病者多属实证，如外邪、肝火、痰浊者居多，宜针对病因进行治疗。年龄较大耳鸣者，多属虚证，如肾虚、脾虚者，治疗以健脾补肾为主。虚证耳鸣治疗效果较差，有时候长期治疗也难以取效，在诊治时应和患者多交流，告知治疗效果难以预料，以避免纠纷。

　　个人在治疗耳鸣时不管虚实证型，多会加入葛根、菟丝子、灵磁石等以增强改善耳鸣的疗效。诊治耳鸣时也可以辨证采用夏季膏方或冬令膏方进行治疗，治疗时间长可能会产生更好的疗效。

# 腰　　痛

　　腰痛是自觉腰部脊柱或其两侧疼痛为主症的疾病，有急性腰痛和慢性腰痛之分。急性腰痛病程较短，腰部多拘急疼痛、刺痛，脊柱两旁常有明显的按压痛；慢性腰痛病程较长，时作时止，腰部多隐痛或酸痛。西医学中的腰肌纤维炎、强直性脊柱炎、腰椎骨质增生、腰椎间盘病变、腰肌劳损等腰部病变均属于本病范畴。

腰痛的发生主要因外邪侵袭、跌仆闪挫引起经脉受阻,气血不畅,或年老体虚,肾气亏虚,腰府失养,气血阻滞,瘀血留着,痹阻经脉,气血不通,亦可发为腰痛。以下结合个人的临床经验对腰痛进行分型论治讨论。

## 一、分型诊治

### (一)寒湿犯腰

[临床表现] 腰部冷痛沉重,转侧不利,静卧病痛不减,寒冷或阴雨天腰痛加重,舌质淡,舌苔白腻,脉沉而迟缓。

[治法] 温经散寒止痛。

[方药] 甘姜苓术汤加减:干姜12 g,茯苓15 g,生白术15 g,桂枝10 g,独活10 g,牛膝15 g,苍术10 g,附子10 g,甘草5 g。

加减:寒邪偏盛去附子加制川乌、制草乌、细辛;湿邪偏盛加防己、五加皮、蚕沙。

### (二)湿热犯腰

[临床表现] 腰部疼痛有灼热感,阴雨暑湿天气腰痛加重,活动后腰痛减轻,身体困倦,小便色黄,舌质红,舌苔黄腻,脉濡数或弦数。

[治法] 清热利湿止痛。

[方药] 四妙丸加减:苍术15 g,黄柏10 g,薏苡仁20 g,牛膝15 g,防己10 g,绵萆薢20 g,海桐皮10 g,络石藤10 g,海风藤10 g,桑枝20 g,甘草5 g。

加减:身体困倦加石菖蒲、厚朴、泽泻、六一散。

### (三)瘀血犯腰

[临床表现] 腰痛如刺,痛有定处,痛处拒按,日轻夜重,轻者俯仰不便,重者不能转侧,舌质暗紫,或有瘀斑,舌苔白,脉涩,部分患者有腰部外伤病史。

[治法] 活血化瘀止痛。

[方药] 身痛逐瘀汤加减:桃仁10 g,红花10 g,川芎15 g,当归15 g,秦艽10 g,羌活6 g,没药6 g,五灵脂10 g,香附10 g,牛膝10 g,地龙10 g,甘草5 g。

加减:伴有腰酸加杜仲、续断、狗脊、桑寄生;有腰部外伤病史加接骨木、乳香、地鳖虫、骨碎补、千年健、青皮。

### (四)肾虚腰痛

[临床表现] 肾阴虚见腰部隐隐作痛,酸软无力,缠绵不愈,口咽干燥,面色潮

红,手足心热,舌质红,舌苔少,脉弦细数。肾阳虚见腰部隐隐作痛,酸软无力,缠绵不愈,腰冷,腰部喜温喜按,遇劳更甚,卧则减轻,畏寒肢冷,舌质淡,舌苔薄白,脉沉细无力。

[治法] 滋补肾阴(肾阴虚);补肾壮阳(肾阳虚)。

[方药] 肾阴虚用左归丸加减:熟地黄20 g,山茱萸12 g,山药15 g,枸杞子15 g,炙龟板10 g,鹿角片10 g,牛膝15 g,菟丝子10 g,炙甘草6 g。肾阳虚用右归丸加减:附子10 g,肉桂6 g,鹿角片12 g,杜仲15 g,菟丝子15 g,熟地黄15 g,山茱萸10 g,山药10 g,枸杞子10 g,当归10 g,甘草5 g。

加减:伴有腰酸者加杜仲、续断、狗脊、桑寄生;腰痛明显加独活、秦艽、威灵仙、透骨草。

## 二、临证体会

腰痛包括实证腰痛和虚证腰痛。实证以寒湿、湿热、气滞血瘀为主,治疗宜温阳散寒,清热利湿,行气活血为主;虚证包括肾阴虚和肾阳虚腰痛两型,治疗以滋补肾阴和补肾壮阳为主。到内科诊治的腰痛以虚证腰痛为主,表现为腰酸,腰部无力,治疗以补肾强腰为宜,在内服药物治疗腰痛的同时,也可以配合非药物治疗腰痛,如艾灸、穴位敷贴、推拿治疗等,还可以辨证采用膏方治疗腰痛。

# 水 肿

水肿是体内水液滞留,泛滥肌肤,以头面、眼睑、四肢、腹背甚至全身浮肿为主症的疾病,严重者还可伴有胸水、腹水等。水肿的基本病机是肺失通调,脾失转输,肾失开阖,三焦气化不利,以致水液积聚,泛溢肌肤。病位主要在肺、脾、肾三脏,关键在肾。肺主一身之气,有主治节、通调水道、下输膀胱的作用。风邪犯肺,肺气失于宣畅,不能通调水道,风水相搏,发为水肿。脾主运化,有布散水津的功能。水湿浸渍,脾阳被困,或饮食劳倦等损及脾气,造成脾失转输,水湿内停,乃成水肿。肾主水,水液的输化有赖于肾阳的蒸化、开阖作用。体虚久病,肾脏受损,则肾失蒸化,开阖不利,水液泛溢肌肤,则为水肿。

西医学中的急慢性肾炎、肾病综合征、继发性肾小球疾病等以水肿为主要表现者,可归属于本病范畴。以下结合个人的临床经验对水肿进行分型论治讨论。

## 一、分型诊治

### (一) 风水相搏

[临床表现] 先眼睑浮肿,继则四肢及全身浮肿,皮肤光泽,按之凹陷易复,或有发热,咽痛,咳嗽,舌质红,舌苔薄白,脉浮或数。

[治法] 疏风清热,宣肺行水。

[方药] 越婢加术汤合银翘散加减:生麻黄10 g,生石膏20 g,生白术15 g,浮萍10 g,金银花10 g,连翘10 g,荆芥6 g,薄荷3 g,牛蒡子10 g,淡竹叶10 g,桔梗3 g,芦根10 g,甘草5 g。

加减:水肿明显加猪苓、大腹皮、车前子、桑白皮、冬瓜皮、茯苓;咽痛、咳嗽加挂金灯、牛蒡子、黄芩、开金锁。

### (二) 水湿浸渍

[临床表现] 起病缓慢,病程较长,全身水肿,下肢为甚,按之没指,小便短少,身体困重,胸闷,纳呆,恶心,舌质淡,舌苔白腻,脉沉缓。

[治法] 运脾化湿,通阳利水。

[方药] 五皮饮合胃苓汤加减:桑白皮10 g,陈皮10 g,大腹皮10 g,茯苓皮20 g,生姜皮10 g,苍术10 g,厚朴10 g,桂枝10 g,生白术15 g,猪苓10 g,甘草5 g。

加减:水肿明显加浮萍、车前草、冬瓜皮;血浆白蛋白偏低肢体浮肿加芡实、莲子、山药、黑豆。

### (三) 湿热壅盛

[临床表现] 遍体浮肿,皮肤绷急光亮,关节酸痛,胸脘痞闷,烦热口渴,小便短赤,大便干结,舌质红,舌苔黄腻,脉沉数或濡数。

[治法] 清热利湿。

[方药] 疏凿饮子加减:羌活10 g,秦艽10 g,防风10 g,泽泻10 g,大腹皮20 g,茯苓皮20 g,生姜皮6 g,猪苓15 g,石韦10 g,半枝莲15 g,白花蛇舌草15 g,椒目6 g,赤小豆10 g,槟榔10 g,甘草5 g。

加减:湿热症状明显加苍术、石菖蒲、茵陈、虎杖;关节酸痛加青风藤、海风藤、络石藤、伸筋草、独活、威灵仙。

（四）脾阳亏虚

[临床表现] 身肿日久，腰以下为甚，按之凹陷不易恢复，脘腹胀闷，纳差便溏，面色不华，神疲乏力，四肢倦怠，小便短少，舌质淡或胖，舌苔白腻或白滑，脉沉缓或沉弱。

[治法] 健脾温阳，行气利水。

[方药] 实脾饮加减：炒白术 15 g，厚朴 10 g，木瓜 10 g，木香 10 g，草果 10 g，槟榔 10 g，茯苓 20 g，干姜 6 g，木瓜 10 g，车前子 10 g，附子 10 g，炙甘草 6 g，大枣 10 g。

加减：气虚乏力加炙黄芪、党参、灵芝；血浆白蛋白偏低浮肿加芡实、莲子、山药、黑豆。

（五）肾阳衰微

[临床表现] 水肿反复消长不已，面浮身肿，腰以下甚，按之凹陷不起，尿量减少或多，腰酸肢冷，神疲乏力，甚者心悸胸闷，喘促难卧，腹大胀满，舌质淡胖，舌苔白，脉沉细或沉迟无力。

[治法] 温肾助阳，化气行水。

[方药] 济生肾气丸合真武汤加减：牛膝 10 g，车前子 15 g，茯苓 20 g，熟地黄 20 g，山茱萸 10 g，泽泻 10 g，牡丹皮 10 g，山药 15 g，附子 10 g，肉桂 6 g，白术 15 g，炒白芍 10 g，干姜 6 g，巴戟天 10 g，淫羊藿 10 g，甘草 5 g。

加减：夜尿多去车前子，加芡实、沙苑子、金樱子、益智仁、乌梅；腰酸肢冷加杜仲、狗脊、桑寄生、菟丝子。

（六）瘀水互结

[临床表现] 水肿迁延不退，四肢或全身浮肿，以下肢为主，皮肤瘀斑，腰部刺痛，或伴血尿，或妇女月经不调，经血色暗，有血块，肌肤甲错，舌质紫暗，舌苔白，脉沉细涩。

[治法] 活血化瘀，理气行水。

[方药] 桃红四物汤合五苓散加减：桃仁 10 g，红花 10 g，炒当归 20 g，赤芍 20 g，炒川芎 10 g，熟地黄 10 g，茯苓 20 g，猪苓 20 g，桂枝 6 g，泽泻 10 g，生白术 15 g，车前子 15 g，丹参 10 g，甘草 5 g。

加减：气虚血瘀加黄芪、地龙、水蛭、三棱、莪术；腰痛加骨碎补、威灵仙、千年健、地鳖虫。

二、临证体会

水肿辨证个人认为在临床上首先要鉴别是肾源性水肿、肝源性水肿、心源性水肿，还是甲状腺疾病引起的水肿,通过尿液检查、肝肾功能、甲状腺功能、心功能检查可以判断水肿的来源。如果水肿与以上脏器无关,水肿属于特发性水肿,或血液回流障碍引起的水肿。根据水肿不同的性质、水肿的病因给予不同的治疗方法。水肿实证可以疏风清热,运脾化湿,或清热利湿;水肿虚证可以健脾温阳,补肾助阳;对于血瘀引起的水肿宜活血化瘀。

糖尿病性肾病患者经常出现下肢浮肿,浮肿久治不退,可能与糖尿病导致血管通透性改变有关,长期使用利尿剂往往也达不到退肿的效果。个人对水肿出现低蛋白血症的治疗,多予以加入健脾的山药、芡实、莲子、黑豆来提升血浆白蛋白的水平,也可以配合食疗提升血浆白蛋白的水平。

对于水肿出现明显少尿者,有高钾血症风险者,建议暂停服用中药饮片,避免血钾进一步升高。

# 尿　血

小便中混有血液,甚或伴有血块的病证,称为尿血。因出血量及出血部位不同,而使小便呈淡红色、鲜红色或茶褐色。尿血的病位在肾及膀胱,其主要病机是热伤脉络或脾肾不固,血入水道而成尿血。治疗当辨证候之缓急、病性之虚实、火热之旺盛,实热多由感受热邪所致,治应清热泻火;虚热则多由烦劳过度,耗伤阴精,或热邪耗阴,正虚邪恋所致,治应滋阴降火。脾肾不固所致的尿血主要由饮食不节、劳伤过度、年老体衰及久病迁延等引起,脾虚则中气不足,统血无权,血随气陷,治当补脾摄血;肾虚则下元空虚,封藏失职,血随尿出,治当补肾固摄。

尿血一般指肉眼血尿而言,但出血量小的"镜下血尿",也属于"尿血"范围。西医学中的尿路感染、肾结核、肾小球肾炎、泌尿系肿瘤及全身性疾病(如血液病)出现的血尿,均属本病范畴。以下结合个人的临床经验对尿血进行分型论治讨论。

## 一、分型诊治

### (一)下焦湿热

[临床表现]肉眼血尿或镜下血尿,尿血鲜红,伴心烦口渴,面赤升火,口疮咽痛,夜寐不安,舌质红,舌苔薄白或薄黄,脉数。

［治法］清热利湿,凉血止血。

［方药］小蓟饮子加减:生地黄20 g,小蓟20 g,滑石10 g,炒蒲黄10 g,藕节10 g,淡竹叶10 g,当归10 g,炒栀子10 g,甘草5 g。

加减:尿血明显加仙鹤草、三七粉、茜草、马鞭草;夜寐不安加茯神、合欢皮、五味子、首乌藤、远志。

（二）肾虚火旺

［临床表现］肉眼血尿或镜下血尿,时作时止,伴头晕耳鸣,颧红潮热,腰膝酸软,舌质红,舌苔少或剥,脉细数。

［治法］滋阴降火,凉血止血。

［方药］知柏地黄丸加减:知母10 g,黄柏10 g,生地黄20 g,山药10 g,山茱萸10 g,茯苓15 g,泽泻10 g,牡丹皮10 g,墨旱莲15 g,仙鹤草20 g,白茅根20 g,炙甘草6 g。

加减:潮热出汗加地骨皮、青蒿、白薇、炙鳖甲、炙龟板;腰膝酸软加杜仲、狗脊、续断、桑寄生、牛膝、木瓜。

（三）脾不统血

［临床表现］久病尿血,量多色淡,镜下血尿为主,或见齿衄、肌衄、鼻衄,伴纳差便溏,神疲乏力,气短声低,面色不华,舌质淡,舌苔白,脉细弱。

［治法］补中健脾,益气摄血。

［方药］归脾汤加减:党参20 g,茯苓15 g,白术10 g,当归10 g,黄芪20 g,酸枣仁10 g,远志10 g,木香6 g,熟地黄20 g,阿胶6 g,仙鹤草15 g,炙甘草6 g。

加减:气虚下陷、少腹坠胀加升麻、柴胡、灵芝;纳差便溏加炒谷芽、炒麦芽、六神曲、炒薏苡仁、莲子、桔梗。

（四）肾气不固

［临床表现］久病尿血,镜下血尿为主,血色淡红,伴头晕耳鸣,神疲乏力,腰膝酸软,男性早泄遗精,夜尿频多,舌质淡,舌苔白,脉沉弱。

［治法］补益肾气,固摄止血。

［方药］无比山药丸加减:熟地黄20 g,山药15 g,山茱萸10 g,牛膝10 g,肉苁蓉10 g,菟丝子10 g,杜仲20 g,巴戟天10 g,茯苓15 g,泽泻10 g,五味子10 g,赤石脂10 g,仙鹤草20 g,地榆炭10 g,炙甘草6 g。

加减:头晕耳鸣加葛根、菟丝子、灵磁石;腰膝酸软加杜仲、狗脊、续断、桑寄生;早泄遗精加金樱子、覆盆子、沙苑子、芡实。

## 二、临证体会

尿血辨证首先要明确尿血的病因,如尿路感染引起的尿血,当清热利湿治疗热淋,肾结核引起的尿血当首先进行抗结核治疗,如 IgA 肾炎引起的尿血,当首先针对病因治疗,如使用糖皮质激素等治疗;泌尿系肿瘤引起的尿血宜进行肿瘤方面的治疗;血液病引起的尿血,宜进行血液疾病的治疗。

临床上 IgA 肾炎引起的尿血较为多见,IgA 肾炎要依赖肾活检才能明确诊断,明确诊断采用糖皮质激素治疗后,如果尿血仍然不退,可以配合中药治疗。诊治尿血时宜先辨虚实,病程长者一般虚证较多见,治则多采用健脾肾,固涩止血法,尿血的治疗周期较长,疗效反应慢。

# 癃　　闭

癃闭是以小便量少,排尿困难甚则小便闭塞不通为主症的疾病。其中小便不畅,点滴而短少,病势较缓者称为癃;小便闭塞,点滴不通,病势较急者为闭。两者都指排尿困难,故合称为癃闭。西医学中神经性尿闭、膀胱括约肌痉挛、尿道结石、尿路肿瘤、尿道损伤、尿道狭窄、前列腺增生症、脊髓炎等所致的尿潴留均属于本病范畴。

癃闭的病因主要有外感湿热毒邪、饮食不节、情志失调、尿路阻塞、体虚久病等,以上因素引起肾与膀胱气化功能失调导致癃闭。以下结合个人的临床经验对癃闭进行分型论治讨论。

## 一、分型诊治

### (一)膀胱湿热

[临床表现]小便点滴不通,或量少而短赤灼热,小腹胀满,口苦口黏,或口渴不欲饮,或大便不畅,舌质红,舌苔黄腻,脉数。多见于泌尿系感染。

[治法]清利湿热,通利小便。

[方药]八正散合导赤散加减:瞿麦 10 g,萹蓄 10 g,车前子 15 g,黄柏 10 g,生栀子 10 g,制大黄 6 g,滑石 20 g,茯苓 15 g,泽泻 10 g,生地黄 10 g,淡竹叶 20 g,通草 3 g,甘

草5g。

加减：湿热重加苍术、石菖蒲、萆薢、金钱草、菝葜；大便不畅加厚朴、枳实、火麻仁、瓜蒌仁、决明子。

（二）肝郁气滞

[临床表现] 小便不通或通而不爽，情志抑郁，心烦易怒，胁肋胀满，舌质红，舌苔薄黄，脉弦。多见于膀胱括约肌痉挛或神经源性膀胱。

[治法] 疏利气机，通利小便。

[方药] 沉香散加减：沉香3g，陈皮10g，柴胡10g，郁金15g，青皮10g，乌药10g，香附10g，当归10g，王不留行15g，石韦10g，车前子15g，冬葵子10g，茯苓15g，甘草5g。

加减：情志抑郁，心烦易怒加淮小麦、郁金、月季花、远志、牡丹皮、栀子炭。

（三）浊瘀阻塞

[临床表现] 小便点滴而下，或尿如细线，甚则阻塞不通，小腹胀满疼痛，舌质紫暗，或有瘀点，脉涩。多见于前列腺肥大。

[治法] 行瘀散结，通利水道。

[方药] 代抵当丸加减：当归15g，桃仁10g，莪术15g，制大黄10g，生地黄10g，郁金10g，肉桂6g，王不留行15g，甘草5g。

加减：前列腺肥大加皂角刺、三棱、藤梨根、泽兰、茶树根、野葡萄藤、石见穿。

（四）肾气亏虚

[临床表现] 小便不通或点滴不爽，排出无力，神疲乏力，畏寒肢冷，腰膝酸软，舌质淡胖，舌苔薄白，脉沉细或弱。

[治法] 温补肾阳，化气利水。

[方药] 济生肾气丸加减：附子10g，肉桂6g，熟地黄20g，山茱萸10g，茯苓20g，泽泻10g，牡丹皮10g，山药15g，牛膝15g，车前子15g，炙甘草6g。

加减：畏寒肢冷加当归、鹿角片、菟丝子；腰膝酸软加杜仲、狗脊、续断、桑寄生。

二、临证体会

癃闭相当于尿潴留，内科临床常见于前列腺增生引起的尿潴留。小便不畅，点滴而出，病势较缓的"癃"，采用内服药物治疗有一定疗效；如果小便闭塞，点滴不通，病势较急的"闭"则药物治疗效果差,应立即进行插管导尿或手术治疗,以免耽误患者的病情。

前列腺增生引起的尿等待、尿流变细、尿滴沥不尽,相当于"癃",采用艾灸、穴位敷贴、针灸、熏洗等外治疗法也能取得疗效。

# 痛　风

痛风是因饮食失宜,脾肾不足,外邪痹阻,痰瘀沉积于关节周围,以第一跖趾关节、足背、足跟、踝、指、腕等小关节红肿热痛反复发作,关节畸形,形成痛风石为主要表现的肢体痹病类疾病。以下结合个人的临床经验对痛风进行分型论治讨论。

## 一、分型诊治

### (一)湿热痹阻

[临床表现] 第一足趾关节、指关节、踝关节红肿,局部皮温升高,皮色紫红光亮,痛处拒按,血尿酸水平偏高或偏低,舌质红,舌苔黄腻或白腻,脉弦数。一般常见痛风发作急性期。

[治法] 清热解毒,利湿蠲痹。

[方药] 桂枝芍药知母汤合五味消毒饮加减:桂枝10 g,炒白芍30 g,生麻黄10 g,白术10 g,知母10 g,防风6 g,附子6 g,蒲公英20 g,金银花15 g,紫花地丁20 g,野菊花10 g,天葵子6 g,虎杖15 g,桑枝30 g,苍术10 g,河白草20 g,甘草5 g。

加减:局部肿胀疼痛明显可用金黄膏外敷;发热加鸭跖草、生石膏、连翘;关节疼痛明显加独活、秦艽、没药。

### (二)瘀热阻滞

[临床表现] 关节红肿刺痛,局部肿胀变形,屈伸不利,肌肤色紫暗,按之稍硬,病灶周围或有硬结,肌肤干燥,舌质紫暗或有瘀斑,舌苔薄白,脉细涩或沉弦。一般常见痛风发作持续期。

[治法] 清热化瘀,活血通络。

[方药] 身痛逐瘀汤加减:当归20 g,秦艽10 g,桃仁10 g,红花10 g,制香附6 g,地

龙10 g，五灵脂10 g，羌活6 g，川芎10 g，牛膝10 g，没药6 g，甘草5 g。

　　加减：如关节疼痛明显加独活、桑枝、乳香、秦艽、海桐皮。


（三）痰浊阻滞

　　[临床表现] 关节肿胀，甚则关节周围漫肿，局部酸麻疼痛，或见瘰块硬结，面浮足肿，胸脘痞闷，舌胖质暗，舌苔白腻，脉缓或弦滑。

　　[治法] 祛痰化浊，搜风通络。

　　[方药] 四妙散合指迷茯苓丸加减：炒苍术10 g，牛膝15 g，黄柏10 g，生薏苡仁20 g，茯苓15 g，半夏10 g，枳壳15 g，土茯苓15 g，蚕沙10 g，甘草5 g。

　　加减：如关节疼痛明显加独活、桑枝、乳香、秦艽、海桐皮、姜黄；胸脘痞闷加薤白、瓜蒌皮、枳实、厚朴、佛手。


（四）脾肾两虚

　　[临床表现] 第一足趾关节、指关节、踝关节有痛风石，腰膝酸软，神疲乏力，血尿酸水平偏高，舌质淡，舌苔白腻，脉濡细。一般常见痛风稳定期。

　　[治法] 健脾益肾，祛湿化浊。

　　[方药] 参苓白术散合六味地黄汤加减：党参20 g，茯苓10 g，炒白术10 g，陈皮10 g，莲子10 g，薏苡仁20 g，砂仁3 g，熟地黄20 g，山药10 g，山茱萸10 g，牡丹皮10 g，泽泻10 g，土茯苓30 g，蚕沙10 g，秦艽10 g，甘草5 g。

　　加减：腰酸加杜仲、续断、桑寄生、狗脊；神疲乏力加刺五加、黄芪、灵芝、太子参。


## 二、临证体会

　　痛风急性发作期关节红、肿、热、痛明显，个别患者会全身发热，这时用秋水仙碱或水杨酸制剂止痛效果不错，但秋水仙碱对胃肠道刺激较大。如果予以中药如金黄膏局部外敷，也有止痛效果；用清热解毒中药口服对缓解关节疼痛也有一定的帮助。

　　预防痛风发作除严格控制饮食外，如低嘌呤饮食，不要食用或减少食用海鱼、动物内脏、荤汤、鸡精、啤酒，多食用碱性食物、多饮水。痛风关节处的保暖非常重要。痛风发作过的关节即使夏天天热也应保暖，如穿袜子睡觉。下肢有痛风关节，所穿鞋子宜宽松软底，防止过于狭小的鞋子挤压痛风关节从而诱发痛风。痛风石一旦形成就非常难以通过药物消除，故积极控制血尿酸水平，防止尿酸盐在关节的沉积是治疗的关键所在。

# 痹　证

　　痹证是以肢体关节、筋骨、肌肉等处发生疼痛、酸楚、重着、麻木,或关节屈伸不利、僵硬、肿大、变形及活动障碍为主症的疾病。西医学中的风湿性关节炎、类风湿关节炎、骨关节炎、强直性脊柱炎、痛风、坐骨神经痛、肩关节周围炎等属本证范畴。

　　外感风、寒、湿、热之邪,乘虚侵袭机体,痹阻肢体筋脉,或内伤痰湿浊瘀,深入关节筋骨,经脉气血运行不畅,发为痹证。久则耗伤气血,伤及肝肾,甚则影响脏腑。以下结合个人的临床经验对痹证进行分型论治讨论。

## 一、分型诊治

### (一)风寒湿痹

　　[临床表现]肢体关节、肌肉疼痛,或游走不定,或遇寒加重,得热痛减,或肢体关节酸楚、重着,肿胀散漫,或肌肤麻木不仁,关节屈伸不利,舌质淡,舌苔薄白或白腻,脉弦紧或濡缓。

　　[治法]祛风散寒,除湿通络。

　　[方药]蠲痹汤加减:羌活10 g,独活10 g,秦艽10 g,海风藤20 g,桑枝20 g,桂枝6 g,苍术10 g,薏苡仁20 g,当归10 g,川芎10 g,木香6 g,乳香6 g,甘草5 g。

　　加减:关节冷痛加麻黄、细辛、制附子;上肢疼痛加姜黄、老鹳草、葛根;下肢疼痛加牛膝、木瓜、骨碎补。

### (二)风湿热痹

　　[临床表现]关节疼痛,局部灼热红肿,痛不可触,得冷则舒,或疼痛游走不定,活动不利,或见肌肤红斑,发热汗出,烦躁口渴,尿赤便秘,舌质红,舌苔黄或黄腻,脉滑数或浮数。

　　[治法]清热通络,祛风除湿。

　　[方药]白虎加桂枝汤或宣痹汤加减:生石膏20 g,知母10 g,黄柏10 g,连翘10 g,桂枝10 g,防己10 g,薏苡仁20 g,滑石20 g,赤小豆10 g,栀子10 g,半夏10 g,蚕沙10 g,

甘草5 g。

加减：关节肿痛加海桐皮、桑枝、忍冬藤；湿热重加土茯苓、萆薢、豨莶草。

（三）痰瘀痹阻

[临床表现] 关节肌肉刺痛，固定不移，或关节肌肤紫暗、肿胀，按之较硬，肢体顽麻或重着，甚则关节僵硬变形，屈伸不利，有硬结、瘀斑，舌质紫暗或有瘀斑，舌苔白腻，脉弦滑或涩。

[治法] 化痰祛瘀，蠲痹通络。

[方药] 血府逐瘀汤加减：桃仁10 g，红花10 g，炒当归10 g，炒川芎10 g，赤芍15 g，桑枝20 g，络石藤15 g，海风藤15 g，鸡血藤20 g，白芥子10 g，浙贝母10 g，甘草5 g。

加减：疼痛久治不愈加白花蛇、全蝎、蜈蚣。

（四）肝肾不足

[临床表现] 关节疼痛经久不愈，时轻时重，腰膝酸软，疲劳时加重，关节屈伸不利，或有畏寒肢冷，男性阳痿、遗精，或伴骨蒸劳热，心烦，口干，舌质红，舌苔薄白或少津，脉沉细或细数。

[治法] 滋补肝肾，通络止痛。

[方药] 独活寄生汤加减：独活10 g，桑寄生15 g，防风10 g，秦艽10 g，杜仲20 g，牛膝15 g，桂枝6 g，细辛3 g，当归10 g，川芎10 g，生地黄10 g，炒白芍15 g，党参15 g，白术10 g，茯苓15 g，炙甘草6 g。

加减：腰膝酸软加鹿角霜、续断、狗脊；肾阳虚加附子、鹿角片、淫羊藿、巴戟天；肝肾阴虚加熟地黄、炙龟板、枸杞子、炙鳖甲。

## 二、临证体会

痹证初发以风寒湿、湿热为主，蠲痹汤和宣痹汤较为常用。临床诊断如果属于风湿性关节炎、强直性脊柱炎则应及时使用糖皮质激素、免疫抑制剂、生物制剂等以免延误病情。痹证日久属于瘀血痰湿，肝肾不足，以活血化瘀，祛湿化痰，滋补肝肾为主。治疗痹证的药物如川乌、草乌、虫类药有一些小毒性，使用时应注意药物使用剂量和使用时长，避免发生药物副反应。外治法在痹证的治疗上使用广泛，可以采用针灸、熏洗、穴位敷贴、拔罐、涂搽等治疗，久病痹证也可以采用膏方治疗。

# 紫　斑

血液溢出于肌肤之间，皮肤表现青紫斑点或斑块的病证，称为紫斑，亦称肌衄。紫斑多发生在四肢，尤以下肢多见，皮肤呈点状或片状青紫斑块，大小不等，形状不一，用手指按压紫斑处其色不褪，部分患者可伴有发热、头痛、纳差、腹痛、肢体关节疼痛等症。

西医学的原发性血小板减少性紫癜、过敏性紫癜，药物、化学和物理因素等引起的继发性血小板减少性紫癜，均属于本病范畴。以下结合个人的临床经验对紫斑进行分型论治讨论。

## 一、分型诊治

### （一）血热妄行

[临床表现] 皮肤出现青紫斑点或斑块，斑色偏红，甚则鼻衄、齿衄、便血、尿血，伴发热口渴，便秘尿赤，舌质红，舌苔黄，脉弦数。

[治法] 清热解毒，凉血止血。

[方药] 犀角地黄汤合十灰散加减：水牛角30g，生地黄20g，赤芍15g，牡丹皮10g，栀子炭10g，大蓟炭10g，小蓟炭10g，侧柏炭10g，茜草炭10g，白茅根15g，制大黄6g，甘草5g。

加减：鼻衄、齿衄加仙鹤草、藕节炭、地榆炭；关节肿痛加秦艽、木瓜、桑枝。

### （二）阴虚火旺

[临床表现] 皮肤出现青紫斑点或斑块，时发时止，斑色偏暗，口渴心烦，手足心热，或有潮热盗汗，舌质红，舌苔少或剥，脉细数。

[治法] 滋阴降火，宁络止血。

[方药] 知柏地黄丸加减：知母10g，黄柏10g，牡丹皮10g，山茱萸10g，茯苓15g，生地黄20g，泽泻10g，山药10g，茜草10g，炒黄芩10g，侧柏炭10g，炙甘草6g。

加减：阴虚明显加炙龟板、炙鳖甲、女贞子、墨旱莲；口渴心烦加麦冬、玄参、百合、玉竹。

（三）气不摄血

[临床表现] 皮肤青紫斑点或斑块反复发生，斑块颜色偏淡，神疲乏力，头晕目眩，面色苍白或萎黄，纳差，舌质淡，舌苔白，脉细弱。

[治法] 补气摄血。

[方药] 归脾汤加减：党参20 g，茯苓15 g，白术10 g，当归10 g，黄芪15 g，酸枣仁10 g，远志10 g，木香6 g，仙鹤草20 g，地榆炭10 g，蒲黄炭10 g，茜草炭10 g，紫草10 g，炙甘草6 g。

加减：腰膝酸软加山茱萸、杜仲、狗脊、续断；头晕目眩加白菊花、枸杞子、牛膝。

（四）脾肾两虚

[临床表现] 或有蛋白尿，镜下血尿，紫斑颜色偏淡，肢体关节无疼痛，腰膝酸软，舌质淡，舌苔白，脉沉缓。

[治法] 健脾益肾。

[方药] 参苓白术散合六味地黄汤加减：熟地黄15 g，山药10 g，茯苓15 g，山茱萸10 g，牡丹皮10 g，泽泻10 g，党参30 g，炒白术10 g，陈皮6 g，莲子20 g，白蔻仁3 g，薏苡根30 g，桔梗3 g，炙甘草6 g。

加减：抵抗力下降易感冒加黄芪、防风、荆芥；腰膝酸软加杜仲、续断、狗脊、桑寄生。

## 二、临证体会

紫斑的治疗原则根据其病机，分别采用清热解毒、滋阴降火、益气摄血、宁络止血，当出现蛋白尿、血尿、镜下血尿、腹痛、关节疼痛等过敏性紫癜肾损害情况时，则按紫癜性肾炎诊治，严重者可配合糖皮质激素治疗。另外，饮食、化妆品、染发剂、衣着及生活用品方面应尽量避免接触过敏原；坚持锻炼身体，提高机体的抵抗力。

# 消　渴

消渴是以多饮、多食、多尿、乏力、消瘦或尿有甜味为主症的疾病。西医学中的糖尿病、尿崩症，或其他疾病出现以消渴为主症特点者，可归属于本病范畴。

消渴是由于禀赋不足、饮食失节、情志失调、劳欲过度等原因，引起人体阴津亏损，燥热偏盛所致。以下结合个人的临床经验对消渴进行分型论治讨论。

## 一、分型诊治

### (一)肺热津伤

[临床表现]口渴多饮,口舌干燥,尿频,尿量多,烦热多汗,舌边尖红,舌苔薄黄,脉洪数。

[治法]清热润肺,生津止渴。

[方药]消渴方加减:天花粉20 g,葛根20 g,麦冬10 g,生地黄15 g,牛蒡子10 g,地锦草10 g,黄连3 g,黄芩10 g,知母10 g,甘草5 g。

加减:小便频数加益智仁、乌药、沙苑子、乌梅;口干加天冬、玄参、玉竹、石斛。

### (二)胃热炽盛

[临床表现]多食易饥,口渴,尿频尿多,形体消瘦,大便干燥,舌质红,舌苔黄,脉滑实有力。

[治法]清胃泻火,养阴增液。

[方药]玉女煎加减:生石膏20 g,知母10 g,黄连6 g,生栀子10 g,玄参15 g,天花粉15 g,葛根20 g,生地黄15 g,麦冬10 g,川牛膝10 g,甘草5 g。

加减:便秘加火麻仁、郁李仁、决明子、栝楼子;多食易饥加熟地黄、黄精。

### (三)气阴两虚

[临床表现]口渴欲饮,神疲乏力,四肢酸软,消瘦,纳差,大便溏薄,舌质淡红,舌苔白而干,脉细弱。

[治法]益气健脾,生津止渴。

[方药]七味白术散加减:党参20 g,黄芪15 g,白术15 g,茯苓15 g,山药10 g,木香6 g,藿香10 g,葛根20 g,天冬10 g,麦冬20 g,炙甘草6 g。

加减:大便溏薄加莲子、芡实、炒葛根、炒薏苡仁;纳差加炒谷芽、炒麦芽、六神曲、焦山楂。

### (四)肾阴亏虚

[临床表现]尿频量多,浑浊如脂膏,腰膝酸软,神疲乏力,头晕耳鸣,口干舌燥,皮肤干燥瘙痒,舌质红,舌苔少,脉细数。

[治法]滋补肾阴。

[方药] 六味地黄丸加减：熟地黄20 g，山茱萸10 g，枸杞子10 g，五味子10 g，山药15 g，茯苓15 g，泽泻10 g，牡丹皮10 g，炙甘草6 g。

加减：若五心烦热加知母、黄柏、地骨皮、青蒿；尿频加益智仁、桑螵蛸、乌梅；神疲乏力加太子参、黄芪、女贞子。

### （五）阴阳两虚

[临床表现] 小便频数，浑浊如膏，面容憔悴，耳轮干枯，腰膝酸软，四肢不温，畏寒肢冷，男性阳痿，女性月经不调，舌质淡，舌苔淡白而干，脉沉细无力。

[治法] 滋阴温阳，补肾固涩。

[方药] 金匮肾气丸加减：熟地黄15 g，山茱萸20 g，枸杞子15 g，五味子10 g，牡丹皮10 g，泽泻10 g，山药15 g，茯苓15 g，附子6 g，肉桂6 g，炙甘草6 g。

加减：气短乏力加党参、黄芪、黄精；阳痿加巴戟天、淫羊藿、肉苁蓉、锁阳。

## 二、临证体会

中医在消渴的诊治方面，一般在糖耐量异常、空腹血糖受损等早期阶段，具有较好的疗效，并配合饮食控制，增加运动，争取把血糖控制在较低的范围内。如果出现糖尿病性肾损害，尿微量白蛋白增多，也可以配合中药治疗，争取把尿微量白蛋白控制在较低水平，防止肾功能进一步减退及肾小球滤过率下降。消渴引起的下肢水肿经久难以消退，个人一般在使用健脾利水药物的同时，会加入一些活血化瘀的药物改善血管瘀阻，有利于水肿的消退。

# 关 格

关格是以脾肾虚衰、气化不利、浊邪壅塞三焦，致小便不通与呕吐并见为主症的一种疾病，属危重病证范围。小便不通谓之关，呕吐时作称之格。西医学中各种原因引起的急慢性肾衰竭终末期均属于本病范围。

关格多因水肿、淋证、癃闭等病证久治不愈，或失治误治，迁延日久而引起。基本病机为脾肾衰惫，气化不利，湿浊毒邪内蕴三焦；病理性质为本虚标实，脾肾虚衰为本，湿浊毒邪为标。病位在脾（胃）、肾（膀胱），以肾为关键，涉及肺、肝、心多脏，初起病在脾肾,后期可损及多个脏器。若肾阳衰竭,寒水上犯,凌心射肺,则转为心悸、胸痹;若阳损及阴,肾阴亏耗,肝阳上亢,内风自生,则可致眩晕、中风;若浊邪内盛,内陷心包,则为昏迷、谵妄,甚至阴阳离决,危及生命。

## 一、分型诊治

### (一)脾肾阳虚,湿浊内蕴

[临床表现]小便短少色清淡,甚则尿闭,面色晦暗,形寒肢冷,神疲乏力,浮肿腰以下为主,腹胀纳差,恶心呕吐,大便溏薄,舌质淡,有齿印,舌苔白腻,脉沉细。

[治法]温补脾肾,化湿降浊。

[方药]温脾汤合吴茱萸汤加减:附子10 g,干姜6 g,淫羊藿10 g,党参15 g,白术10 g,茯苓15 g,姜半夏10 g,陈皮6 g,制大黄10 g,六月雪30 g,吴茱萸6 g,甘草5 g。

加减:恶心呕吐加紫苏梗、姜竹茹、生姜;大便便秘增加制大黄的用量,或加用生大黄。

### (二)肝肾阴虚,虚风内动

[临床表现]小便短少,呕恶频作,头晕头痛,面部烘热,腰膝酸软,手足抽搐,舌质红,舌苔黄腻,脉弦细。

[治法]滋补肝肾,平肝熄风。

[方药]杞菊地黄丸合羚角钩藤汤加减:熟地黄15 g,枸杞子15 g,白菊花10 g,山药10 g,山茱萸10 g,泽泻10 g,茯苓15 g,牡丹皮10 g,羚羊角粉0.5～1 g,钩藤20 g,石决明20 g,浙贝母10 g,竹茹10 g,胆南星6 g,鲜竹沥10 g,制大黄10 g,败酱草20 g,六月雪20 g,甘草5 g。

加减:大便秘结加生大黄、芒硝;手足抽搐加煅牡蛎、煅龙骨、代赭石、炙龟板。

### (三)肾气衰微,邪陷心包

[临床表现]无尿或少尿,全身浮肿,面白唇暗,四肢厥冷,口中有尿臭味,神志昏蒙,舌质淡胖,舌苔白腻或灰黑,脉沉细欲绝。本阶段建议进行肾替代治疗(透析治疗)。

[治法]温阳固脱,豁痰开窍。

[方药]参附汤合苏合香丸加减:人参10 g,附子10 g,胆南星10 g,石菖蒲10 g,姜半夏10 g,姜竹茹10 g,甘草5 g,苏合香丸。

加减:气阴耗竭征象加生脉散或参附龙牡汤。

## 二、临证体会

关格如果属于慢性肾衰竭终末期患者,最终转归为尿毒症。慢性肾衰竭在临床中是诸多肾脏疾病转归最差的,到慢性肾脏病4～5期几乎难以逆转,最终进入尿毒症期,需要长期持续性肾脏替代治疗。因此,临床上在于早期发现、尽早干预,对处于慢性肾脏病1～3期的患者采用中医中药治疗可以延缓慢性肾衰竭的发展进程,有慢性肾小球肾炎或继发性肾病的患者,在治疗原发病的基础上,提倡每2～3月检查一次肾功能及肾小球滤过率,发现肾小球滤过率下降、血清肌酐升高可以立即进行干预。

个人经验认为血清肌酐<300 μmol/L的患者经过中医中药的干预,大部分患者的肾功能可以处于较为稳定的状态。如果患者肾功能一直处于稳定状态,但突然出现肾小球滤过率下降和血清肌酐升高可能与感染、血压控制不佳、药物损伤、创伤有关,这时宜尽快处理相应的状况。尿毒症期患者还可用保留灌肠法加强通腑降浊解毒的作用。如果出现高钾血症、心功能衰竭建议尽早进行肾替代疗法,以延长患者生命。

# 不 寐

不寐又称失眠、不得眠,是指入睡困难,夜间睡眠维持困难和早醒,是睡眠量的不足和质的不佳,即入睡困难、易醒早醒、梦多3种情况。不寐的辨证分型可分为肝火扰心、肝郁脾虚、痰热扰心、胃气失和、瘀血内阻、心胆气虚、心肾不交。

入睡困难方面涉及的中医证型有肝郁脾虚,痰热扰心,肝火扰心,胃气失和;易醒早醒方面涉及中医证型有瘀血内阻,心胆气虚;多梦方面涉及的中医证型有心肾不交。以下结合个人的临床经验对不寐进行分型论治讨论。

## 一、分型诊治

### (一)肝郁化火

[临床表现]突发失眠,性情急躁易怒,不易入睡或入睡后多梦惊醒,胸胁胀闷,两胁隐痛,头痛,心情变化快,善太息,口苦咽干,头晕头胀,目赤耳鸣,便秘,尿黄赤,舌质红,舌苔黄,脉弦数。

[治法] 疏肝泻火，宁心安神。

[方药] 龙胆泻肝汤加减：龙胆草 3 g，炒栀子 10 g，黄芩 10 g，柴胡 10 g，刺五加 15 g，茯神 20 g，远志 10 g，合欢皮 30 g，首乌藤 10 g，柏子仁 10 g，百合 10 g，夏枯草 10 g，甘草 5 g。

加减：方中加入茯神、合欢皮、远志、酸枣仁、五味子对入睡困难有较好的治疗效果；如果伴早醒易醒则加入生牡蛎、生龙骨、珍珠母、紫石英、煅白龙齿等；梦多加入黄连、莲子心、灯心草等。

耳穴压丸疗法取穴：交感、内分泌、神门、心、胆穴；穴位敷贴法取穴肝俞、太冲、安眠。也可以采用睡眠枕帮助睡眠，睡眠枕的药物可选用本证型的内服药物加入睡眠枕中外用。

（二）肝郁脾虚

[临床表现] 入睡困难为主，易醒早醒，梦多不明显，神疲乏力，四肢倦怠，纳谷不香，面色萎黄，口淡无味，腹胀便溏，舌质淡，舌苔白，脉弦细。

[治法] 疏肝解郁，调和心脾。

[方药] 柴胡疏肝散合归脾汤加减：茯神 30 g，远志 10 g，合欢皮 30 g，首乌藤 10 g，柴胡 10 g，枳壳 10 g，炒白芍 15 g，炒栀子 10 g，当归 10 g，酸枣仁 10 g，木香 6 g，柏子仁 6 g，月季花 3 g，甘草 5 g。

加减：神疲乏力、四肢倦怠加党参、太子参、杜仲、狗脊；腹胀便溏加炒薏苡仁、芡实、砂仁；口淡无味加藿香、佩兰、紫苏。

耳穴压丸疗法取穴：交感、内分泌、神门、心、胆；穴位敷贴法取穴：神阙、太冲、安眠。也可以采用睡眠枕帮助睡眠，睡眠枕的药物可选用本证型的内服药物加入睡眠枕中外用。

（三）痰热扰心

[临床表现] 入睡困难，早醒易醒，梦多，头昏目胀，脘腹痞满，口苦心烦，纳差，口黏痰多，舌质红，舌苔黄腻或滑腻，脉滑数。

[治法] 清热化痰，宁心安神。

[方药] 黄连温胆汤加减：黄连 6 g，竹茹 10 g，枳实 10 g，陈皮 6 g，茯神 30 g，合欢皮 30 g，远志 10 g，半夏 10 g，首乌藤 10 g，夏枯草 15 g，甘草 5 g。

加减：脘腹痞满加厚朴、木香、香附；口苦心烦加黄芩、生栀子、郁金；头昏目胀加白菊花、葛根、钩藤、天麻。

耳穴压丸疗法取穴：交感、内分泌、神门、心、胆；穴位敷贴法取穴：心俞、丰隆、劳宫。也可以采用睡眠枕帮助睡眠,睡眠枕的药物可选用本证型的内服药物加入睡眠枕中外用。

（四）瘀血内阻

[临床表现] 反复夜不能寐,烦躁不宁,夜多惊梦,面色晦暗,面部色斑,胸痛,头痛日久不愈,痛如针刺而固定,或呃逆日久不止,或饮水即呛,干呕,或内热瞀闷,或心悸怔忡,或急躁善怒,或入暮潮热,舌质暗红,舌面有瘀点,或舌下静脉迂曲,唇暗或两目暗黑,脉涩或弦紧。

[治法] 活血化瘀,养心安神。

[方药] 血府逐瘀汤加减:红花10 g,桃仁10 g,炒当归15 g,炒川芎10 g,炒白芍15 g,柴胡10 g,桔梗3 g,牛膝15 g,茯神30 g,远志10 g,合欢皮30 g,炒栀子10 g,首乌藤10 g,酸枣仁10 g,石菖蒲10 g,甘草5 g。

加减:头痛日久不愈加全蝎、蜈蚣、制川乌;心悸怔忡加五味子、党参、煅牡蛎、煅龙骨;入暮潮热加知母、黄柏、牡丹皮、地骨皮、青蒿。

耳穴压丸疗法取穴:交感、内分泌、神门、心、胆;穴位敷贴法取穴:神阙、三阴交、涌泉。也可以采用睡眠枕帮助睡眠,睡眠枕的药物可选用本证型的内服药物加入睡眠枕中外用。

（五）心胆气虚

[临床表现] 心悸胆怯,不易入睡,寐后早醒易醒,遇事善惊,气短,倦怠乏力,自汗,舌质淡,舌苔白,脉细。

[治法] 重镇安神。

[方药] 安神定志丸加减:生龙齿30 g<sup>先煎</sup>,生牡蛎30 g,煅石膏20 g,生龙骨30 g,煅紫石英10 g,远志10 g,石菖蒲10 g,茯神15 g,党参15 g,炒栀子10 g,合欢皮10 g,百合10 g,炒白芍10 g,炙甘草6 g。

加减:倦怠乏力加太子参、刺五加、升麻、灵芝;动则自汗加黄芪、防风、浮小麦、糯稻根。

耳穴压丸疗法取穴:交感、内分泌、神门、心、胆;穴位敷贴法取穴:神阙、膻中、气海。也可以采用睡眠枕帮助睡眠,睡眠枕的药物可选用本证型的内服药物加入睡眠枕中外用。

（六）心肾不交

[临床表现] 夜难入寐,甚则彻夜不眠,梦多明显,心烦意乱,头晕耳鸣,潮热盗汗,

男子梦遗阳痿，女子月经不调，健忘，口舌生疮，大便干结，舌质舌尖红，舌苔薄少，脉细数。

［治法］交通心肾，养心安神。

［方药］交泰丸加减：黄连10 g，肉桂3 g，灯心草3 g，莲子心3 g，远志10 g，茯神15 g，炒栀子10 g，合欢皮20 g，首乌藤10 g，甘草5 g。

加减：潮热盗汗加知母、黄柏、牡丹皮、地骨皮；男子梦遗加金樱子、沙苑子、覆盆子、芡实、煅牡蛎、煅龙骨；女子月经不调加香附、益母草、当归、鸡血藤。

耳穴压丸疗法取穴：交感、内分泌、神门、心、胆；穴位敷贴法取穴：肾俞、三阴交、涌泉。也可以采用睡眠枕帮助睡眠，睡眠枕的药物可选用本证型的内服药物加入睡眠枕中外用。

## 二、临证体会

在诊治失眠时，个人经验认为失眠（不寐）有时在临证时证型区分不易，开合适的处方较为困难，个人一般选用三组药物进行组方论治，供读者参考。入睡困难选用茯神、朱茯神、合欢皮、合欢花、远志、酸枣仁、五味子、柏子仁、石菖蒲；易醒早醒睡眠浅选用生煅牡蛎、生煅龙骨、生煅龙齿、煅石膏、煅紫石英、灵磁石、生铁落、代赭石；梦多选用黄连、肉桂、灯心草、莲子心等。并提醒患者注意精神调摄、喜怒有节、心情舒畅，因为本病属于心神病变，心理调节尤为重要。睡前不宜饮用咖啡、浓茶等刺激之品。尽量避免或消除居处环境噪声，入睡前关闭灯光。劳逸结合，适当参加体力劳动，加强体育锻炼，睡前热水浴或足浴。作息要有规律，养成良好的睡眠习惯，饮食有节，晚饭不宜过饱。

# 郁　证

郁证是以心情抑郁，情绪不宁，胸部满闷，胁肋胀痛，或易怒易哭，或咽中如有异物梗阻为主症的疾病。郁证有广义和狭义之分。广义的郁证，包括外邪、情志、饮食等因素所致之郁证；狭义的郁证，单指情志不舒之郁证。本节所论主要为狭义之郁证。西医学中的神经症、抑郁症、癔症、更年期综合征及反应性精神病等多属于本病范畴。

郁证的病因有情志所伤和体质两个方面因素。由于情志刺激导致肝失疏泄、脾失健运、心失所养，脏腑阴阳气血失调，而出现郁证。以下结合个人的临床经验对郁证进行分型论治讨论。

## 一、分型诊治

### （一）肝气郁结

[临床表现] 精神抑郁，情绪变化快，善太息，胸部满闷，胁肋胀痛，痛无定处，脘闷嗳气，不思饮食，大便不调，女子月经不调，舌质淡红，舌苔薄腻，脉弦。

[治法] 疏肝解郁，理气和中。

[方药] 柴胡疏肝散加减：柴胡12 g，枳壳15 g，炒芍药15 g，香附10 g，陈皮10 g，郁金15 g，青皮10 g，紫苏梗10 g，合欢皮10 g，川芎10 g，甘草5 g。

加减：嗳气频繁加旋覆花、代赭石、刀豆；脘腹胀满加厚朴、佛手、香橼；便溏加炒薏苡仁、莲子、芡实。

### （二）气郁化火

[临床表现] 急躁易怒，胸闷胁胀，口苦口干，或头痛、目赤、耳鸣，或嘈杂吞酸，大便秘结，舌质红，舌苔黄，脉弦数。

[治法] 疏肝解郁，清肝泻火。

[方药] 丹栀逍遥散加减：牡丹皮10 g，生栀子10 g，炒白芍15 g，当归10 g，柴胡12 g，茯神20 g，薄荷3 g，炒白术10 g，郁金10 g，香附10 g，甘草5 g。

加减：口苦口腻加龙胆草、黄芩、石菖蒲、苍术；嘈杂吞酸加黄连、吴茱萸、煅瓦楞子、煅白螺蛳壳；头痛目赤加白菊花、夏枯草、川芎、钩藤。

### （三）痰气郁结

[临床表现] 精神抑郁，胸部满闷，胁肋胀满，咽中如有异物梗阻，吞之不下，咯之不出，舌质淡，舌苔白腻，脉弦滑。本型属于中医"梅核气"。

[治法] 行气开郁，化痰散结。

[方药] 半夏厚朴汤加减：半夏12 g，厚朴12 g，紫苏15 g，茯苓15 g，薄荷3 g，郁金10 g，枳壳10 g，生姜6 g，甘草5 g。

加减：咽喉干痒加挂金灯、牛蒡子、西青果、木蝴蝶；痰多加浙贝母、胆南星、桔梗。

### （四）心脾两虚

[临床表现] 多思善虑，心悸胆小，失眠健忘，头晕，神疲乏力，面色无华，纳差，舌质淡，舌苔薄白，脉细弱。

［治法］健脾养心,益气补血。

［方药］归脾汤加减:党参20 g,黄芪15 g,白术10 g,茯苓15 g,酸枣仁10 g,当归10 g,远志6 g,木香6 g,六神曲10 g,月季花3 g,淮小麦30 g,炙甘草6 g。

加减:情志不舒加合欢花、郁金、佛手;夜寐不安加茯神、首乌藤、石菖蒲。

（五）心肾阴虚

［临床表现］虚烦少寐,惊悸,健忘,多梦,头晕耳鸣,五心烦热,腰膝酸软,盗汗,口干咽燥,男子遗精,女子月经不调,舌质红,舌苔少或无,脉细数。

［治法］滋养心肾。

［方药］天王补心丹合六味地黄丸加减:熟地黄15 g,山药10 g,山茱萸10 g,党参15 g,茯苓15 g,五味子10 g,当归10 g,柏子仁10 g,酸枣仁10 g,远志10 g,丹参15 g,天冬10 g,麦冬10 g,玄参10 g,牡丹皮10 g,炙甘草6 g。

加减:遗精加芡实、莲须、金樱子、沙苑子;女性月经不调加益母草、川芎、香附。

## 二、临证体会

郁证之痰气郁结,属于中医学"梅核气"范畴。慢喉痹也以"梅核气"为典型表现,如咽中如有异物梗阻,吞之不下,咯之不出,可以伴有咽喉干痒,咽喉隐痛,严重者有精神抑郁,胸部闷胀,胁肋胀满,以半夏厚朴汤加减治疗可以取效,笔者常常在临床上使用半夏厚朴汤治疗梅核气,的确能取得不错的效果。对于女性更年期综合征表现为肝气郁结,气郁化火采用柴胡疏肝散、丹栀逍遥散加减进行治疗,对缓解其情志变化状态也能取效。

# 口 疮

口疮就是常见口腔溃疡的中医病名,好发于口腔黏膜唇内侧、舌头、舌腹、颊黏膜、软腭等部位。舌痛常见于舌溃疡,口疮发作时疼痛剧烈,局部灼痛明显,严重者还会影响到进食,可并发口臭、慢性咽炎、便秘、发热、淋巴结肿大等全身症状。口疮和舌痛病因病机相似,故合并讨论。口疮病因主要是免疫缺陷,自身免疫反应,过度疲劳,工作压力大等。

中医认为口疮属于阴虚内热,脾胃积热,心火上炎,治疗以滋阴清热,滋阴降火,清泄胃热为主。以下结合个人的临床经验对口疮（舌痛）进行分型论治讨论。

## 一、分型诊治

### （一）脾胃积热

[临床表现] 口腔溃疡或舌溃疡急性发作，胃脘烧心、嘈杂泛酸、恶心、口苦、口臭、口中黏腻、渴不欲饮、小便色黄、大便干结，舌质红，舌苔黄腻，脉弦数。

[治法] 清泄胃热。

[方药] 清胃散加减：升麻10 g，当归10 g，黄连3 g，牡丹皮10 g，生地黄15 g，蒲公英20 g，紫花地丁20 g，败酱草20 g，甘草5 g。

加减：口臭加藿香、佩兰、金银花、薄荷；口干加芦根、麦冬、玄参、百合；口苦加黄芩、苍术、石菖蒲、白豆蔻。

### （二）心火上炎

[临床表现] 口腔溃疡或舌溃疡急性发作，心烦易怒、口干、夜寐不安，夜间盗汗，舌质红，舌苔黄或舌苔少，脉细数。

[治法] 清泄心火。

[方药] 导赤散合半夏泻心汤加减：生地黄15 g，黄芩10 g，淡竹叶10 g，通草3 g，黄连3 g，制大黄6 g，半夏10 g，党参15 g，蒲公英20 g，紫花地丁20 g，败酱草20 g，甘草5 g。

加减：夜间盗汗加浮小麦、糯稻根、乌梅、煅牡蛎、煅龙骨；夜寐不安加茯神、合欢皮、远志、五味子、首乌藤。

### （三）阴虚火旺

[临床表现] 口腔溃疡或舌溃疡反复发作或经久不愈，潮热盗汗、心烦、夜寐不安，或男子早泄、遗精，女子经少或经闭，或骨蒸潮热，腰膝酸软，耳鸣，舌质红，舌苔薄少或光剥，脉细数。

[治法] 滋阴降火。

[方药] 知柏地黄丸加减：知母10 g，黄柏10 g，熟地黄15 g，茯苓15 g，山茱萸10 g，泽泻10 g，山药10 g，牡丹皮10 g，淡豆豉10 g，莲子心3 g，炙甘草6 g。

加减：潮热加炙龟板、炙鳖甲、白薇；腰酸加杜仲、续断、狗脊；耳鸣加菟丝子、葛根、灵磁石。

### （四）脾虚湿蕴

[临床表现] 口腔溃疡或舌溃疡反复发作，经久难愈，神疲乏力，腹胀便溏，纳差，舌

质淡胖有齿印,舌苔白腻,脉濡缓。

[**治法**] 健脾祛湿。

[**方药**] 参苓白术散加减:党参20 g,茯苓15 g,炒白术15 g,桔梗6 g,陈皮10 g,白扁豆10 g,莲子10 g,砂仁3 g,山药15 g,炒薏苡仁20 g,炙甘草6 g。

加减:便溏加枳壳、车前草、芡实、厚朴;纳差加炒谷芽、炒麦芽、焦山楂、六神曲;神疲乏力加女贞子、太子参、灵芝、黄芪。

**口疮外治法:** 石膏、青黛、冰片(10∶5∶1)打粉制成碧雪散(上海市嘉定区中医医院制订),每天餐后涂搽溃疡处3次,有利于口疮的快速恢复;也可用锡类散涂搽患处。

## 二、临证体会

口疮治疗效果与发病时间的长短呈负相关,新发者治疗效果好,反复发作治疗效果差,抵抗力下降,长期疲劳者容易多发。口疮初发以脾胃积热、心火上炎居多,反复发作者阴虚内热居多,分别采用清利湿热、滋阴降火法治疗。在内服药物治疗的基础上,可以采用外治法治疗,内外同治效果可能会更好。

如果口腔溃疡、舌溃疡面积大,创口深,或有创面边缘突起,溃疡形态异常,伴周围淋巴结肿大质硬,反复不愈者,应提醒患者进行口腔溃疡活检,以排除口腔肿瘤。

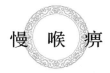

# 慢 喉 痹

慢喉痹是因脏腑虚弱,咽部失养,或因风热喉痹反复发作,余邪滞留所致,以咽部各种不适感、咽黏膜慢性充血或增厚或萎缩为特征的慢性咽病,相当于"慢性咽炎"。在内科临床经常碰见此病,故单列篇幅讨论之。以下结合个人的临床经验对慢喉痹进行分型论治讨论。

## 一、分型诊治

### (一)阴虚肺燥

[**临床表现**] 咽部干痛,灼热,说话多后症状加重,干咳无痰,口渴引饮,咽黏膜慢性充血,或干燥,或萎缩,或后咽壁淋巴滤泡增生,舌质红,舌苔薄而少津,脉细数。

[治法] 养阴清肺,生津润燥。

[方药] 养阴清肺汤加减:生地黄15 g,麦冬10 g,玄参15 g,薄荷3 g,浙贝母10 g,牡丹皮6 g,炒白芍10 g,芦根15 g,甘草5 g。

加减:咽喉干痒加挂金灯、牛蒡子、北沙参、西青果;发声乏力加黄芪、党参、刺五加、女贞子。

（二）肺脾气虚

[临床表现] 咽干不欲饮,咳嗽,有痰易咯,易感冒,神疲乏力,语声低微,大便溏薄,咽部充血较轻,可呈水肿样肿胀,舌质淡胖,舌苔白润,脉细弱。

[治法] 补肺健脾,益气利咽。

[方药] 参苓白术散加减:党参20 g,茯苓15 g,炒白术15 g,炒白扁豆20 g,陈皮10 g,山药15 g,莲子10 g,砂仁3 g,炒薏苡仁30 g,芡实15 g,桔梗6 g,炙甘草6 g。

加减:易感冒加黄芪、防风、荆芥;大便溏薄加炮姜炭、补骨脂、肉豆蔻、莲子。

（三）痰热蕴结

[临床表现] 咽部不适,受凉、疲劳、说话多后症状加重,咳嗽,咯痰黏稠,口渴喜饮,咽黏膜色深红,肥厚,咽侧索增厚,咽后壁淋巴滤泡颗粒状突出或融合成片,时见有黏液性分泌物附着于咽后壁,舌质红,舌苔黄腻,脉滑数。

[治法] 清热化痰,散结利咽。

[方药] 清气化痰丸加减:黄芩12 g,开金锁15 g,鱼腥草15 g,栝楼子10 g,半夏10 g,胆南星6 g,陈皮6 g,苦杏仁10 g,枳实10 g,茯苓15 g,浙贝母6 g,桔梗3 g,甘草5 g。

加减:咽后壁有分泌物加辛夷、苍耳子、白芷、鹅不食草;咽部不适加蝉蜕、僵蚕、木蝴蝶、浮萍。

二、临证体会

慢性咽炎在内科门诊也比较常见,以反复咽干,咽痒,咽痛,干咳无痰,严重者可伴有咽喉异物感,发声嘶哑,往往久治不愈,如果其临床表现类似"梅核气",可采用半夏厚朴汤加减治疗。检查见咽后壁有分泌物,可能与鼻腔慢性炎症有关,多加入苍耳子、辛夷、白芷、鹅不食草等以减少鼻腔分泌物。咽喉干痒多加用滋阴润燥的药物,如麦冬、天冬、玄参、生地黄、西青果、芦根。咽喉声带水肿发声无力,可加入健脾利水的药物,如茯苓、浮萍、生黄芪、生白术、桑白皮等;声带息肉,声带小结可加入软坚散结的药物,如莪术、三棱、胆南星、浙贝母、藤梨根;慢性咽炎反复干咳,采用穴位敷贴或药物雾化治疗也能取得疗效。

# 瘿　证

瘿证是由于情志内伤,饮食及水土失宜,以致气滞、痰凝、血瘀互结颈前的一类疾病。临床以颈前喉结两旁结块肿大为主要特征。本病相当于"弥漫性甲状腺肿伴甲亢""慢性淋巴细胞性甲状腺炎""单纯性甲状腺肿大""甲状腺结节""甲状腺瘤"等病,中医内科门诊以甲状腺结节多见。以下结合个人的临床经验对瘿证进行分型论治讨论。

## 一、分型诊治

### (一)气郁痰阻

[临床表现]颈前正中肿大,质软不痛而胀,胸闷、喜太息,胸胁窜痛,病情的波动常与情志因素有关,舌质淡,舌苔薄白,脉弦。

[治法]理气舒郁,化痰消瘿。

[方药]柴胡疏肝散合二陈汤加减:柴胡12 g,制半夏10 g,黄芩10 g,炒枳壳10 g,制香附10 g,炒白芍15 g,茯苓20 g,陈皮6 g,煅牡蛎30 g,夏枯草30 g,甘草5 g。

加减:急躁易怒加龙胆草、郁金、月季花、淮小麦;胸闷加栝楼皮、薤白、地鳖虫、红景天。

### (二)痰结血瘀

[临床表现]颈前出现肿块,按之较硬或有结节,肿块经久不消,胸闷,纳差,舌质淡或有瘀斑瘀点,舌苔薄白或白腻,脉弦或涩。

[治法]理气活血,化痰消瘿。

[方药]化肝煎加减:青皮12 g,陈皮10 g,赤芍15 g,牡丹皮10 g,生栀子10 g,泽泻10 g,浙贝母12 g,甘草5 g。

加减:结节较硬加三棱、莪术、露蜂房、丹参;胸闷不舒加郁金、香附、薤白、栝楼皮。

### (三)肝火亢盛

[临床表现]颈前肿块轻度或中度肿大,肿块柔软、光滑、潮热多汗,急躁易怒,眼球

突出,手指颤抖,面部烘热,口干,舌质红,舌苔薄黄,脉弦。

[**治法**] 清肝泻火。

[**方药**] 栀子清肝汤加减:生栀子20g,柴胡12g,炒白芍15g,茯苓15g,当归10g,川芎10g,牡丹皮10g,牛蒡子10g,龙胆草3g,甘草5g。

加减:烦躁易怒夏枯草、淮小麦、郁金;肢体震颤加石决明、钩藤、炒蒺藜、煅牡蛎。

### (四)心肝阴虚

[**临床表现**] 瘿肿或大或小、质软,病起较缓,心悸不宁,心烦少寐,易出汗,手指颤动,眼睛干涩,倦怠乏力,大便溏薄,舌质红,舌体颤动,舌苔少或无,脉弦细数。

[**治法**] 滋养阴精,宁心柔肝。

[**方药**] 天王补心丹加减:生地黄15g,玄参10g,麦冬10g,天冬10g,党参15g,茯苓15g,五味子10g,当归10g,百合10g,丹参10g,酸枣仁10g,炙甘草6g。

加减:肢体震颤加钩藤、炒蒺藜、炒白芍;大便溏薄加炒白术、炒薏苡仁、山药、芡实。

## 二、临证体会

甲状腺结节的发病率较高,往往体检发现甲状腺结节后会寻求中医诊治。因此,瘿证目前在中医内科门诊以甲状腺结节较为多见,甲状腺结节分良性结节和恶性结节,以良性居多。甲状腺结节还有实性结节和囊性结节的区分,中医多采用行气活血,化痰散结消瘿法治疗,一般选用夏枯草、浙贝母、柴胡、郁金、藤梨根、皂角刺、三棱、莪术等加入治疗的处方中,治疗周期较长。如果治疗中甲状腺结节逐渐增大有恶变趋势,建议尽早外科手术治疗。

# 咳 嗽

咳嗽由邪客肺系,肺失宣肃,肺气不清所致,以咳嗽、咯痰为主要症状。多见于急性支气管炎、慢性支气管炎、急性咽炎、慢性咽炎。以下结合个人的临床经验对咳嗽进行分型论治讨论。

## 一、分型诊治

### (一)风寒袭肺

[临床表现] 咳嗽声重,咯痰色白稀薄,恶寒,或有发热,无汗,鼻塞,流涕,喷嚏,舌质淡,舌苔薄白,脉浮紧。

[治法] 疏风散寒,宣肺止咳。

[方药] 止嗽散加减:炙麻黄6g,荆芥10g,炙紫菀10g,炙百部10g,白前10g,陈皮10g,炙枇杷叶15g,前胡10g,桔梗6g,甘草5g。

加减:鼻塞声重加苍耳子、辛夷、鹅不食草;咳嗽气促加射干、炒苏子、葶苈子;发热加生石膏、鱼腥草、鸭跖草。

### (二)风热犯肺

[临床表现] 咳嗽气粗,咯黄痰,咽痛或咳声嘶哑,或有发热,微恶风寒,口渴,舌质舌尖红,舌苔薄黄,脉浮数。

[治法] 疏风清热,宣肺化痰。

[方药] 桑菊饮加减:桑叶15g,白菊花15g,杏仁10g,桔梗6g,薄荷3g,青连翘10g,芦根15g,黄芩20g,开金锁20g,天竺子10g,鱼腥草15g,甘草5g。

加减:热在气分加生石膏、知母;邪初入营分加玄参、水牛角;热在血分去薄荷、芦根、加麦冬、生地黄、玉竹、牡丹皮。

### (三)燥邪伤肺

[临床表现] 干咳少痰,咯痰不爽。① 燥邪与风热并见的温燥证,见鼻咽干燥,口干,舌尖红,舌苔薄黄少津,脉细数。② 燥邪与风寒并见的凉燥证,见恶寒发热,头痛,无汗,舌质淡,舌苔薄白而干,脉浮数。

[治法] ① 温燥证,治以疏风清肺,润肺止咳;② 凉燥证,治以散寒解表,温润止咳。

[方药] ① 温燥证采用桑杏汤加减(桑叶15g,浙贝母10g,香豆豉6g,生栀子10g,杏仁10g,北沙参15g,天冬10g,玉竹10g,芦根15g,甘草5g)。② 凉燥证采用杏苏散加减(炒苏子30g,制半夏10g,茯苓10g,前胡10g,杏仁10g,桔梗6g,炒枳壳10g,陈皮10g,甘草5g)。

加减:口干加百合、乌梅、天花粉。

### (四)痰热壅肺

[临床表现] 咳嗽气粗,痰多稠黄,烦热口干,咽痛,口苦,浓涕,舌质红,舌苔黄腻,

脉滑数。

[**治法**] 清热化痰，宣肺止咳。

[**方药**] 清金化痰汤加减：黄芩20 g，生栀子15 g，知母10 g，开金锁20 g，天竺子10 g，鱼腥草15 g，桑白皮10 g，栝楼子10 g，川贝母3 g，麦冬10 g，陈皮10 g，茯苓15 g，桔梗6 g，甘草5 g。

加减：咳嗽明显加炙枇杷叶、款冬花、炙紫菀；痰多加制半夏、胆南星、煅蛤壳、海浮石。

（五）肝火犯肺

[**临床表现**] 咳嗽阵作，气逆，咳痰黄稠，甚则咳吐鲜血，胸胁痛，性急易怒，心烦口苦，头晕目赤，大便干结，小便短赤，舌边红，舌苔薄黄，脉弦数。

[**治法**] 清肺平肝，顺气降火。

[**方药**] 清金化痰汤合黛蛤散：黄芩20 g，生栀子10 g，知母10 g，桑白皮10 g，栝楼子10 g，浙贝母10 g，麦冬10 g，橘红6 g，茯苓15 g，桔梗6 g，黛蛤散18 g<sup>包煎</sup>，甘草5 g。

加减：痰色黄稠加开金锁、鱼腥草、天竺子；大便干结加火麻仁、郁李仁、决明子；气促加射干、水蛭、地龙。

（六）肺阴亏虚

[**临床表现**] 干咳无痰，咳声短促，痰少质黏色白，或痰中带血丝，或声音嘶哑，口干咽燥，午后潮热，颧红盗汗，伴有日渐消瘦，神疲乏力，舌质干红，舌苔少，脉细数。

[**治法**] 养阴清热，润肺止咳。

[**方药**] 沙参麦冬汤加减：北沙参15 g，麦冬10 g，天花粉10 g，玉竹10 g，百合15 g，川贝母3 g，杏仁10 g，桑白皮10 g，地骨皮10 g，炙甘草6 g。

加减：痰中带血加丹皮炭、栀子炭、白茅根、仙鹤草；潮热明显加功劳叶、银柴胡、青蒿、胡黄连；盗汗明显加乌梅、煅牡蛎、浮小麦；咳黄稠痰加海蛤壳、黄芩、知母；手足心热、腰膝酸软加知母、黄柏、女贞子、墨旱莲、牛膝、狗脊。


二、临证体会


支气管炎咳嗽需要与慢性咽炎引起的咳嗽相鉴别。支气管炎咳嗽多伴有痰，入睡后仍有咳嗽；慢性咽炎咳嗽一般无痰，咽干痒，咽喉异物感，入睡后多无咳嗽。痰热咳嗽痰多色黄稠；痰湿咳嗽痰多色白量多；燥邪伤肺、肺阴亏虚咳嗽多为干咳，或久咳带有血丝。痰中带有血丝需要与支气管扩张、肺结核相鉴别。

为减少外感引起的咳嗽,可以经常服用玉屏风散提高肺系的抗邪能力,也可以服用夏季或冬季膏方提高肺系的抗邪能力。反复咳嗽,冬季多发的咳嗽,在夏季可以采用"冬病夏治",包括穴位敷贴、穴位注射等治疗。平时宜加强身体锻炼,练习呼吸操。

# 喘　证

喘证是以呼吸困难,短促急迫,甚至张口抬肩,鼻翼扇动,不能平卧为主症的疾病。喘证的症状轻重不一,轻者仅表现为呼吸困难,不能平卧;重者稍动则喘息不已,甚则张口抬肩,鼻翼扇动;严重者则喘促持续不解,烦躁不安,面青唇紫,肢冷,汗出如珠,脉浮大无根,发为喘脱。西医学中的肺炎、慢性阻塞性肺疾病、肺源性心脏病、心源性哮喘等属于本病范畴。

喘证常由多种疾患引起,病因复杂,有外感、内伤两大类。外感为六淫外邪侵袭肺系;内伤为痰浊内蕴、情志失调、久病劳欲等。以下结合个人的临床经验对喘证进行分型论治讨论。

## 一、分型诊治

### (一)风寒壅肺

[临床表现] 喘息咳逆,呼吸急促,胸部闷胀,痰多色白清稀,常伴恶寒无汗,头痛鼻塞,或有发热,口不渴,舌质淡,舌苔薄白而滑,脉浮紧。

[治法] 宣肺散寒平喘。

[方药] 麻黄汤加减:生麻黄10g,桂枝6g,杏仁10g,制半夏10g,陈皮10g,紫苏15g,炙紫菀10g,白前10g,甘草5g。

加减:胸满气逆加射干、厚朴、桑白皮、炒苏子;鼻塞流涕加辛夷、苍耳子、白芷、鹅不食草。

### (二)邪热壅肺

[临床表现] 喘逆上气,息粗鼻扇,胸胀或痛,咳而不爽,咳痰色黄稠黏,或伴形寒,身热,烦闷,身痛,有汗或无汗,口干,舌质红,舌苔薄白或黄,脉浮数或滑。

[治法] 清热化痰平喘。

[方药] 麻杏石甘汤加减：炙麻黄 10 g，杏仁 10 g，生石膏 30 g，葶苈子 20 g，黄芩 10 g，桑白皮 10 g，炒苏子 20 g，制半夏 10 g，款冬花 10 g，甘草 5 g。

　　加减：痰黄黏稠量多加瓜蒌仁、开金锁、鱼腥草、浙贝母；气促喘息加水蛭、地龙、射干。

　　（三）痰浊阻肺

　　[临床表现] 喘咳痰鸣，胸中满闷，痰多黏稠色白，咳吐不畅，呕恶纳呆，口黏不渴，舌质淡，舌苔白腻，脉滑或濡。

　　[治法] 祛痰降逆平喘。

　　[方药] 二陈汤合三子养亲汤加减：陈皮 10 g，茯苓 15 g，制半夏 10 g，炒苏子 15 g，白芥子 10 g，莱菔子 15 g，杏仁 10 g，炙紫菀 10 g，旋覆花 10 g，葶苈子 20 g，甘草 5 g。

　　加减：若痰湿较重加苍术、厚朴、胆南星；呕恶纳呆加紫苏梗、姜竹茹、干姜、六神曲。

　　（四）肺气郁结

　　[临床表现] 每遇情志刺激而诱发，突然呼吸短促，息粗气憋，胸胁闷痛，咽中如窒，喉中痰鸣不显，平素多忧思抑郁，或失眠心悸，或心烦易怒，面红目赤，舌质红，舌苔薄白或黄，脉弦。

　　[治法] 开郁降气平喘。

　　[方药] 五磨饮子加减：枳实 12 g，木香 10 g，乌药 10 g，沉香 3 g，槟榔 10 g，厚朴 10 g，炒苏子 15 g，降香 10 g，香附 10 g，杏仁 10 g，甘草 5 g。

　　加减：肝郁气滞加柴胡、郁金、青皮；夜寐不安加百合、茯神、合欢皮、酸枣仁、远志。

　　（五）肺气耗伤

　　[临床表现] 喘促短气，语声低微，喉有鼾声，咳声低弱，咳痰稀薄，自汗畏风，或呛咳，痰少质黏，烦热口干，咽喉不利，颜面潮红，舌质淡红，舌苔少，脉软弱或细数。

　　[治法] 补肺益气。

　　[方药] 生脉饮加减：党参 30 g，麦冬 10 g，五味子 10 g，炙黄芪 15 g，防风 10 g，炒白术 10 g，桑叶 10 g，阿胶 6 g，炙甘草 6 g。

　　加减：阴虚口干舌燥加北沙参、玉竹、百合、诃子；咳痰黏稠加川贝母、百部、桑白皮。

　　（六）肾不纳气

　　[临床表现] 喘促日久，动则喘甚，呼多吸少，气不得续，形瘦神疲，下肢浮肿，汗出肢冷，面青唇紫，或见喘咳，面红烦躁，口咽干燥，足冷，汗出如油，舌质淡，舌苔白或黑

润,或舌红少津,脉沉弱或细数。

[**治法**] 补肾纳气。

[**方药**] 金匮肾气丸合人参蛤蚧散加减:附子10 g,肉桂6 g,熟地黄15 g,山茱萸20 g,山药10 g,茯苓15 g,牡丹皮10 g,泽泻10 g,人参5 g,蛤蚧5 g,紫河车粉3 g,当归10 g,炙甘草6 g。

加减:下肢浮肿加车前草、大腹皮、桑白皮;神疲乏力加太子参、五味子、麦冬。

## 二、临证体会

喘证的实证多出现在肺系疾病的急性期,随着急性期疾病的缓解,喘证的临床表现也逐渐改善。喘证的虚证临床多见,在慢性阻塞性肺疾病、肺源性心脏病中较为常见。喘证的虚证以肺气耗伤和肾不纳气多见,治疗以补益肺气,补肾纳气为主。

为减少慢性阻塞性肺疾病的发作,可以练习呼吸操,练习太极拳改善肺活量,或经常服用玉屏风散提高肺系的抗邪能力,也可以服用夏季或冬季膏方提高肺系的抗邪能力,反复喘息咳嗽,在夏季可以进行"冬病夏治",包括穴位敷贴、穴位注射等治疗。个人喜欢在治疗喘证气促时加入水蛭、地龙等以改善缺氧状态,有利于喘证的缓解。

# 哮　　证

哮证是以喉中哮鸣有声、呼吸困难甚则喘息不能平卧为主症的反复发作性疾病。西医学中的支气管哮喘、喘息性支气管炎引起的哮喘等属本病范畴。

哮证的发生为痰伏于肺,每因外感、饮食、情志、劳倦等诱因引动而触发,致痰阻气道,肺气上逆,气道挛急所致。以下结合个人的临床经验对哮证进行分型论治讨论。

## 一、分型诊治

(一)发作期

1. 寒哮

[**临床表现**] 呼吸急促,喉中哮鸣有声,胸膈满闷如塞,咳嗽不甚,痰稀薄色白,咳吐不爽,面色晦滞,口不渴或渴喜热饮,天冷或受寒易发,形寒畏冷,初起多兼恶寒、发热、

头痛等表证,舌质淡,舌苔白滑,脉弦紧或浮紧。

[治法] 温肺散寒,化痰平喘。

[方药] 射干麻黄汤或小青龙汤加减:炙麻黄10 g,射干10 g,干姜6 g,细辛3 g,制半夏10 g,炙紫菀10 g,款冬花10 g,五味子10 g,桂枝6 g,炒白芍15 g,大枣10 g,甘草5 g。

加减:痰多不能平卧加葶苈子、炒苏子、杏仁、白前;胸膈满闷加水蛭、地龙、瓜蒌皮、枳实。

2. 热哮

[临床表现] 气粗息涌,呛咳阵作,喉中哮鸣,胸高胁胀,烦闷不安,汗出,口渴喜饮,面赤口苦,咳痰色黄或色白,痰黏浊稠厚,咳吐不利,舌质红,舌苔黄腻,脉滑数或弦滑。

[治法] 清热宣肺,化痰定喘。

[方药] 定喘汤加减:炙麻黄10 g,黄芩10 g,桑白皮10 g,杏仁10 g,制半夏10 g,款冬花10 g,炒苏子15 g,白果6 g,甘草5 g。

加减:咳痰黄稠加海蛤壳、开金锁、鱼腥草、天竺子;大便秘结加制大黄、栝楼子、枳实、厚朴。

3. 虚哮

[临床表现] 喉中哮鸣如鼾,气短息促,动则喘甚,发作频繁,甚则持续哮喘,口唇爪甲青紫,咳痰无力,痰涎清稀或质黏起沫,面色苍白或颧红唇紫,口不渴或咽干口渴,形寒肢冷或烦热,舌质淡或偏红,或紫暗,脉沉细或细数。

[治法] 补肺纳肾,降气化痰。

[方药] 苏子降气汤加减:炒紫苏子30 g,半夏10 g,当归10 g,前胡10 g,厚朴10 g,肉桂6 g,陈皮6 g,五味子10 g,炙甘草6 g。

加减:肾阳虚加附子、鹿角片、补骨脂;肺肾阴虚加沙参、麦冬、生地黄。


(二)缓解期

1. 肺虚

[临床表现] 喘促气短,语声低微,面色不华,自汗畏风,咳痰清稀色白,多因气候变化而诱发,发作前喷嚏频作,鼻塞流清涕,舌质淡,舌苔白,脉细弱或虚大。

[治法] 补肺益气。

[方药] 玉屏风散加减:黄芪30 g,白术10 g,防风10 g,荆芥10 g,桑叶10 g,阿胶3 g,炙甘草6 g。

加减:阳虚加附子、干姜、肉桂;气阴两虚加北沙参、玉竹、百合。

2. 脾虚

[临床表现] 倦怠无力,食少便溏,面色无华,痰多而黏,咳吐不爽,胸脘满闷,恶心

纳呆,或食油腻易腹泻,每因饮食不当而诱发,舌质淡,舌苔白滑或腻,脉细弱。

[治法] 健脾益气。

[方药] 六君子汤加减:党参15 g,茯苓15 g,白术10 g,制半夏10 g,陈皮6 g,山药15 g,炒薏苡仁15 g,五味子6 g,炙甘草6 g。

加减:表虚自汗加炙黄芪、浮小麦、糯稻根、乌梅、煅牡蛎、煅龙骨;痰多加前胡、杏仁、炙百部、胆南星。

3. 肾虚

[临床表现] 平素息促气短,动则为甚,呼多吸少,咳痰质黏,头晕耳鸣,腰膝酸软,心慌,神疲乏力,或五心烦热,颧红,口干,或畏寒肢冷,面色苍白,舌质淡,舌苔白,或舌红少苔,脉沉细或细数。

[治法] 补肾纳气。

[方药] 金匮肾气丸加减:附子10 g,肉桂6 g,熟地黄15 g,山茱萸20 g,山药15 g,泽泻10 g,茯苓15 g,牡丹皮10 g,五味子10 g,炙甘草6 g。

加减:阳虚加附片、肉桂、补骨脂、淫羊藿、鹿角片;阴虚加生地黄、百合、蛤蚧、北沙参、玉竹。

## 二、临证体会

哮证主要在支气管哮喘、喘息性支气管炎中出现,以喉中哮鸣有声、气短为特点,临床治疗与喘证相似,中医治疗在哮证的缓解期作用较为明显,如肺气虚采用补肺益气,脾气虚则健脾益气,肾气虚则补肾纳气。与喘证的诊治一样,为减少哮证的发作,可以通过练习呼吸操、太极拳改善肺活量,或经常服用玉屏风散提高肺系的抗邪能力,也可以服用夏季或冬季膏方以提高肺系的抗邪能力,在夏季可以进行"冬病夏治",包括穴位敷贴、穴位注射等治疗。个人在治疗喘证和哮证气促时喜欢加入水蛭、地龙、地鳖虫等以改善缺氧状态,有利于喘证和哮证症状的缓解。

# 心　悸

心悸是以心中悸动、惊惕不安甚则不能自主为主症的疾病。临床多呈发作性,每因体虚劳倦、七情所伤、感受外邪等导致心悸发作,常伴胸闷、气短、失眠、健忘、眩晕、耳鸣等。病情较轻者为惊悸,多为阵发性;病情较重者为怔忡,可呈持续性。西医学中各种原因引起的心律失常,或心功能不全、心肌炎、神经症等以心悸为主症者属于本病范畴。

心悸的发生多因体虚劳倦、七情所伤、感受外邪及药食不当等,以致气血阴阳亏损,心神失养,心神不安,或痰、饮、火、瘀阻滞心脉,扰乱心神而出现心悸。以下结合个人的临床经验对心悸进行分型论治讨论。

## 一、分型诊治

### (一)心胆气虚

[临床表现] 心悸不宁,善惊易恐,坐卧不安,不寐多梦而易惊醒,恶闻声响,食少纳呆,舌质淡,舌苔薄白,脉细数或细弦。

[治法] 镇惊定志,养心安神。

[方药] 安神定志丸加减:煅白龙齿15 g,酸枣仁10 g,远志10 g,茯神15 g,党参20 g,茯苓10 g,山药10 g,天冬10 g,生地黄10 g,熟地黄10 g,肉桂3 g,五味子10 g,炙甘草6 g。

加减:气短乏力加黄芪、太子参、灵芝;心气郁结加柴胡、郁金、合欢皮、月季花。

### (二)心血不足

[临床表现] 心悸气短,头晕目眩,失眠健忘,面色无华,倦怠乏力,纳呆食少,舌质淡红,舌苔薄白,脉细弱。

[治法] 补血养心,益气安神。

[方药] 归脾汤加减:党参30 g,黄芪15 g,白术10 g,陈皮6 g,熟地黄10 g,当归10 g,茯神15 g,远志10 g,酸枣仁10 g,木香6 g,炙甘草10 g。

加减:汗出肢冷加附子、煅龙骨、煅牡蛎;失眠多梦加合欢皮、首乌藤、五味子、柏子仁、莲子心。

### (三)阴虚火旺

[临床表现] 心悸易惊,心烦失眠,五心烦热,口干,盗汗,思虑劳心则症状加重,伴耳鸣腰酸,头晕目眩,急躁易怒,舌质红少津,舌苔少或无,脉细数。

[治法] 滋阴清火,养心安神。

[方药] 天王补心丹合朱砂安神丸加减:党参20 g,麦冬10 g,天冬10 g,生地黄10 g,玄参15 g,当归10 g,丹参10 g,黄连6 g,朱茯神15 g,远志10 g,酸枣仁10 g,柏子仁6 g,五味子10 g,桔梗3 g,炙甘草10 g。

加减：潮热出汗加知母、黄柏、炙龟板、熟地黄；头晕目眩加天麻、钩藤、石决明、葛根。

### （四）心阳不振

**[临床表现]** 心悸不安，胸闷气短，动则尤甚，面色苍白，形寒肢冷，或有肢体浮肿，舌质淡有齿印，舌苔白，脉虚弱或沉细无力。

**[治法]** 温补心阳，安神定悸。

**[方药]** 桂枝甘草龙骨牡蛎汤合参附汤加减：桂枝9 g，附子12 g，煅龙骨20 g，煅牡蛎20 g，党参30 g，黄芪15 g，麦冬10 g，山茱萸20 g，炙甘草10 g。

加减：下肢浮肿加葶苈子、车前子、泽泻；夹瘀血者加丹参、赤芍、川芎、桃仁、红花。

### （五）气滞血瘀

**[临床表现]** 心悸不安，胸闷不舒，心痛时作，痛如针刺，唇甲青紫，舌质紫暗或有瘀斑，脉涩或结代。

**[治法]** 活血化瘀，理气通络。

**[方药]** 桃仁红花煎加减：桃仁10 g，红花10 g，丹参15 g，赤芍15 g，炒川芎15 g，延胡索10 g，香附10 g，青皮6 g，生地黄10 g，炒当归15 g，炙甘草6 g。

加减：心情不畅加柴胡、郁金、淮小麦；胸闷加瓜蒌皮、薤白、枳实、红景天；胸痛加乳香、没药、五灵脂、生蒲黄、三七粉。

### （六）痰火扰心

**[临床表现]** 心悸时发时止，受惊易作，胸闷烦躁，失眠多梦，口干口苦，大便秘结，小便短赤，舌质红，舌苔黄腻，脉弦滑。

**[治法]** 清热化痰，宁心安神。

**[方药]** 黄连温胆汤加减：黄连6 g，竹茹10 g，枳实10 g，陈皮10 g，茯苓20 g，制半夏10 g，胆南星6 g，瓜蒌仁10 g，远志10 g，石菖蒲10 g，生栀子10 g，生龙骨15 g，生牡蛎15 g，炙甘草6 g。

加减：大便秘结加火麻仁、郁李仁、决明子；失眠多梦加茯神、首乌藤、合欢皮、酸枣仁。

## 二、临证体会

心悸属于虚证者多见，包括气虚（心胆气虚）、血虚（心血不足）、阴虚、阳虚等。个人喜欢在临床上使用炙甘草汤或柴胡加龙骨牡蛎汤加减治疗心悸,分别加入补气、补血、滋阴、温阳、活血化瘀、清热化痰等药物,也能取得效果。

心悸在治疗的同时,要注意情志调节,饮食有节,增强体质,如保持精神乐观,情绪稳定,避免惊恐刺激及忧思恼怒等;饮食宜低脂、低盐饮食,忌烟酒、浓茶;可以进行舒缓运动,不宜过度劳累,生活尽量规律,轻症可从事适当体力活动,以不觉劳累、不加重症状为度,避免剧烈活动;重症心悸者应卧床休息并配合抗心律失常的药物治疗。

# 胸　痹

胸痹是以胸部闷痛甚则胸痛彻背、喘息不得卧为主症的疾病。轻者仅感胸闷如窒,呼吸欠畅;重者则有胸痛,严重者心痛彻背,背痛彻心。真心痛,是胸痹进一步发展的严重病证,其特点为剧烈而持久的胸骨后疼痛,伴心悸、喘促、肢冷、汗出、面色苍白等症状,甚至可危及生命。西医学中冠状动脉粥样硬化性心脏病之心绞痛、急性心肌梗死、心包炎、心肌病、病毒性心肌炎、心脏神经症、胸膜炎、慢性阻塞性肺疾病、肺动脉栓塞、胃食管疾病等,以胸痹为主要表现者均属本病范畴。

胸痹的发生多与寒邪内侵、饮食失调、情志失节、劳倦内伤、年迈体虚等因素有关。或因寒凝、气滞、血瘀、痰浊等痹阻胸阳,阻滞心脉,或为气虚,阴伤,阳衰,肺、脾、肝、肾亏虚,心脉失养。病机既有因实致虚者,亦有因虚致实者。以下结合个人的临床经验对胸痹进行分型论治讨论。

## 一、分型诊治

（一）心血瘀阻

[临床表现] 心胸疼痛,如刺如绞,痛有定处,入夜为甚,甚则心痛彻背,背痛彻心,或痛引肩背,舌质紫暗或有瘀点、瘀斑,舌苔薄,脉弦涩。

[治法] 活血化瘀,通脉止痛。

[方药] 血府逐瘀汤加减:桃仁10 g,红花10 g,炒当归15 g,炒川芎10 g,赤芍15 g,生地黄10 g,柴胡10 g,桔梗3 g,枳壳10 g,牛膝10 g,降香10 g,郁金10 g,甘草5 g。

加减:胸痛剧烈,瘀血痹阻者加乳香、没药、丹参;阳虚加桂枝、细辛、附子。

（二）痰浊闭阻

[临床表现]胸闷重而心痛微，痰多气短，头身困重，形体肥胖，遇阴雨天易发作或加重，伴有倦怠乏力，纳呆便溏，咳吐痰涎，舌体胖大边有齿痕，舌苔浊腻或白滑，脉滑。

[治法]通阳泄浊，豁痰开结。

[方药]栝蒌薤白半夏汤合涤痰汤加减：栝楼 12 g，薤白 12 g，制半夏 10 g，胆南星 10 g，竹茹 10 g，党参 15 g，茯苓 15 g，石菖蒲 10 g，陈皮 6 g，枳实 6 g，甘草 5 g。

加减：痰热者加海浮石、海蛤壳、生栀子、竹沥；大便便溏加炒薏苡仁、莲子、芡实。

（三）寒凝心脉

[临床表现]猝然心痛如绞，心痛彻背，喘不得卧，多因气候骤冷或外感风寒而诱发或加重，伴形寒，甚则手足不温，冷汗自出，胸闷气短，心悸，面色苍白，舌质淡，舌苔薄白，脉沉紧或沉细。

[治法]辛温散寒，宣通心阳。

[方药]枳实薤白桂枝汤合当归四逆汤加减：桂枝 10 g，细辛 3 g，薤白 12 g，瓜蒌皮 12 g，炒当归 10 g，赤芍 15 g，枳实 10 g，厚朴 10 g，大枣 10 g，炙甘草 6 g。

加减：身寒肢冷加附子、干姜、鹿角片。

（四）气阴两虚

[临床表现]心胸隐痛，时作时休，心悸气短，动则尤甚，伴神疲懒言，易出汗，舌质淡红，舌体胖，舌边有齿印，舌苔薄白，脉虚细缓或结代。

[治法]益气养阴，活血通脉。

[方药]生脉散合人参养荣汤加减：党参 20 g，麦冬 10 g，五味子 10 g，黄芪 15 g，肉桂 6 g，玉竹 10 g，丹参 15 g，炒当归 10 g，炙甘草 6 g。

加减：气滞血瘀加川芎、地鳖虫、郁金；夜寐不安加茯神、远志、合欢皮、柏子仁、酸枣仁。

（五）心肾阴虚

[临床表现]心痛憋闷，心悸盗汗，虚烦不寐，腰酸膝软，头晕耳鸣，口干，便秘，舌质红少津，舌苔薄或剥，脉细数或促代。

[治法]滋阴清火，养心和络。

[方药]天王补心丹合炙甘草汤加减：党参 15 g，天冬 10 g，麦冬 10 g，生地黄 10 g，玄参 10 g，茯苓 10 g，柏子仁 10 g，酸枣仁 10 g，五味子 10 g，远志 10 g，丹参 10 g，炒当归

15 g,赤芍15 g,阿胶6 g,炙甘草6 g。

加减：头晕目眩加天麻、钩藤、葛根、牛膝；腰酸膝软加杜仲、狗脊、桑寄生、续断。

（六）心肾阳虚

[临床表现] 心悸而痛，胸闷气短，动则尤甚，动则自汗，面色不华，神倦畏寒，四肢欠温或肿胀，舌质淡胖，舌边有齿印，舌苔白或腻，脉沉细迟。

[治法] 温补阳气，振奋心阳。

[方药] 参附汤合右归丸加减：党参15 g，附子10 g，肉桂6 g，熟地黄15 g，山茱萸10 g，淫羊藿10 g，补骨脂10 g，炙甘草6 g。

加减：水肿加车前草、大腹皮、猪苓；畏寒肢冷加桂枝、干姜、菟丝子。

## 二、临证体会

胸痹轻者表现为胸闷，严重者表现为胸痛，轻者可以保守治疗。胸痹最常见的病机为心血瘀阻，痰浊闭阻，寒凝心脉导致心脉瘀阻，故胸痹的诊治方面以活血化瘀，化痰祛湿，温经通脉为主。

胸痹患者平时宜注意不吸烟，不饮浓茶、咖啡、烈性酒；饮食宜避免食用肥厚油腻之品，不宜过饱，保持大便通畅。特别寒冷的季节避免外出和负重，调节情志，忌情绪剧烈变化，积极治疗高血压、高脂血症、糖尿病等。

# 胃 脘 痛

胃脘痛是以胃脘部疼痛为主症的疾病，胃脘痛发生的主要病因包括外邪侵袭、饮食不节、情志失调、久病体虚及药物损害等，致使脾胃虚弱，不荣则痛，或胃气郁滞，失于和降，不通则痛，常见于急性胃炎、慢性胃炎、胃十二指肠溃疡等疾病。

中医认为胃脘痛的病机属于寒邪客胃，饮食伤胃，肝气犯胃，湿热中阻，瘀血停滞，脾胃虚寒，胃阴不足，治疗以温胃散寒、消食导滞、疏肝理气、疏肝泄热、清热化湿、化瘀通络、温中健脾、养阴益胃为主。以下结合个人的临床经验对胃脘痛进行分型论治讨论。

## 一、分型诊治

### (一)寒邪犯胃

[临床表现] 突发胃痛,胃脘痉挛冷痛,恶寒喜暖,得温痛减,遇寒加重,胃脘压痛,口不渴,喜热饮,舌质淡,舌苔薄白或白腻,脉弦紧。一般有胃脘部受凉的外因。

[治法] 散寒止痛。

[方药] 良附丸合理中汤加减:高良姜10 g,制香附10 g,砂仁6 g,荜茇10 g,陈皮6 g,小茴香3 g,木香10 g,附子10 g,干姜6 g,党参15 g,炒白术10 g,炙甘草6 g。

加减:若寒邪较重加大附片用量,或加花椒、肉桂;恶寒头痛等风寒表证加紫苏、桂枝、白芷、细辛。

### (二)饮食伤胃

[临床表现] 饮食不节后出现胃脘胀痛,痞满拒按,嗳腐吞酸,嗳气,纳差,大便黏滞不爽,舌质红,舌苔白腻或厚腻,脉滑。一般有饮食不节或不洁等因素。

[治法] 消食导滞止痛。

[方药] 保和丸加减:六神曲15 g,焦山楂10 g,莱菔子10 g,茯苓15 g,制半夏10 g,陈皮6 g,连翘10 g,炒谷芽15 g,炒麦芽15 g,甘草5 g。

加减:脘腹胀者加枳实、木香、厚朴;食积化热,嗳腐酸臭者加黄连、生栀子、黄芩、吴茱萸。

### (三)肝气犯胃

[临床表现] 胃脘胀痛,胁胀不舒,烦躁易怒,情绪变化可导致胃脘痛加重,嗳气,嘈杂泛酸,口干口苦,大便不畅,舌质红,舌苔黄,脉弦或数。胃脘痛受情绪影响较大。

[治法] 疏肝理气,和胃止痛。

[方药] 柴胡疏肝散加减:柴胡10 g,枳壳15 g,炒白芍20 g,陈皮10 g,制香附10 g,川芎10 g,佛手10 g,甘草5 g。

加减:伴有胁痛加川楝子、延胡索;嗳气加刀豆、旋覆花、代赭石;泛酸加乌贼骨、煅白螺蛳壳、煅瓦楞子;口苦口干加黄芩、玉竹、麦冬。

### (四)湿热蕴结

[临床表现] 胃脘灼热疼痛,嘈杂吐酸,脘痞腹胀,口苦纳差,口渴不欲饮,小便色黄,大便黏腻不爽,肛周灼热痛,舌质红,舌苔黄腻,脉滑数。多有饮食不洁或过食肥甘

油腻史。

[治法] 清化热湿,理气和胃。

[方药] 三仁汤加减:生薏苡仁20 g,砂仁3 g,杏仁6 g,淡竹叶10 g,厚朴10 g,制半夏10 g,滑石20 g,黄连3 g,茯苓15 g,陈皮6 g,甘草5 g。

加减:湿偏重加苍术、石菖蒲、藿香;热偏重加蒲公英、黄芩、连翘;伴恶心呕吐加竹茹、紫苏梗;腹胀加厚朴、枳实、佛手。

（五）瘀血阻滞

[临床表现] 胃脘刺痛有定处,按之疼痛加重,疼痛反复发作,食后疼痛加剧,或夜间疼痛较重,或出现黑便或呕咖啡样血液,舌质紫暗或有瘀斑,舌苔白,脉涩或细数。

[治法] 化瘀通络,理气和胃。

[方药] 失笑散合桃红四物汤加减:生蒲黄10 g,五灵脂10 g,桃仁10 g,红花10 g,炒当归10 g,炒川芎10 g,赤芍15 g,生地黄10 g,甘草5 g。

加减:若胃痛明显加延胡索、郁金、川楝子、木香、炒枳壳;见呕血及黑便等出血现象者,当以止血为先,加茜草炭、白及、三七粉(冲服)。

（六）脾胃虚寒

[临床表现] 胃脘隐痛,迁延不愈,空腹痛剧,得食则缓,喜温喜按,嘈杂泛酸,纳差,大便溏薄,神疲倦怠,四肢不温,舌质淡,舌苔白,脉虚缓。

[治法] 温中健脾,和胃止痛。

[方药] 黄芪建中汤加减:黄芪15 g,炒白术15 g,桂枝6 g,炒白芍20 g,干姜5 g,高良姜6 g,大枣10 g,甘草5 g。

加减:泛酸加吴茱萸、海螵蛸、煅瓦楞子、煅白螺蛳壳;纳差加炒谷芽、炒麦芽、六神曲、焦山楂。

（七）胃阴不足

[临床表现] 胃脘隐隐灼痛,嘈杂易饥,或纳差,口咽干燥,大便干结难行,舌质红少津,或光剥无苔,脉弦细。

[治法] 养阴益胃,和中止痛。

[方药] 益胃汤加减:北沙参15 g,麦冬10 g,生地黄10 g,玉竹10 g,川石斛10 g,佛手10 g,女贞子10 g,旱莲草10 g,甘草5 g。

加减:纳差加炒谷芽、炒麦芽、六神曲、焦山楂;便秘加火麻仁、栝楼子、郁李仁、决明子。

## 二、临证体会

胃脘痛初发一般辨为实证,以寒邪客胃,饮食伤胃,肝气犯胃,湿热中阻多见,治疗当以散寒止痛、消食导滞、舒肝和胃、清热利湿等治法为主;久病辨为虚证,如脾胃虚寒,胃阴不足,治疗宜温中和胃、养阴益胃。虚寒性胃脘痛也可以采用艾灸、穴位敷贴等治疗。

胃脘痛病愈后饮食宜清淡,食物温度适中,食物不宜太硬,注意情绪调节。胃脘痛如果反复发作应及时行胃十二指肠镜检查,以排除胃溃疡、胃肿瘤等,避免延误病情。

# 腹　痛

腹痛是以胃脘以下、耻骨毛际以上部位疼痛为主症的疾病,腹痛发生的病因多为感受外邪、饮食所伤、情志失调、劳倦内伤等,致腹部脏器气机阻滞、脉络痹阻,不通则痛而发生腹痛。

中医认为腹痛属于寒邪内阻者宜温中散寒,湿热壅滞宜泄热通腑,饮食积滞者宜消食导滞,肝郁气滞者宜疏肝解郁,瘀血内停则活血化瘀,中焦虚寒者宜温中补虚为主。腹痛常见于胃肠痉挛、肠易激综合征、急慢性结肠炎、肠粘连、不完全性肠梗阻、急慢性胰腺炎等疾病。以下结合个人的临床经验对腹痛进行分型论治讨论。

## 一、分型诊治

### (一)寒邪内阻

[临床表现]突发腹痛,腹痛拒按,遇寒痛甚,遇热痛减,口淡不渴,畏寒肢冷,小便清长,大便清稀或秘结,舌质淡,舌苔白腻,脉沉紧。一般有腹部受凉外因。

[治法]温中散寒,理气止痛。

[方药]良附丸合理中汤加减:高良姜10 g,制香附10 g,砂仁6 g,荜茇10 g,陈皮6 g,小茴香3 g,木香10 g,附子10 g,干姜6 g,党参15 g,炒白术10 g,炙甘草6 g。

加减:恶心呕吐加紫苏梗、姜竹茹、干姜;大便溏薄加茯苓、炒薏苡仁、莲子、芡实。

（二）湿热壅滞

**［临床表现］** 突发腹痛，腹痛拒按，口渴心烦，大便秘结，或大便溏滞不爽，潮热汗出，小便短赤，舌质红，舌苔黄燥或黄腻，脉滑数。一般有饮食不节或不洁等原因。

**［治法］** 泄热通腑，行气导滞。

**［方药］** 大承气汤加减：生大黄10 g，厚朴20 g，枳实10 g，芒硝10 g，生白芍15 g，红藤15 g，甘草5 g。

加减：大便不爽去芒硝，加生栀子、黄芩、黄柏；腹痛牵掣两胁加郁金、柴胡、虎杖、茵陈。

（三）饮食积滞

**［临床表现］** 餐后腹部胀满，疼痛拒按，嗳腐吞酸，恶心呕吐，纳差，痛而欲泻，泻后腹痛减，或大便秘结，舌质红，舌苔厚腻，脉滑。一般有饮食不节等诱因。

**［治法］** 消食导滞，理气止痛。

**［方药］** 枳实导滞丸加减：枳实15 g，六神曲10 g，茯苓15 g，制大黄10 g，黄芩10 g，黄连3 g，泽泻10 g，炒白术15 g，陈皮10 g，莱菔子10 g，甘草5 g。

加减：腹痛胀满加厚朴、木香、佛手；恶心呕吐加紫苏梗、姜竹茹、干姜。

（四）肝郁气滞

**［临床表现］** 腹部胀痛，痛处不固定，痛引少腹，或两胁胀痛，时作时止，嗳气或大便后疼痛则缓解，遇忧思恼怒加剧，善太息，舌质红，舌苔薄白，脉弦。一般与情绪变化等因素相关。

**［治法］** 疏肝解郁，理气止痛。

**［方药］** 柴胡疏肝散加减：柴胡12 g，炒枳壳15 g，制香附10 g，陈皮10 g，炒白芍20 g，延胡索10 g，川芎6 g，甘草5 g。

加减：胸胁胀痛加川楝子、郁金、月季花；疼痛与情绪变化有关加牡丹皮、生栀子。

（五）瘀血阻络

**［临床表现］** 腹痛较剧，痛如针刺，痛处固定，经久不愈，入夜尤甚，舌质紫暗，舌苔白，脉细涩。多见于腹部手术后肠粘连等状况。

**［治法］** 活血化瘀，和络止痛。

**［方药］** 少腹逐瘀汤加减：炒当归15 g，炒川芎10 g，赤芍15 g，延胡索10 g，生蒲黄10 g，五灵脂6 g，没药6 g，娑罗子10 g，小茴香3 g，肉桂3 g，干姜3 g，炙甘草6 g。

加减：腹部术后疼痛或外伤后腹痛加桃仁、红花、泽兰、三七。

（六）中焦虚寒

[**临床表现**] 腹痛隐痛，时发时止，喜暖喜按，畏寒怕冷，神疲乏力，气短懒言，纳差，面色萎黄，大便溏薄，舌质淡，舌苔白，脉沉细。

[**治法**] 温中补虚，缓急止痛。

[**方药**] 小建中汤加减：桂枝10 g，饴糖30 g，生姜10 g，大枣20 g，炒白芍20 g，炙甘草10 g。

加减：腹部冷痛加附子、胡芦巴、吴茱萸、丁香；纳差加焦山楂、炒谷芽、炒麦芽、炙鸡内金、六神曲。

## 二、临证体会

腹痛应首辨虚实，实者以驱邪为主，虚者补虚为宜。对于肠易激综合征，急慢性结肠炎引起的腹痛，当腹泻、腹痛一起诊治。肠粘连引起的腹痛临床不易诊断，需要结合腹部手术史，并排除其他疾病引起的腹痛才能确诊。肠粘连引起的腹痛治疗周期长，疗效反应慢，行气活血的治法可以取效。对于虚寒性腹痛可以加用穴位敷贴、艾灸治疗，对于反复发作的慢性腹痛应进行全面检查，排除胰腺肿瘤、肠道肿瘤、盆腔肿瘤等。

# 呃　　逆

呃逆是指气逆上冲，喉间呃呃连声，声短而频，不能自止为主症的疾病。西医学中的单纯性膈肌痉挛，以及胃炎、胃肠神经症、胸腹手术等引起的膈肌痉挛可归属于本证范畴。

呃逆的发生多由寒邪犯胃、饮食不当、情志不遂、体虚久病等导致胃失和降，胃气上逆动膈而发病。以下结合个人的临床经验对呃逆进行分型论治讨论。

## 一、分型诊治

### （一）胃中寒冷

[**临床表现**] 呃声沉而有力，胃脘部及膈间不适，得热则减，遇寒则甚，进食减少，喜食热饮，口淡不渴，舌质淡，舌苔白，脉迟缓。

[治法]温中散寒,降逆止呃。

[方药]丁香柿蒂散加减:丁香6g,柿蒂10g,高良姜6g,干姜6g,荜茇10g,香附10g,陈皮10g,甘草5g。

加减:寒气重者加吴茱萸、肉桂、乌药;腹痞满者加枳壳、厚朴、佛手。

（二）胃火上逆

[临床表现]呃声洪亮有力,冲逆而出,口臭口干,多喜冷饮,脘腹满闷,大便秘结,小便短赤,舌质红,舌苔黄或燥,脉滑数。

[治法]清胃泄热,降逆止呃。

[方药]竹叶石膏汤加减:竹叶10g,生石膏20g,沙参15g,麦冬10g,制半夏10g,粳米10g,竹茹10g,柿蒂10g,甘草5g。

加减:腹痞满便秘加生大黄、厚朴、枳实;口臭口干加藿香、佩兰、薄荷、忍冬藤、芦根。

（三）气机郁滞

[临床表现]呃逆连声,常因情志不畅而诱发或加重,胸胁满闷,脘腹胀满,或有嗳气纳呆,肠鸣矢气,舌质淡,舌苔腻,脉弦。

[治法]顺气解郁,降逆止呃。

[方药]五磨饮子加减:木香10g,乌药10g,枳壳15g,沉香3g,槟榔10g,丁香6g,代赭石15g,甘草5g。

加减:心烦口苦加生栀子、黄连、牡丹皮;脘腹胀满加厚朴、佛手、枳实、青皮。

（四）脾胃阳虚

[临床表现]呃声低长无力,气不得续,泛吐清水,脘腹不适,喜暖喜按,手足不温,食少乏力,大便溏薄,舌质淡,舌苔薄白,脉沉细。

[治法]温补脾胃,和中止呃。

[方药]理中丸加减:党参20g,白术15g,干姜6g,吴茱萸6g,丁香6g,柿蒂10g,炙甘草6g。

加减:大便溏薄加茯苓、炒薏苡仁、莲子、砂仁;泛吐清水加紫苏梗、姜竹茹、制半夏。

（五）胃阴不足

[临床表现]呃声短促而不连续,口干咽燥,不思饮食,或有烦渴,或食后饱胀,大便干结,舌质红,舌苔少而干,脉细数。

［治法］养胃生津，降逆止呃。

［方药］益胃汤合橘皮竹茹汤加减：沙参15 g，麦冬10 g，玉竹10 g，生地黄15 g，陈皮10 g，竹茹10 g，枇杷叶10 g，柿蒂10 g，炙甘草6 g。

加减：口咽干燥加芦根、玄参、石斛；大便干结加火麻仁、郁李仁、决明子、瓜蒌仁。

## 二、临证体会

呃逆是指胃中气逆上冲，喉间发出不停的"呃、呃"声，声音短促而频繁，发病部位在胃。初起发病多为实证，如胃中寒冷，胃火上逆，胃气郁滞导致气逆上冲，呃逆实证治疗个人多采用丁香柿蒂散加减，方中加入行气的木香、香附、厚朴、枳实、降香、乌药、佛手等。呃逆久治不愈可转化为虚证，可见脾胃阳虚，胃阴不足等证型，治疗可于温阳、滋阴方中加入降逆的药物，如丁香柿蒂散等。呃逆的发病如果与情绪有关，宜调节患者心情，分散其注意力，也可以通过深呼吸训练减轻呃逆的发作。

# 呕 吐

呕吐是以胃内容物由口中吐出为主症的疾病，其中有声有物谓之"呕"，有物无声谓之"吐"，有声无物谓之"干呕"。临床呕与吐常兼见，难以截然分开，故合称为"呕吐"。西医学中的急慢性胃炎、幽门梗阻、肠梗阻、急性胰腺炎、尿毒症、颅脑疾病等，以呕吐为主要临床表现者可归属于本病范畴。

呕吐多由饮食不节、外感时邪、情志失调或素体脾胃虚弱，引起胃失和降，胃气上逆所致。以下结合个人的临床经验对呕吐进行分型论治讨论。

## 一、分型诊治

### （一）外邪犯胃

［临床表现］突发呕吐，频频泛恶，胸脘满闷，纳差，或伴有恶寒热，头身疼痛，舌质淡，舌苔白腻，脉濡。

［治法］祛邪解表，化浊和中。

［方药］藿香正气散加减：藿香15 g，紫苏梗10 g，大腹皮10 g，制半夏10 g，生姜

6 g,厚朴10 g,白芷10 g,白蔻仁3 g,陈皮6 g,炒白术15 g,六神曲15 g,茯苓15 g,甘草5 g。

加减：胃脘胀满加木香、枳壳、佛手；纳差加炙鸡内金、莱菔子、焦山楂。

（二）饮食停滞

[临床表现]呕吐酸腐,或吐出未消化的食物,嗳气厌食,脘腹胀满,大便臭秽,或秘结或便溏,舌质红,舌苔厚腻,脉滑实。

[治法]消食化滞,和胃降逆。

[方药]保和丸加减：神曲15 g,焦山楂15 g,茯苓15 g,制半夏10 g,陈皮6 g,连翘10 g,生姜6 g,莱菔子10 g,枳实10 g,甘草5 g。

加减：秘结加厚朴、火麻仁、郁李仁、决明子、瓜蒌仁；便溏加炒薏苡仁、莲子、芡实、扁豆。

（三）痰饮内阻

[临床表现]呕吐清水痰涎,或胃部如囊裹水,脘痞满闷,纳差,目眩,心悸,或逐渐消瘦,舌质淡,舌苔白滑或腻,脉沉弦滑。

[治法]温化痰饮,和胃降逆。

[方药]小半夏汤合苓桂术甘汤加减：半夏10 g,生姜6 g,茯苓15 g,炒白术15 g,陈皮10 g,桂枝6 g,炙甘草6 g。

加减：脘痞胀满加苍术、厚朴、枳实；纳差加炒谷芽、炒麦芽、焦山楂、六神曲、炙鸡内金。

（四）肝气犯胃

[临床表现]呕吐吞酸,或干呕泛恶,脘胁胀痛,烦闷不适,嗳气频频,每遇情志失调而发作或加重,舌质舌边红,舌苔薄腻或微黄,脉弦。

[治法]疏肝和胃,降逆止呕。

[方药]半夏厚朴汤合左金丸加减：制半夏10 g,厚朴10 g,茯苓15 g,紫苏10 g,郁金10 g,薄荷3 g,香附10 g,佛手10 g,生姜6 g,旋覆花20 g,吴茱萸3 g,黄连3 g,炙甘草6 g。

加减：大便秘结加大黄、枳实、生白芍、决明子；口咽干燥加沙参、麦冬、石斛、天冬。

（五）脾胃虚寒

[临床表现]饮食稍有不慎,即易呕吐,时发时止,食入难化,胸脘痞闷,不思饮食,

倦怠乏力,四肢不温,口干不欲饮,大便溏薄,舌质淡,舌苔白,脉濡弱。

[**治法**] 温中健脾,和胃降逆。

[**方药**] 理中汤加减:党参20g,炒白术15g,干姜6g,吴茱萸3g,制半夏10g,砂仁3g,炙甘草6g。

加减:嗳气加代赭石、旋覆花、枳壳;四肢冷加附子、川椒、桂枝、当归。

(六)胃阴不足

[**临床表现**] 反复呕吐不止,或时作干呕,恶心,似饥而不欲食,胃脘嘈杂,口咽干燥,舌质红少津,舌苔少,脉细数。

[**治法**] 滋养胃阴,降逆止呕。

[**方药**] 麦门冬汤加减:北沙参15g,麦冬10g,川石斛10g,乌梅10g,太子参15g,炒谷芽10g,制半夏10g,炙甘草6g。

加减:呕吐明显加姜竹茹、紫苏梗、藿香;大便燥结加生地黄、天花粉、火麻仁、郁李仁。

## 二、临证体会

呕吐是以胃内容物由口中吐出为主症,内科临床常见于急性胃炎、慢性胃炎、胰腺炎等疾病。部分尿毒症患者也以呕吐为首发症状,呕吐发病多与饮食不节,外感时邪,情志失调,脾胃虚弱有关,导致胃失和降,胃气上逆出现呕吐。实证呕吐藿香正气散、小半夏汤、左金丸等较为常用,个人治疗呕吐的经验性用药包括紫苏梗、姜竹茹、姜半夏、生姜、黄连、黄芩、吴茱萸等。呕吐的治疗宜首先明确诊断,如果属于消化道梗阻、急性胰腺炎、颅脑疾病、尿毒症等,应对症处理,避免延误病情,严重呕吐特别要注意水电解质是否紊乱,宜提前做出相应的处理。

# 胃 痞

胃痞是以自觉心下痞塞胀满不适为主症的疾病,又称痞满。一般以自觉脘腹痞塞胀满,触之无形,按之柔软,压之无痛为特点。西医学的急性胃炎、慢性胃炎、功能性消化不良等以心下痞塞为主症时可属本病范畴。

饮食不节、情志失调、体虚久病、药物所伤等可引起中焦气机阻滞,脾胃升降失常,而发生痞满。以下结合个人的临床经验对胃痞进行分型论治讨论。

## 一、分型诊治

### (一)饮食内停

[临床表现]脘腹痞满而胀,进食尤甚,嗳腐吞酸,厌食呕吐,或大便不调,矢气频作,味臭如败卵,舌质淡红,舌苔厚腻,脉滑。

[治法]消食和胃,行气消痞。

[方药]保和丸加减:六神曲15 g,焦山楂15 g,莱菔子15 g,制半夏10 g,陈皮10 g,茯苓15 g,连翘10 g,甘草5 g。

加减:纳差加炙鸡内金、炒谷芽、炒麦芽;胀满明显加枳实、厚朴、佛手;大便秘结加大黄、火麻仁、郁李仁、瓜蒌仁。

### (二)痰湿中阻

[临床表现]脘腹痞满不适,胸膈满闷,身重困倦,头昏纳呆,嗳气呕恶,口淡不渴,舌质淡,舌苔白厚腻,脉沉滑。

[治法]除湿化痰,理气和中。

[方药]平胃散合二陈汤加减:苍术10 g,厚朴10 g,制半夏10 g,陈皮10 g,茯苓20 g,薏苡仁15 g,甘草5 g。

加减:嗳气不止加旋覆花、代赭石、刀豆;口苦加黄连、黄芩、石菖蒲、砂仁。

### (三)湿热阻胃

[临床表现]脘腹胀闷,灼热嘈杂,恶心呕吐,口干不欲饮,口苦,纳少,大便干结或黏滞不畅,舌质红,舌苔黄腻,脉滑数。

[治法]清热化湿,和胃消痞。

[方药]泻心汤合连朴饮加减:制大黄6 g,黄连3 g,黄芩10 g,厚朴10 g,石菖蒲10 g,制半夏10 g,芦根15 g,生栀子10 g,豆豉10 g,甘草5 g。

加减:胃中嘈杂灼热加蒲公英、海螵蛸、煅瓦楞子、煅白螺蛳壳;恶心呕吐加姜竹茹、白蔻仁、紫苏梗、生姜;口干舌燥加天花粉、麦冬、沙参、玄参。

### (四)肝胃不和

[临床表现]脘腹痞闷,胸胁胀满,心烦易怒,善太息,呕恶嗳气,或吐苦水,大便不

爽,舌质淡红,舌苔薄白,脉弦。

[治法] 疏肝解郁,和胃消痞。

[方药] 越鞠丸合枳术丸加减:香附10 g,川芎10 g,苍术10 g,六神曲15 g,生栀子10 g,枳实10 g,白术15 g,荷叶10 g,甘草5 g。

加减:胀满明显者加柴胡、大腹皮、青皮;心烦不寐加合欢皮、郁金、远志、酸枣仁。

（五）脾胃虚弱

[临床表现] 脘腹满闷,时轻时重,喜温喜按,纳呆便溏,神疲乏力,少气懒言,语声低微,舌质淡,舌苔薄白,脉细弱。

[治法] 补气健脾,升清降浊。

[方药] 补中益气汤加减:黄芪15 g,党参15 g,白术15 g,升麻10 g,柴胡10 g,当归10 g,陈皮6 g,炙甘草6 g。

加减:若胀闷较重加枳壳、木香、厚朴、佛手;纳呆厌食加砂仁、六神曲、炒谷芽、炒麦芽、焦山楂。

（六）胃阴不足

[临床表现] 脘腹痞闷,嘈杂不适,饥不欲食,恶心嗳气,口咽干燥,大便秘结,舌质红,舌苔少,脉细数。

[治法] 养阴益胃,调中消痞。

[方药] 益胃汤加减:生地黄15 g,麦冬10 g,沙参15 g,玉竹10 g,天冬6 g,川石斛10 g,香橼6 g,炙甘草6 g。

加减:阴虚口干加乌梅、天花粉、百合;食欲不振加焦山楂、炒谷芽、炒麦芽;便秘加火麻仁、玄参、郁李仁。

二、临证体会

胃痞是以自觉胃脘部痞塞胀满不适为主症,一般无胃脘痛。如果有胃脘痛,则按胃脘痛治疗,胃痞可伴有纳差、泛酸、嗳气、呃逆、便秘等,常见于急性胃炎、慢性浅表性胃炎、萎缩性胃炎、功能性消化不良等疾病。胃痞的发病多与饮食不节、情志失调、体虚久病有关,以上因素引起中焦气机阻滞,脾胃升降失常,而发生胃痞。个人在胃痞实证中多选用枳实导滞丸、木香槟榔丸、半夏泻心汤等加减治疗,根据不同的虚实证型加入相应的药物治疗,也能取效。

胃痞应注意饮食调养,饮食上尽量少吃多餐,多食用精细的米、面、肉类,多食用新鲜的瓜果蔬菜,避免食用辛辣、刺激、油腻的食物,也可以配合穴位敷贴、针灸、推拿、拔罐等治疗。

# 泄 泻

泄泻是指排便次数增多,大便质地稀薄,甚至呈水样便者,大便溏薄势缓者为泄,大便清稀如水而直下者为泻。泄泻的主要病因为感受外邪,饮食不洁(或不节),导致脾失健运,大肠传导功能失司,致大便次数增多,大便质地稀薄,或大便如水样。常见于急慢性肠炎、肠功能紊乱、肠易激综合征等疾病。以下结合个人的临床经验对泄泻进行分型论治讨论。

## 一、分型诊治

### (一)肠道湿热

[临床表现] 腹痛时即伴有腹泻,泻下急迫,大便色黄臭秽,肛门灼热痛,可伴有发热,口干口苦,口臭,纳差,小便短赤,舌质红,舌苔黄腻,脉滑数。

[治法] 清热利湿。

[方药] 葛根芩连汤加减:炒葛根30 g,黄芩10 g,黄连6 g,白头翁10 g,黄柏10 g,秦皮10 g,马齿苋20 g,甘草5 g。

加减:纳差加炒谷芽、炒麦芽、六神曲、焦山楂;口臭加藿香、佩兰、金银花。

### (二)寒湿困脾

[临床表现] 大便清稀或如水样,腹痛腹胀,肠鸣,畏寒怕风,纳差,舌质淡,舌苔白滑,脉沉缓。

[治法] 解表散寒,芳香化湿。

[方药] 藿香正气散加减:藿香15 g,紫苏10 g,大腹皮10 g,陈皮10 g,茯苓20 g,炒白术15 g,桔梗6 g,厚朴10 g,制半夏10 g,白芷10 g,车前草15 g,大枣10 g,甘草5 g。

加减:纳差加炒谷芽、炒麦芽、六神曲、焦山楂;畏寒肠鸣加附子、补骨脂、吴茱萸、干姜、肉豆蔻。

（三）食滞胃肠

[临床表现] 腹部胀满疼痛，大便臭秽，大便含有不消化食物，腹泻后腹痛减轻，纳差，嗳腐吞酸，舌质淡红，舌苔垢腻或厚腻，脉滑。

[治法] 消食导滞。

[方药] 枳实导滞丸合保和丸加减：枳实10 g，制大黄6 g，黄连6 g，黄芩10 g，六神曲15 g，炒白术10 g，茯苓15 g，泽泻10 g，制半夏10 g，焦山楂10 g，陈皮10 g，连翘10 g，莱菔子15 g，甘草5 g。

加减：纳差加炒谷芽、炒麦芽、炙鸡内金；舌苔垢腻或厚腻加茵陈、石菖蒲、藿香、佩兰；脘腹胀满加厚朴、佛手、青皮。

（四）肝郁气滞

[临床表现] 腹痛腹泻，腹胀肠鸣，多因情志郁结而发，腹泻后腹痛减轻，舌质红，舌苔薄白，脉弦或脉紧。

[治法] 抑肝扶脾。

[方药] 痛泻要方合四逆散加减：陈皮10 g，炒白芍20 g，炒白术10 g，防风6 g，柴胡10 g，枳实10 g，青皮6 g，制香附10 g，炙甘草6 g。

加减：心情烦躁加栀子炭、郁金、豆豉、淮小麦、月季花；腹胀加厚朴、佛手、预知子。

（五）脾气虚弱

[临床表现] 大便溏薄，含有不消化食物，稍进油腻食物则大便次数增多，伴有神疲乏力，舌质淡，舌苔薄白，脉细弱。

[治法] 健脾化湿。

[方药] 参苓白术散加减：党参15 g，茯苓20 g，炒白术15 g，桔梗6 g，陈皮10 g，莲子10 g，炒薏苡仁20 g，砂仁3 g，白扁豆10 g，山药10 g，炙甘草6 g。

加减：神疲乏力加炙黄芪、灵芝、升麻、当归；大便含不消化食物加焦山楂、六神曲、炙鸡内金、枳壳。

（六）脾肾阳虚

[临床表现] 凌晨腹泻（五更泻），大便含有不消化食物，小腹冷痛，喜暖，形寒肢冷，腰膝酸软，舌质淡，舌苔白，脉沉细。

[治法] 温补脾肾，固涩止泻。

[方药] 四神丸合附子理中丸加减：补骨脂20 g，吴茱萸3 g，肉豆蔻6 g，五味子10 g，附子10 g，炮姜炭6 g，党参15 g，炒白术15 g，炒当归10 g，炙甘草6 g。

加减：久泻脱肛加人参、炙黄芪、升麻；少腹痛加小茴香、炒白芍、木香；滑泻不止加诃子、乌梅、石榴皮。

## 二、临证体会

结合个人的临床经验，针对腹泻型肠易激综合征的治疗，多采用芍药汤的化裁方进行治疗。芍药汤化裁方组成：炒芍药、当归、槟榔、枳壳、莱菔子、车前草、茯苓、生白术、薏苡仁。芍药汤主要用于湿热痢疾之腹痛、便脓血、赤白相兼、里急后重、肛门灼热、小便短赤、舌苔黄腻，功效为清热燥湿、调气和血。结合腹泻型肠易激综合征反复腹泻、便溏、腹痛、腹胀的特点，芍药汤化裁方治疗腹泻型肠易激综合征较为合适。方中炒芍药养血和营、缓急止痛，配以当归养血活血，槟榔行气消痞；方中枳壳行气导滞，茯苓、薏苡仁健脾益气，莱菔子消食除胀，茯苓、生白术配合车前草利水渗湿、止泻。尤其是车前草能利水湿、分清浊而止泻，亦即利小便以实大便，根据大便的稀薄程度对车前草的剂量可由小剂量向大剂量进行调整，直到大便成型为止。个人经验车前草的单次剂量可用至45 g，腹痛时加娑罗子。娑罗子有疏肝理气、宽中和胃的功效，尤其对腹痛具有较好的疗效。

# 便　　秘

便秘是以大便排出困难，排便周期延长，或排便周期不长，但粪质干结，排出艰难，或粪质不硬，虽频有便意，但排便不畅为主症的疾病。西医学中的功能性便秘、肠易激综合征、药物性便秘及内分泌代谢性疾病等过程中以便秘为主症者可归属于本病范畴。

感受外邪、饮食不节、情志失调、高年久病或失治误治等，均可导致热结、气滞、寒凝及气血阴阳亏虚，肠道传导失司，发为便秘。以下结合个人的临床经验对便秘进行分型论治讨论。

## 一、分型诊治

（一）实秘

1. 热秘

[临床表现] 大便干结，腹胀痛，口干口臭，面赤心烦，或有身热，小便短赤，舌质红，

舌苔黄燥,脉滑数。

[治法] 泄热导滞,润肠通便。

[方药] 麻子仁丸加减:火麻仁15g,制大黄10g,枳实12g,厚朴12g,杏仁10g,栝楼子10g,生芍药10g,炙甘草6g。

加减:口干舌燥加生地黄、玄参、麦冬;口臭加藿香、佩兰、金银花、薄荷。

2. 气秘

[临床表现] 大便干结,或不甚干结,欲便不得出,或便而不爽,肠鸣矢气,嗳气频作,腹部痞满胀痛,舌质淡,舌苔薄腻,脉弦。

[治法] 顺气导滞,降逆通便。

[方药] 六磨汤加减:木香12g,乌药10g,沉香3g,制大黄10g,槟榔10g,枳实12g,炙甘草6g。

加减:腹部胀痛加香附、柴胡、厚朴、预知子;情绪郁结加淮小麦、柴胡、合欢皮、郁金。

3. 冷秘

[临床表现] 大便艰涩,腹痛拘急,胀满拒按,胁下隐痛,手足不温,呃逆呕吐,舌质淡,舌苔白腻,脉弦紧。

[治法] 温里散寒,通便止痛。

[方药] 大黄附子汤加减:制大黄10g,附子10g,细辛3g,炒当归10g,炙甘草6g。

加减:腹痛加枳实、厚朴、炒白芍;腹部冷痛、手足不温加高良姜、花椒、小茴香、乌药。

(二)虚秘

1. 气虚秘

[临床表现] 大便干或不干,虽有便意,但排出困难,用力努挣则汗出短气,便后乏力,神疲乏力,肢倦懒言,舌质淡,舌苔白,脉弱。

[治法] 补脾益肺,润肠通便。

[方药] 黄芪汤加减:黄芪15g,火麻仁15g,陈皮10g,党参15g,炒白术10g,炒白芍10g,炙甘草6g。

加减:腹部坠胀加用补中益气汤;气短懒言加用生脉饮;脘腹痞满,纳呆便溏加扁豆、炒薏苡仁、枳壳、莲子、芡实。

2. 血虚秘

[临床表现] 大便干结,面色无华,皮肤干燥,头晕目眩,心悸气短,健忘少寐,口唇

色淡,舌质淡,舌苔少,脉细弱。

[**治法**] 滋阴养血,润燥通便。

[**方药**] 润肠丸加减:当归10 g,生地黄15 g,麻仁10 g,桃仁10 g,肉苁蓉10 g,枳壳10 g,炙甘草6 g。

加减:气短乏力,排便无力加黄芪、党参、炒白术;手足心热,午后潮热加牡丹皮、知母、玄参、麦冬。

3. 阴虚秘

[**临床表现**] 大便干结,形体消瘦,头晕耳鸣,两颧红赤,心烦少寐,潮热盗汗,腰膝酸软,舌质红,舌苔少,脉细数。

[**治法**] 滋阴增液,润肠通便。

[**方药**] 增液汤加减:玄参15 g,麦冬10 g,生地黄15 g,当归10 g,玉竹10 g,沙参15 g,炙甘草6 g。

加减:心烦盗汗加知母、黄柏、牡丹皮、地骨皮、青蒿、乌梅;腰膝酸软加杜仲、续断、狗脊、桑寄生。

4. 阳虚秘

[**临床表现**] 大便干或不干,排出困难,小便清长,四肢不温,腹中冷痛,腰膝酸冷,舌质淡,舌苔白,脉沉迟。

[**治法**] 补肾温阳,润肠通便。

[**方药**] 济川煎加减:肉苁蓉10 g,牛膝10 g,当归10 g,升麻10 g,泽泻10 g,枳壳10 g,炙甘草6 g。

加减:畏寒肢冷加菟丝子、肉桂、锁阳;腰膝酸冷加胡芦巴、杜仲、狗脊、鹿角片。


## 二、临证体会

便秘包括大便排出困难,排便周期延长,或大便干结排出困难等临床表现,女性和老年人较为常见。便秘的病因包括感受外邪,饮食不节,情志失调,高年久病等,以上因素均可导致肠道传导功能失司,从而引起便秘。实证便秘以热秘、气秘多见,治疗予以泄热通便,行气通便为主,也可加入一些润肠通便的药物,如火麻仁、郁李仁、决明子、瓜蒌仁、桃仁、杏仁、柏子仁等。虚证便秘包括气虚、血虚、阴虚、阳虚便秘等,当辨证予以补气、补血、滋阴、温阳的方法进行治疗。

个人在临床上喜欢用麻子仁丸进行加减治疗各种便秘。该方含有泄热行气的大黄、厚朴、枳实,还有润肠通便的火麻仁、杏仁、白芍,对便秘实证、便秘虚证都较为适合,方中白芍一般用具有润肠作用的生白芍。

# 湿　阻

湿阻是指湿邪阻滞中焦,脾胃运化功能减弱,而以脘腹满闷,身体困重,纳呆等为主要症状的疾病,可见于胃肠道功能紊乱等病。以下结合个人的临床经验对湿阻进行分型论治讨论。

## 一、分型诊治

### (一)湿浊困阻

[临床表现]身体困重,关节、肌肉酸痛,关节屈伸不利,腹胀腹泻,食欲不振,舌质淡,舌苔白滑腻,脉濡。

[治法]化湿和中,祛湿解表。

[方药]藿香正气散加减:藿香15 g,大腹皮10 g,白芷10 g,紫苏15 g,茯苓20 g,制半夏10 g,炒白术10 g,陈皮6 g,六神曲10 g,厚朴10 g,桔梗3 g,甘草5 g。

加减:表邪偏重加香薷、苍术、石菖蒲;脘腹胀痛加木香、延胡索、川楝子。

### (二)湿热中阻

[临床表现]胃脘痞闷,口苦口黏,渴不多饮,纳呆,四肢困重,或有低热,舌质偏红,舌苔黄腻,脉濡数。

[治法]清热化湿。

[方药]连朴饮加减:黄连6 g,厚朴10 g,石菖蒲10 g,制半夏10 g,淡豆豉10 g,生栀子10 g,黄芩10 g,枳实10 g,甘草5 g。

加减:湿重加生薏苡仁、白蔻仁、茵陈;纳呆加炒谷芽、炒麦芽、六神曲、焦山楂。

### (三)暑湿内蕴

[临床表现]夏令胸闷纳呆,神疲倦怠,肢体困重,汗出不畅,口渴,舌质红,舌苔黄腻,脉濡滑数。

[治法]清暑利湿。

[方药]藿朴夏苓汤加减:藿香15 g,厚朴10 g,制半夏10 g,茯苓15 g,淡豆豉10 g,

杏仁10 g，生薏苡仁20 g，白豆蔻6 g，猪苓10 g，泽泻10 g，甘草5 g。

加减：如脾阳受损加附子、炒白术、高良姜、干姜；肢体困重加苍术、石菖蒲、茵陈。

### （四）脾虚湿困

[临床表现] 面色萎黄，神疲乏力，四肢困重，胃纳差，脘腹痞胀，大便溏薄或泄泻，舌质淡胖，舌苔白腻，脉濡弱。

[治法] 健脾化湿。

[方药] 香砂六君子汤加减：木香10 g，砂仁6 g，制半夏10 g，陈皮10 g，党参15 g，茯苓15 g，炒白术15 g，炙甘草6 g。

加减：脘腹疼痛加吴茱萸、乌药、高良姜；寒湿重加肉桂、附子、干姜；泛酸加煅瓦楞子、煅白螺蛳壳、海螵蛸。

## 二、临证体会

湿阻是指湿邪阻滞中焦，脾胃运化功能减弱，而以脘腹满闷，身体困重，纳呆等为主要症状的疾病，多见于初夏和夏季节气，因为夏季湿热、暑湿较重，脾为湿困，容易出现胃肠道功能紊乱，如腹胀，纳差，便溏，神疲乏力。湿阻实证包括湿浊困阻、湿热中阻、暑湿内蕴证型，治疗予以祛湿化湿为主；湿阻虚证为脾虚湿困，以健脾为主。湿阻的部分临床表现类似疰夏，故湿阻可以参照疰夏治疗。湿阻的总体治疗原则就是祛湿和健脾，脾健则湿去。

# 胁　痛

胁痛是指以一侧或两侧胁肋部疼痛为主症的疾病，胁痛的发生主要由情志不遂、饮食不节、跌仆损伤、久病体虚等因素，引起肝络失和，或肝络不通，或络脉失养所致，胁痛为肝胆，胁肋部病变的常见症状之一。急慢性肝炎、肝硬化、脂肪肝、酒精性肝炎、胆囊炎、胆系结石、胆道蛔虫、肋间神经痛、肝癌、肝脓肿、自身免疫性肝炎等疾病出现胁痛者可归属于本病范畴。以下结合个人的临床经验对胁痛进行分型论治讨论。

## 一、分型诊治

### （一）肝郁气滞

[**临床表现**] 胁肋胀痛，走窜不定，甚则引及胸背肩臂，疼痛每因情志变化而增减，胸闷腹胀，嗳气频作，嗳气后而胀痛稍舒，纳少，口苦，舌质淡，舌苔薄白，脉弦。

[**治法**] 疏肝理气。

[**方药**] 柴胡疏肝散加减：柴胡12 g，枳壳10 g，香附10 g，炒白芍15 g，陈皮10 g，川芎10 g，郁金10 g，川楝子10 g，甘草5 g。

加减：胁痛明显加青皮、郁金、延胡索；烦躁易怒加生栀子、牡丹皮、黄芩、夏枯草；腹泻腹胀加茯苓、炒白术、炒薏苡仁。

### （二）肝胆湿热

[**临床表现**] 胁肋胀痛或灼热疼痛、剧痛，口苦口黏，胸闷纳呆，恶心呕吐，小便黄赤，大便不爽，或兼有身热恶寒，身目发黄，舌质红，舌苔黄腻，脉弦滑数。

[**治法**] 清热利湿。

[**方药**] 龙胆泻肝汤加减：龙胆草3 g，生栀子10 g，黄芩10 g，枳壳10 g，延胡素10 g，生地黄10 g，当归10 g，泽泻10 g，车前子10 g，甘草5 g。

加减：发热黄疸加茵陈、郁金、石菖蒲、黄柏；胆囊结石加金钱草、海金沙、生鸡内金、川楝子。

### （三）瘀血阻络

[**临床表现**] 胁肋刺痛，痛有定处，痛处拒按，入夜痛甚，胁肋下或见有症块，舌质紫暗，舌苔白，脉沉涩。

[**治法**] 祛瘀通络。

[**方药**] 血府逐瘀汤或复元活血汤加减：桃仁10 g，红花10 g，炒当归15 g，炒川芎10 g，赤芍15 g，熟地黄15 g，柴胡10 g，枳壳10 g，香附10 g，川楝子10 g，牛膝10 g，桔梗3 g，炙甘草6 g。

加减：胁肋下有症块加三棱、莪术、地鳖虫、生蒲黄、五灵脂、皂角刺、藤梨根、茶树根。

### （四）肝络失养

[**临床表现**] 胁肋隐痛，绵绵不休，遇劳加重，口咽干燥，心中烦热，头晕目眩，舌质

红,舌苔少,脉细弦而数。

[治法] 养阴柔肝。

[方药] 一贯煎加减:生地黄15 g,枸杞子15 g,沙参15 g,麦冬10 g,当归10 g,炒白芍15 g,黄精10 g,延胡索10 g,炙甘草6 g。

加减:阴虚口干加石斛、玉竹、玄参、天冬;心烦不寐加酸枣仁、五味子、远志、合欢皮;头晕目眩加白菊花、葛根、熟地黄;阴虚火旺加知母、黄柏、地骨皮、牡丹皮。

## 二、临证体会

胁痛是指以一侧或两侧胁肋部疼痛或不适为主症的疾病。胁痛的发生主要由饮食不节、情志不遂、跌仆损伤、久病体虚等因素引起,胁痛多见于急慢性肝炎、胆囊炎、胆系结石、肋间神经痛等疾病。胁痛实证予以疏肝理气,清热利湿,祛瘀通络为主。对于胆结石引起的胁痛个人多用大柴胡汤进行加减治疗,也能取效。胁痛虚证予以养阴柔肝调养。如果胁痛加重,应进一步检查以明确诊断,排除肝硬化、肝癌等疾病。

# 汗　　证

汗证是以汗液外泄失常为主症的疾病,不因外界环境因素的影响,白昼时时汗出,动辄益甚者,称为自汗;寐中汗出,醒来即止者,称为盗汗。西医学中的甲状腺功能亢进、自主神经功能紊乱、风湿热、低血糖、结核病、肝病等所致的自汗、盗汗均可归属本病范畴。

汗证常因体虚久病、肺卫表虚受风、思虑烦劳过度、情志失调、饮食不节等导致肌表疏松,表虚不固,腠理开泄而出汗,或津液不能自藏而外泄。以下结合个人的临床经验对汗证进行分型论治讨论。

## 一、分型诊治

### (一)肺卫不固

[临床表现] 汗出恶风,动则尤甚,易感冒,或表现半身、某一局部出汗,体倦乏力,面色少华,舌质淡,舌苔薄白,脉细弱。

[治法] 益气固表。

[方药] 玉屏风散加减：黄芪 20 g，炒白术 10 g，防风 10 g，黄精 10 g，浮小麦 20 g，糯稻根 20 g，煅龙骨 30 g，煅牡蛎 30 g，炙甘草 6 g。

加减：气虚加党参、灵芝、女贞子；阴虚口干加麦冬、乌梅、五味子。

（二）阴虚火旺

[临床表现] 夜寐盗汗，或有自汗，五心烦热，或兼午后潮热，两颧潮红，口干，舌质红，舌苔少或剥，脉细数。

[治法] 滋阴降火。

[方药] 当归六黄汤加减：当归 10 g，生地黄 15 g，熟地黄 15 g，黄连 3 g，黄芩 10 g，黄柏 10 g，五味子 10 g，乌梅 20 g，炙甘草 6 g。

加减：汗出较多加煅牡蛎、浮小麦、糯稻根；潮热加秦艽、银柴胡、白薇、牛膝。

（三）心血不足

[临床表现] 睡则汗出，醒则自止，心悸怔忡，失眠多梦，神疲气短，面色少华，舌质淡，舌苔白，脉细。

[治法] 养血补心。

[方药] 归脾汤加减：党参 20 g，黄芪 15 g，炒白术 10 g，茯苓 10 g，当归 10 g，酸枣仁 10 g，远志 10 g，五味子 10 g，煅牡蛎 30 g，浮小麦 30 g，炙甘草 6 g。

加减：血虚者加阿胶、鸡血藤、枸杞子、熟地黄；失眠多梦加合欢皮、首乌藤、煅龙骨、莲子心。

（四）邪热郁蒸

[临床表现] 蒸蒸汗出，汗黏，易使衣服黄染，面赤烘热，烦躁，口苦，小便色黄，舌质红，舌苔薄黄，脉弦数。

[治法] 清肝泄热，化湿和营。

[方药] 龙胆泻肝汤加减：龙胆草 3 g，黄芩 10 g，生栀子 10 g，柴胡 10 g，泽泻 10 g，通草 3 g，车前子 10 g，当归 10 g，生地黄 10 g，糯稻根 30 g，甘草 5 g。

加减：里热重小便短赤加茵陈、苍术、石菖蒲；口苦加藿香、佩兰、砂仁、紫苏。

二、临证体会

汗证包括自汗和盗汗为主，有的患者自汗和盗汗可以同时存在。自汗多属于气虚，盗汗多属于阴虚。个人在治疗自汗时多采用玉屏风散加减,针对盗汗多采用滋阴的大补阴丸或知柏地黄丸进行加减。对于女性更年期综合征出现的潮热、自汗则滋阴和益气共用;对于部分潮热自汗患者,也可以采用桂枝汤加减进行治疗,往往也能取得疗效。对于手足心出汗多的手汗症患者,药物治疗疗效并不明显,建议不必一直服用药物治疗。

# 中　风

中风是以半身不遂、肌肤不仁、口舌㖞斜、言语不利,甚则突然昏仆、不省人事为主症的疾病。因其发病骤然,变化迅速,与"风性善行而数变"特点相似,故名中风,又称卒中。西医学中"急性缺血性卒中""急性出血性卒中"等可归属于本病范畴。

中风的发生主要因内伤积损、情志过极、饮食不节、劳欲过度等,以致肝阳暴涨,或痰热内生,或气虚痰湿,引起内风旋动,气血逆乱,横窜经脉,直冲犯脑,导致血瘀脑脉或血溢脉外而发病。以下结合个人的临床经验对中风和中风恢复期进行论治讨论。

## 一、分型诊治

### (一)中经络

1. 风痰入络

[临床表现]肌肤不仁,甚则半身不遂,口舌㖞斜,言语不利,或謇涩或不语,平素头晕、目眩,舌质暗淡,舌苔白腻,脉弦滑。

[治法]息风化痰,活血通络。

[方药]半夏白术天麻汤合血府逐瘀汤加减:半夏10 g,生白术15 g,天麻10 g,茯苓20 g,桃仁10 g,红花10 g,炒当归15 g,枳壳10 g,炒川芎15 g,赤芍15 g,柴胡6 g,桔梗3 g,牛膝10 g,甘草5 g。

加减:烦躁不安眠加首乌藤、合欢皮、远志、茯神;头晕目眩加葛根、三七、钩藤、石决明、牛膝。

2. 肝阳上亢

[临床表现]半身不遂,肌肤不仁,口舌㖞斜,言语謇涩,或舌强不语,平素急躁易怒,头痛,眩晕耳鸣,面红目赤,口苦咽干,尿赤,便秘,舌质红或红绛,舌苔薄黄,脉弦

有力。

[治法] 平肝潜阳,通经活络。

[方药] 天麻钩藤饮加减:天麻12 g,钩藤12 g,珍珠母30 g,石决明20 g,桑叶15 g,白菊花15 g,夏枯草15 g,黄芩10 g,生栀子10 g,牛膝15 g,杜仲15 g,甘草5 g。

加减:急躁易怒加牡丹皮、生白芍、郁金;便秘不通加大黄、玄参、火麻仁、瓜蒌仁;胸闷恶心加胆南星、浙贝母、竹茹、石菖蒲。

3. 阴虚风动

[临床表现] 半身不遂,一侧手足沉重麻木,口舌㖞斜,舌强语謇,平素头晕头痛,耳鸣目眩,双目干涩,腰酸腿软,急躁易怒,少眠多梦,舌质红绛或暗红,舌苔少或无,脉细弦或细弦数。

[治法] 滋养肝肾,息风潜阳。

[方药] 镇肝熄风汤加减:天麻12 g,钩藤12 g,炒白芍15 g,天冬10 g,玄参15 g,枸杞子10 g,生龙骨30 g,生牡蛎30 g,炙龟板10 g,代赭石15 g,牛膝15 g,当归10 g,炙甘草6 g。

加减:痰多加胆南星、制半夏、竹沥;心烦失眠加黄连、莲子心、炒栀子、首乌藤;头痛加生石决明、珍珠母、夏枯草、川芎、地龙、全蝎。

4. 痰热腑实

[临床表现] 半身不遂,口舌㖞斜,舌强语謇或不语,痰多而黏,伴腹胀,便秘,午后面红潮热,头痛眩晕,心烦易怒,舌质暗红,或有瘀点瘀斑,舌苔黄腻,脉弦滑或弦涩。

[治法] 通腑泄热,息风化痰。

[方药] 桃核承气汤加减:桃仁10 g,制大黄10 g,芒硝6 g,枳实10 g,胆南星10 g,黄芩10 g,栝楼子10 g,红花10 g,牡丹皮10 g,牛膝15 g,甘草5 g。

加减:头痛眩晕加钩藤、白菊花、珍珠母;烦躁、夜寐不安加黄连、茯神、首乌藤、远志、合欢皮。

5. 气虚血瘀

[临床表现] 半身不遂,肢体软弱,偏身麻木,舌强语謇,手足肿胀,面色苍白,气短乏力,心悸自汗,舌质淡,舌苔薄白或白腻,脉细涩或细缓。

[治法] 益气养血,通经活络。

[方药] 补阳还五汤加减:黄芪30 g,桃仁10 g,红花10 g,赤芍15 g,炒当归15 g,炒川芎10 g,地龙10 g,牛膝15 g,炙甘草6 g。

加减:血虚加鸡血藤、熟地黄、巴戟天;畏寒肢冷加桂枝、菟丝子、附子;腰膝酸软加续断、桑寄生、狗脊、杜仲。

（二）中脏腑

1. 风火瘀闭

[临床表现] 突然昏仆,不省人事,两目斜视或直视,面红目赤,肢体强直,口噤项强,两手握紧拘急,甚则抽搐,角弓反张,舌质红或绛,舌苔黄腻,脉弦滑而数。

[治法] 息风降火,辛凉开窍。

[方药] 至宝丹或安宫牛黄丸加减(水牛角、琥珀、朱砂、雄黄、牛黄、麝香、安息香、牛黄、黄连、黄芩、生栀子、冰片、郁金、珍珠母等)。

加减:腑实热结,腹胀便秘加生大黄、桃仁、芒硝、枳实;舌质干红加北沙参、麦冬、石斛、玄参、天冬、生地黄。

2. 痰火瘀闭

[临床表现] 突然昏仆,不省人事,牙关紧闭,口噤不开,两手紧握,肢体强痉,面赤身热,气粗口臭,痰多息促,鼻鼾阵阵,大便干结,舌质红,舌苔黄厚腻,脉弦滑而数。

[治法] 息风清火,豁痰开窍。

[方药] 羚角钩藤汤加减:羚羊角1～2 g(现代用山羊角20 g先煎代替),钩藤10 g,珍珠母30 g,石决明30 g,胆南星10 g,制半夏10 g,天竺黄10 g,黄连6 g,石菖蒲10 g,郁金10 g,甘草5 g。另服至宝丹或安宫牛黄丸息风开窍。

加减:痰多息促加川贝母、浙贝母、竹沥;便秘加大黄、芒硝、瓜蒌仁、决明子、芦荟。

3. 痰浊瘀闭

[临床表现] 突然昏仆,不省人事,半身不遂,肢体瘫痪不收,面色晦暗,痰涎壅盛,四肢不温,静卧不烦,舌质暗淡,舌苔白腻,脉沉滑或缓。

[治法] 化痰息风,辛温开窍。

[方药] 涤痰汤加减:制半夏10 g,茯苓15 g,橘红10 g,竹茹10 g,郁金15 g,丹参15 g,石菖蒲10 g,胆南星10 g,僵蚕10 g,甘草5 g。另服苏合香丸宣郁开窍。

加减:手足抽动加天麻、钩藤、石决明;发热加黄芩、黄连、生栀子。

4. 元气衰败

[临床表现] 突然昏仆,不省人事,面色苍白,肢体软瘫,鼻鼾息微,气息短促,肢冷汗多,大小便自遗,舌质暗紫或萎缩,舌苔白腻,脉细弱或脉微欲绝。

[治法] 回阳救逆,益气固脱。

[方药] 参附汤合生脉散加减:人参20 g,附子12 g,干姜6 g,五味子10 g,山茱萸20 g,麦冬10 g,炙甘草6 g。

加减:汗出不止加炙黄芪、煅龙骨、煅牡蛎;舌干脉微加生地黄、玉竹、黄精、川石斛。

（三）恢复期和后遗症期

中风病急性阶段经积极治疗，神志渐清，痰火渐平，风退瘀除，饮食稍进，渐入恢复期和后遗症期。恢复期和后遗症期有半身不遂、口喝、语言謇涩或失声等症状，也有郁病、痴呆等并发症，仍须积极进行康复治疗和训练。针灸与药物治疗并进可以提高疗效，药物治疗根据病情可采用标本兼顾或先标后本之法。

1. 风痰瘀阻

[临床表现] 舌强语謇或失语，口舌喝斜，半身不遂，肢体麻木，痰涎多，舌质紫暗或有瘀斑，舌苔滑腻，脉弦滑或涩。

[治法] 搜风化痰，行瘀通络。

[方药] 解语丹加减：天麻10 g，胆南星10 g，制半夏10 g，陈皮10 g，地龙10 g，僵蚕6 g，全蝎2 g，远志10 g，石菖蒲10 g，豨莶草10 g，桑枝30 g，鸡血藤20 g，丹参20 g，红花10 g，炙甘草6 g。

加减：痰热偏盛加全瓜蒌、天竺黄、竹茹、川贝母；头晕头痛加钩藤、石决明、川芎、夏枯草。

2. 气虚络瘀

[临床表现] 半身不遂，偏枯不用，肢软无力，面色萎黄，舌质淡紫或有瘀斑，舌苔薄白，脉细涩或细弱。

[治法] 益气养血，化瘀通络。

[方药] 补阳还五汤加减：黄芪30 g，桃仁10 g，红花10 g，赤芍15 g，炒当归15 g，炒川芎10 g，地龙10 g，牛膝15 g，甘草5 g。

加减：血虚症状明显加熟地黄、鸡血藤、巴戟天；畏寒肢冷加桂枝、附子、鹿角片；腰膝酸软加杜仲、续断、桑寄生、狗脊。

3. 肝肾亏虚

[临床表现] 半身不遂，患肢僵硬拘挛变形，舌强不语，或偏瘫，肢体肌肉萎缩，舌质红，舌苔薄少，脉细或沉细。

[治法] 滋养肝肾。

[方药] 左归丸合地黄饮子加减：熟地黄20 g，山药10 g，枸杞子15 g，山茱萸20 g，牛膝10 g，菟丝子10 g，鹿角片10 g，炙龟板10 g，生地黄15 g，石斛15 g，附子6 g，五味子10 g，肉桂6 g，茯苓15 g，麦冬10 g，石菖蒲10 g，炒当归15 g，鸡血藤15 g，炙甘草6 g。

加减：腰酸腿软加杜仲、桑寄生、狗脊、牛膝；肾阳虚加巴戟天、肉苁蓉、锁阳；夜寐不安加合欢皮、首乌藤、茯神、酸枣仁、远志。

## 二、临证体会

中风(卒中)包括急性缺血性卒中和急性出血性卒中,以半身不遂、肌肤不仁、口舌
喝斜、言语不利,甚则突然昏仆,不省人事为主症的疾病。中风的病因包括内伤积损,情
志过极,劳欲过度,饮食不节,引起气血逆乱,横窜经脉,直冲犯脑,导致血瘀脑脉或血溢
脉外,从而出现卒中的症状。中医治疗缺血性卒中和卒中后遗症方面具有一定的疗效,
尤其在卒中恢复期和后遗症期使用针灸、推拿、穴位敷贴等配合中药治疗,如补阳还五
汤加减治疗气虚血瘀的卒中后遗症,可以取得疗效。

# 虚　劳

虚劳又称虚损,是因脏腑亏损,气血阴阳虚衰,久虚不复成劳,以多种慢性虚弱表现
为主症的疾病。西医学中各系统、各器官发生的多种慢性消耗性和功能衰退性疾病等
可归属于本病范畴。

虚劳的证候繁多,但总不离乎五脏,而五脏之伤,又不外乎气、血、阴、阳,因此以气、
血、阴、阳为纲,五脏虚证为目,分类辨证施治虚劳。以下结合个人的临床经验对虚劳进
行分型论治讨论。

## 一、分型诊治

### (一)气虚

气虚是气血阴阳亏虚中最常见的一类,其中尤以肺、脾气虚为多,而心、肾气虚亦不
少见。主要证候有面色白或萎黄,气短懒言,语声低微,神疲头昏,肢体无力,舌质淡,舌
苔淡白,脉细软弱。

1. 肺气虚

[临床表现] 咳嗽无力,痰液清稀,气短自汗,声音低怯,时寒时热,平素易感冒,面
色苍白,舌质淡,舌苔薄白,脉弱。

[治法] 补益肺气。

[方药] 补肺汤加减:党参30 g,黄芪20 g,北沙参15 g,熟地黄15 g,五味子10 g,百

合10 g，炙紫菀10 g，桑白皮10 g，炙甘草6 g。

加减：易感冒加防风、荆芥、炒白术；自汗加牡蛎、煅龙骨、麻黄根、瘪桃干；阴虚潮热盗汗加炙鳖甲、地骨皮、知母、黄柏、乌梅。

2. 心气虚

[临床表现] 心悸，气短，劳则尤甚，神疲体倦，动则自汗，舌质淡，舌苔白，脉细弱。

[治法] 益气养心。

[方药] 炙甘草汤加减：炙甘草20 g，党参20 g，生地黄10 g，阿胶6 g，麦冬10 g，火麻仁10 g，百合10 g，广木香6 g，干姜3 g，大枣10 g。

加减：自汗加黄芪、煅牡蛎、煅龙骨、五味子；食少便溏加山药、炒扁豆、茯苓、砂仁。

3. 脾气虚

[临床表现] 饮食减少，食后胃脘不适，倦怠乏力，面色萎黄，大便溏薄，舌质淡，舌苔薄，脉弱。

[治法] 健脾益气。

[方药] 四君子汤加减：党参30 g，茯苓15 g，白术15 g，黄芪15 g，炒扁豆15 g，炒薏苡仁15 g，莲子10 g，炙甘草6 g。

加减：胃脘满闷，腹胀加制半夏、厚朴、佛手、陈皮；纳差加六神曲、炒麦芽、焦山楂、炙鸡内金；大便溏薄加桔梗、肉豆蔻、砂仁、芡实。

4. 肾气虚

[临床表现] 神疲乏力，腰膝酸软，小便频数而清，男性遗精滑精、早泄，女性白带清稀量多，舌质淡，舌苔白，脉沉细。

[治法] 益气补肾。

[方药] 大补元煎加减：党参30 g，山药15 g，杜仲15 g，山茱萸10 g，熟地黄20 g，枸杞子10 g，当归10 g，狗脊10 g，金樱子10 g，沙苑子15 g，芡实15 g，炙甘草6 g。

加减：神疲乏力加黄芪、刺五加、太子参；尿频夜尿频多加益智仁、乌梅、诃子、桑螵蛸；大便溏薄加肉豆蔻、五味子、补骨脂、炮姜炭。


（二）血虚

以心、肝血虚为多，脾血虚常与心血虚并见。主要证候有面色淡黄或淡白无华，结膜、唇、舌、指甲色淡，头晕眼花，肌肤粗糙，舌质淡红，舌苔少，脉细。

1. 心血虚

[临床表现] 心悸怔忡，健忘，失眠，多梦，面色不华，舌质淡，舌苔白，脉细或结代。

[治法] 养血宁心。

［**方药**］养心汤加减：党参30 g，黄芪20 g，茯苓15 g，五味子10 g，当归15 g，川芎10 g，柏子仁6 g，酸枣仁10 g，远志10 g，肉桂6 g，制半夏10 g，炙甘草6 g。

加减：夜寐不安加茯神、合欢皮、远志；血虚头昏明显加鸡血藤、巴戟天、阿胶。

2. 肝血虚

［**临床表现**］头晕目眩，胁痛，肢体麻木，筋脉拘急，或肌肉𝄰动，妇女月经不调甚则闭经，面色不华，舌质淡，舌苔白，脉弦细或细涩。

［**治法**］补血养肝。

［**方药**］四物汤加减：熟地黄20 g，当归15 g，炒芍药15 g，川芎10 g，炙甘草6 g，大枣10 g。

加减：胁痛加柴胡、郁金、香附、川楝子；视物模糊加枸杞子、石斛、决明子。

（三）阴虚

五脏均可见阴虚，但以肺、肝、肾为主。主要证候有面颧红赤，唇红，潮热盗汗，手足心热，虚烦不安，口干，舌质光红少津，舌苔少或无，脉细数无力。

1. 肺阴虚

［**临床表现**］干咳无痰，咽干，甚或失声，咯血，潮热盗汗，面色潮红，舌红少津，舌苔少或无，脉细数。

［**治法**］养阴润肺。

［**方药**］沙参麦冬汤加减：北沙参20 g，麦冬15 g，玉竹10 g，百合10 g，天冬10 g，芦根15 g，天花粉10 g，桑叶10 g，炙甘草6 g。

加减：咳嗽加炙百部、炙紫菀、款冬花；咳血加白及、仙鹤草、小蓟、三七粉；潮热加地骨皮、银柴胡、秦艽、炙鳖甲；盗汗加煅牡蛎、煅龙骨、浮小麦、瘪桃干。

2. 心阴虚

［**临床表现**］心悸，夜寐不安，烦躁，潮热盗汗，或口舌生疮，面色潮红，舌红少津，舌苔少或无，脉细数。

［**治法**］滋阴养心。

［**方药**］天王补心丹加减：党参30 g，茯苓15 g，生地黄15 g，玄参15 g，麦冬10 g，天冬10 g，五味子10 g，当归10 g，丹参10 g，柏子仁10 g，酸枣仁10 g，远志10 g，炙甘草6 g。

加减：口舌生疮加黄连、淡竹叶、黄芩、莲子心；潮热盗汗加地骨皮、银柴胡、秦艽、知母、牡丹皮、青蒿、炙鳖甲、乌梅。

3. 脾胃阴虚

［**临床表现**］口干，唇舌干燥，不思饮食，甚则干呕，呃逆，大便燥结，面色潮红，舌质

红,舌苔少或无,脉细数。

[治法] 养阴和胃。

[方药] 益胃汤加减:沙参15 g,麦冬15 g,生地黄15 g,玉竹10 g,桑叶10 g,炙甘草6 g。

加减:口咽干燥加石斛、芦根、百合、天花粉;呃逆加刀豆、丁香、柿蒂;大便干结加火麻仁、郁李仁、决明子、熟地黄。

4. 肝阴虚

[临床表现] 头痛头胀,眩晕耳鸣,目干畏光,视物模糊,急躁易怒,或肢体麻木,筋惕肉瞤,面色潮红,舌质干红,舌苔薄少或光剥,脉弦细数。

[治法] 滋养肝阴。

[方药] 杞菊地黄丸加减:枸杞子15 g,白菊花15 g,生地黄15 g,牡丹皮10 g,茯苓15 g,泽泻10 g,山茱萸20 g,山药10 g,炒芍药15 g,石斛15 g,炙甘草6 g。

加减:头痛眩晕加石决明、川芎、白芷、钩藤、白蒺藜;耳鸣加灵磁石、菟丝子、葛根;急躁易怒加夏枯草、郁金、生栀子。

5. 肾阴虚

[临床表现] 腰膝酸软,早泄遗精,两足痿弱,眩晕耳鸣,甚则耳聋,口干,咽痛,颧红面赤,舌红少津,舌苔薄少或光剥,脉沉细。

[治法] 滋补肾阴。

[方药] 左归丸加减:熟地黄20 g,炙龟板10 g,枸杞子15 g,山药10 g,菟丝子10 g,牛膝20 g,山茱萸10 g,鹿角片6 g,炙甘草6 g。

加减:腰膝酸软加杜仲、狗脊、续断、桑寄生;早泄遗精加煅牡蛎、煅龙骨、金樱子、补骨脂、芡实、莲须。

(四) 阳虚

阳虚常由气虚进一步发展而成,以心、脾、肾的阳虚为多见。主要证候有面色苍白或晦暗,畏寒怕冷,手足不温,出冷汗,精神疲倦,气息微弱,或有浮肿,下肢为甚,舌质胖嫩,边有齿印,舌苔淡白而润,脉细微、沉迟或虚大。

1. 心阳虚

[临床表现] 心悸,自汗,神倦嗜卧,心胸憋闷疼痛,形寒肢冷,面色苍白,舌质淡或紫暗,舌苔白,脉细弱或沉迟。

[治法] 益气温阳。

[方药] 桂枝甘草龙牡汤加减:桂枝10 g,炙甘草10 g,煅牡蛎30 g,煅龙骨30 g,党参15 g,黄芪15 g,附子6 g,大枣10 g。

加减：心胸疼痛加郁金、川芎、丹参、地鳖虫、生蒲黄、三七；形寒肢冷加巴戟天、仙茅、淫羊藿、鹿角片。

2. 脾阳虚

[临床表现] 面色萎黄，纳差食少，形寒，神倦乏力，少气懒言，大便溏薄，肠鸣腹痛，每因受寒或饮食不慎而加剧，舌质淡，舌苔白，脉弱。

[治法] 温中健脾。

[方药] 附子理中汤加减：附子10 g，党参20 g，干姜10 g，炒白术15 g，大枣10 g，炙甘草6 g。

加减：腹中冷痛加高良姜、香附、丁香、吴茱萸；腹胀恶心加砂仁、制半夏、紫苏梗、陈皮；阳虚寒甚，腹胀便溏加肉豆蔻、补骨脂、莲子、炒薏苡仁。

3. 肾阳虚

[临床表现] 腰背酸痛，男性遗精、阳痿，多尿或尿失禁，面色苍白，畏寒肢冷，下利清谷或五更泄泻，舌质淡，舌苔白，舌边齿印，脉沉迟。

[治法] 温补肾阳。

[方药] 右归丸加减：附子10 g，肉桂6 g，杜仲15 g，山茱萸10 g，菟丝子15 g，鹿角片10 g，熟地黄15 g，山药10 g，枸杞子15 g，炒当归10 g，炙甘草6 g。

加减：遗精加金樱子、沙苑子、覆盆子、桑螵蛸；腹泻便溏加肉豆蔻、补骨脂、炒白术、炒薏苡仁；肢体浮肿加茯苓、泽泻、生白术、车前子；喘促气短加补骨脂、五味子、射干、蛤蚧。

## 二、临证体会

虚劳是因脏腑亏损，气血阴阳虚衰，久虚不复成劳，以多种慢性虚弱表现为主症的疾病。虚劳的辨证不外乎五脏之气、血、阴、阳虚衰，临床辨证并不难。

现在许多门诊患者都是以神疲乏力为主诉就诊，神疲乏力首先可辨证为虚劳，多属于气虚和血虚两证型，只要排除血虚证候，多为气虚证候。因此神疲乏力以气虚居多，如伴有气短、自汗；抵抗力下降属于肺气虚，如伴有心悸、心慌、气短；自汗则属于心气虚、脾气虚；肾气虚在神疲乏力辨证中较少出现。

个人在临床诊治肺脾气虚时喜用四君子汤为主方加减，心肝血虚用四物汤加减，肝肾阴虚用六味地黄丸或大补阴丸加减，脾阳虚用理中丸，肾阳虚用右归丸加减。虚劳的治疗还可以辨证使用冬令膏方和夏令膏方；虚劳的调养宜适当运动，以舒缓运动为主，并注意防护外邪侵袭。

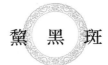

# 黧 黑 斑

黧黑斑又称面尘,是指由于皮肤色素沉着而在面部呈现局限性黄褐色斑的皮肤病。临床以色斑对称分布、大小不一、形状不规则、边界清楚、无自觉症状、日晒后加重为主要特征。黧黑斑的发生与情志不调、冲任失调、饮食不节、慢性疾病有关。

本病治疗周期长,起效慢,可影响面部形象。本病相当于西医的黄褐斑。以下结合个人的临床经验对黧黑斑进行分型论治讨论。

## 一、分型诊治

### (一)肝郁气滞

[临床表现] 颧颊、前额、鼻、唇周、颏部皮肤出现对称淡褐色或黄褐色斑片,呈蝴蝶形或不规则形,表面平滑,边缘清楚,或伴有夜寐不安,女性月经不调,心情烦躁易怒,乳腺胀痛,胁肋胀痛,纳可,便秘,舌质淡,舌苔薄白,脉弦数。

[治法] 疏肝理气。

[方药] 逍遥散加减:柴胡10 g,炒白芍20 g,炒当归15 g,茯苓20 g,炒白术15 g,薄荷3 g,丹参10 g,牡丹皮10 g,川芎10 g,白蒺藜10 g,木贼草10 g,积雪草10 g,甘草5 g。

加减:乳腺胀痛加橘叶、夏枯草、浙贝母、香附;胁肋胀痛加川楝子、延胡索、郁金;便秘加火麻仁、郁李仁、决明子、栝楼子、桃仁。

### (二)肝肾不足

[临床表现] 颧颊、前额、鼻、唇周、颏部皮肤出现对称黄褐色斑片,呈蝴蝶形或不规则形,表面平滑,边缘清楚,或伴有腰酸耳鸣,神疲乏力,女性月经量少,眼睛干涩,头晕,舌质红,舌苔薄少,脉细数。

[治法] 滋补肝肾。

[方药] 六味地黄汤加减:熟地黄15 g,山茱萸20 g,山药10 g,牡丹皮10 g,茯苓15 g,泽泻10 g,女贞子10 g,墨旱莲10 g,泽兰10 g,白菊花10 g,甘草5 g。

加减:月经量少加巴戟天、肉苁蓉、炒当归、鸡血藤;眼睛干涩加白蒺藜、枸杞子、川石斛。

（三）脾虚湿蕴

[临床表现] 颧颊、前额、鼻、唇周、颏部皮肤出现黄褐色斑片，呈蝴蝶形或不规则形，表面平滑，边缘清楚，或伴有神疲乏力，头晕，腹胀便溏，纳差，舌质淡，舌苔薄白，脉沉细。

[治法] 健脾化湿。

[方药] 参苓白术散加减：党参20 g，茯苓15 g，炒白术10 g，山药15 g，莲子10 g，桔梗5 g，薏苡仁15 g，砂仁3 g，白扁豆10 g，炒当归10 g，桑叶20 g，白蒺藜20 g，积雪草20 g，炙甘草6 g。

加减：腹胀便溏加枳壳、莱菔子、芡实、桔梗；头晕加葛根、三七、升麻；纳差加炒谷芽、炒麦芽、六神曲、焦山楂。

（四）气滞血瘀

[临床表现] 颧颊、前额、鼻、唇周、颏部皮肤对称出现黄褐色斑片，呈蝴蝶形或不规则形，表面平滑，边缘清楚，日晒后斑色加深，或伴有胸闷，头痛，月经量少色暗，痛经，舌质暗有瘀斑或瘀点，舌苔白，脉细涩。此型临床最为常见。

[治法] 活血化瘀。

[方药] 桃红四物汤合大黄䗪虫丸加减：桃仁10 g，红花10 g，炒当归20 g，生地10 g，赤芍10 g，桑叶20 g，炒蒺藜20 g，木贼草10 g，杏仁10 g，水蛭2 g，地鳖虫10 g，炙甘草6 g。

加减：瘀血症状明显加玫瑰花、鸡血藤、泽漆；痛经加生蒲黄、五灵脂、川芎、延胡索。

## 二、临证体会

内科诊治的黧黑斑多为黄褐斑，中青年女性多发，以面部色素沉着为主要表现。发病原因包括长期失眠、熬夜上夜班、长期便秘、心情不舒畅、日光长期照射等因素。黧黑斑发病日久多表现为气滞血瘀型，治疗予以活血化瘀为主，以桃红四物汤合大黄䗪虫丸加减治疗；或血府逐瘀汤合大黄䗪虫丸加减治疗。如果有便秘宜加入通便药物。

该病治疗周期长，疗效反应慢，患者应坚持治疗。并嘱患者调节睡眠，调节心情，避免日晒，保持大便通畅，月经不调也应调理月经。为了减少服用汤剂的麻烦，也可选用夏季膏方或冬季膏方以改善黧黑斑。

（编著：周 迪 蔡浙毅）

# 经方应用篇

来自《伤寒论》《金匮要略》的经典方剂在临床上非常有用,可以治疗不同种类的疾病。个人在临床中也常使用经方治疗多种疾病。近期通过对经方的复习,对经方的使用范围有了更进一步的认识,现结合个人多年经方使用经验,特附上部分常用经方的组成、功用、主治、经方的现代药理研究、经方应用案例和经方使用体会,以期对读者有所帮助。

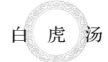

白 虎 汤

[**组成**] 石膏30 g,知母9 g,粳米9 g,甘草3 g。

[**功用**] 清热生津。

[**主治**] 阳明气分热盛,壮热面赤,烦渴引饮,汗出恶热,脉洪大有力或滑数。

现代药理学研究表明白虎汤具有良好的抗炎退热、降血糖、增强免疫力、保护肺组织、抑制皮脂腺增生、降低肿瘤治疗的副作用、降低雌激素等作用。临床可用于发热性疾病如病毒性发热、肺炎伴发热、肿瘤性发热、发热伴血小板减少症、儿科川崎病等;内分泌疾病如糖尿病见大热、大渴者,甲状腺功能亢进表现为阳明气分热盛者,痛风性关节炎等;风湿免疫性疾病如类风湿关节炎证属热痹者;各类神经痛性疾病如三叉神经痛、尺神经痛、肋间神经痛等;各类颅脑疾病如病毒性脑炎、脑出血急性期合并中枢性高热等;急性重症感染性疾病如脓毒血症、全身炎症反应综合征等;眼耳鼻咽喉科疾病如病毒性结角膜炎、急性结膜炎、急性化脓性扁桃体炎等;皮肤科疾病如麻疹、寻常型痤疮、银屑病等。此外,还有报道白虎汤用于治疗睾丸炎等男性疾病。

[**案例1**] 某男,45岁,病毒感染后发热咳嗽2天,体温39.6℃,全身肌肉酸痛,咳嗽无痰,无咽痛,无鼻塞,无流涕,无喷嚏,纳可,夜寐欠安,大便偏干,舌质红,舌苔薄白,脉

洪大有力,两肺呼吸音粗,无干、湿啰音。血常规检查白细胞增多、中性粒细胞比率增高。结合其病史和化验结果,诊断为病毒性肺炎,发热(气分热证),治则采用清热生津法,方用白虎汤加减:生石膏 60 g,知母 10 g,粳米 10 g,葛根 20 g,炙麻黄 10 g,黄芩 10 g,鱼腥草 15 g,鸭跖草 20 g,开金锁 10 g,甘草 5 g。用药 1 剂后热减,2 剂后热退,继续用抗生素治疗继发性肺部感染。

[案例 2] 某男,25 岁,咽痛发热 3 天,体温 39.8℃,咽喉肿痛,吞咽时咽痛加重,干咳无痰,颌下淋巴结肿大,纳差,夜寐不安,大便秘结,舌质红,舌苔黄,脉洪大有力,双侧扁桃体Ⅲ度肿大、充血,扁桃体隐窝有脓性分泌物,血常规检查白细胞增多、中性粒细胞比率增高,耳鼻咽喉科抗生素治疗 3 天仍有发热不退,热度居高不下,转而寻求中医诊治。结合其病史和化验结果,诊断为急性化脓性扁桃体炎,发热(气分热证),治则采用清热生津法,方用白虎汤加减:生石膏 60 g,知母 10 g,粳米 10 g,挂金灯 10 g,牛蒡子 10 g,金银花 20 g,连翘 10 g,野菊花 20 g,黄芩 20 g,甘草 5 g。用药 1 剂后热减,3 剂后热退,继续用抗生素治疗化脓性扁桃体炎。

[体会] 在用白虎汤治疗气分热证时,石膏宜用生石膏。个人经验认为生石膏剂量可用至 60～120 g,随着生石膏剂量的增加,白虎汤的退热效果越明显。为防止大剂量生石膏损伤脾胃,可加入粳米或秫米同煎,甚至可加入薏苡仁或山药同煎以保护脾胃;为了增强退热效果方中可加入鸭跖草、鱼腥草、金银花等。

# 白 头 翁 汤

[组成] 白头翁 15 g,黄柏 12 g,黄连 6 g,秦皮 12 g。

[功用] 清热解毒,凉血止痢。

[主治] 热毒痢疾。腹痛,里急后重,肛门灼热,下痢脓血,赤多白少,渴欲饮水,舌质红,舌苔黄,脉弦数。

白头翁汤传统用于热毒深陷血分所致的热痢下重,里急腹痛,大便脓血,渴欲饮水,肛门灼热,舌红苔黄,脉弦数等证。现代可应用于细菌性痢疾、阿米巴痢疾、肠阿米巴病、慢性非特异性溃疡性结肠炎,溃疡性、放射性、慢性直肠炎症疾病;急性肾盂肾炎、急性膀胱炎等泌尿感染性疾病;妇科盆腔炎、生殖道衣原体感染;真菌性角膜炎、流行性出血性结膜炎、复发性鼻出血等五官科疾病。

[案例] 某女,56 岁,尿频、尿急、尿道灼热不适 3 天,无发热,腰酸不适,小腹胀满,

纳可,夜寐欠安,大便干,舌质红,舌苔薄黄,脉弦数。尿液检查镜下白细胞 25～30 个/HP,红细胞 10～15 个/HP,尿蛋白阴性,中段尿培养未做,抗生素治疗 3 天以上症状未缓解,寻求中医诊治。结合其病史和化验结果诊断为泌尿系感染,急性膀胱炎(湿热下注膀胱),治则采用清热利湿法,方用白头翁汤加减:白头翁 20 g,黄柏 10 g,黄连 6 g,秦皮 10 g,马齿苋 10 g,菝葜 15 g,草薢 10 g,连钱草 15 g,猫爪草 10 g,甘草 5 g。用药 3 天后尿频、尿急、尿道灼热缓解,用药 1 周患者膀胱刺激征消失。

[体会] 目前细菌性痢疾、阿米巴痢疾极为少见。目前白头翁汤多用于泌尿系感染和肠道感染的治疗。个人经验白头翁和马齿苋合用治疗泌尿系感染可以提高疗效。

# 百 合 地 黄 汤

[组成] 百合 24 g,生地黄 24 g。

[功用] 养阴清热,补益心肺。

[主治] 百合病之心肺阴虚内热证。神志恍惚,意欲饮食复不能食,时而欲食,时而恶食;沉默寡言,欲卧不能卧,欲行不能行,如有神灵;如寒无寒,如热无热,口苦,小便赤,舌红少苔,脉微细。

现代药理学研究表明百合地黄汤有抗抑郁、治疗失眠、干预心理亚健康、抗肿瘤等作用。临床应用于治疗神经精神类疾病如失眠症、更年期抑郁症、老年性抑郁症、卒中后抑郁症、焦虑症、癔症、神经衰弱、自主神经功能紊乱、躯体化障碍;内分泌疾病如更年期综合征、甲状腺功能亢进症;呼吸系统疾病如放射性肺炎;循环系统疾病如高血压。此外,也可用于浅表性胃炎、老年性皮肤瘙痒症、干燥综合征的治疗。

[案例] 某女,51 岁,近 2 年来反复潮热出汗,心情烦躁,夜寐不安,心情抑郁,或有精神恍惚,口苦,小便黄,舌质红,舌苔薄少,脉细,月经绝经 3 年。结合其病史诊断为女性更年期综合征,脏躁(肝肾阴虚),治则采用滋养肝肾法,方用百合地黄汤加减:百合 30 g,生地黄 20 g,知母 10 g,黄柏 10 g,牡丹皮 10 g,地骨皮 10 g,炙龟板 10 g,茯神 20 g,远志 10 g,淮小麦 20 g,郁金 10 g,甘草 5 g。用药 1 周后患者潮热出汗改善,夜寐好转,继续用上方治疗 1 月,诸症皆平。

[体会] 个人多用百合地黄汤治疗女性更年期综合征。由于女性更年期综合征症状较多,一般采用百合地黄汤联合大补阴丸或知柏地黄汤进行加减,对缓解精神神经类症状有帮助。

# 百合知母汤

[**组成**] 百合24 g,知母9 g。

[**功用**] 补虚清热,养阴润燥。

[**主治**] 百合病。误汗后,津液受伤,虚热加重,心烦口渴者。

临床运用百合知母汤治疗失眠症,抑郁症,更年期综合征,糖尿病,乳腺癌术后、乳病、乳癖等乳腺疾病,口腔溃疡,支气管哮喘等。

[**案例**] 某女,53岁,反复口腔溃疡多年,加重1周。初诊见口腔黏膜溃疡,舌溃疡,潮热心烦,口干口渴,夜不能寐,舌质红,舌苔少,脉细。结合其病史诊断为口腔黏膜溃疡,口疮(阴虚火旺),治则采用滋阴降火法,方用百合知母汤加减:百合30 g,知母10 g,麦冬10 g,五味子10 g,淡竹叶20 g,怀牛膝10 g,蒲公英10 g,紫花地丁10 g,甘草5 g。用药1周后患者口腔溃疡,舌溃疡逐渐好转,继续用上方治疗2周,口腔溃疡痊愈。

[**体会**] 个人在治疗口腔溃疡、舌溃疡的时候,会在百合知母汤中加入清热解毒的蒲公英、紫花地丁、败酱草、淡豆豉、野蔷薇花等。滋阴和清热解毒同用治疗口腔溃疡、舌溃疡效果会更佳。

# 半 夏 厚 朴 汤

[**组成**] 半夏12 g,厚朴9 g,茯苓12 g,生姜9 g,紫苏叶6 g。

[**功用**] 行气散结,降逆化痰。

[**主治**] 梅核气。咽中如有物梗阻,咯吐不出,吞咽不下,胸胁满闷,或咳或呕,舌质淡,舌苔白或白滑,脉弦缓或弦滑。

现代药理学研究表明半夏厚朴汤有镇静、抗抑郁、修复和保护胃黏膜、抗过敏、改善气道痉挛、减轻气道高反应、影响脑内神经递质含量等作用。临床应用于胃食管反流性胃炎、霉菌性食管炎、慢性乙型病毒性肝炎、功能性消化不良、胃肠功能紊乱等消化系统疾病;睡眠呼吸暂停综合征、咳嗽、支气管哮喘等呼吸系统疾病;甲状腺功能减退症、颈部肿块等内分泌系统疾病;月经紊乱、更年期综合征、妊娠恶阻等妇科疾病;精神失常、ICU综合征、失眠、抑郁症、癔症等精神疾病;慢性咽炎、分泌性中耳炎、早期声带小结、顽固性鼻炎等五官科疾病。

[案例] 某女,46岁,反复咽喉异物感2年余,咽中如有物梗阻,咯吐不出,吞咽不下,伴有胸胁满闷,情绪变化快,咽喉淋巴滤泡增生,舌质淡,舌苔白,脉弦滑,耳鼻咽喉科检查提示慢性咽炎,久治无缓解,转而寻求中医诊治。结合其病史诊断为慢性咽炎,梅核气(痰气郁结),治则采用行气化痰散结法,方用半夏厚朴汤加减:半夏20 g,厚朴12 g,茯苓15 g,紫苏叶10 g,薄荷6 g,郁金10 g,月季花3 g,香附10 g,挂金灯10 g,牛蒡子10 g,甘草5 g。用药2周后患者咽喉异物感减轻,继续用上方治疗1月,诸症皆平。

[体会] 在临床上个人经常用半夏厚朴汤治疗有咽喉异物感的慢性咽炎,以及食管反流性胃炎等。治疗慢性咽炎时会加入挂金灯、牛蒡子、西青果、木蝴蝶等,治疗食管反流时可在方中加入旋覆花、代赭石、刀豆、降香等,临床疗效不错,只是治疗周期较长,应坚持治疗一段时间才会取效。另外,半夏厚朴汤联合柴胡疏肝散还可以治疗许多心理疾病。

# 半 夏 泻 心 汤

[组成] 半夏9 g,黄芩6 g,人参6 g,黄连3 g,干姜6 g,炙甘草6 g,大枣9 g。

[功用] 和胃降逆,开结除痞。

[主治] 胃气不和,心下痞满不痛,干呕或呕吐,肠鸣下利,舌苔薄黄而腻,脉弦数。

半夏泻心汤临床可应用于幽门螺杆菌感染相关消化性溃疡、胃溃疡、溃疡性结肠炎等消化道溃疡性疾病;胆汁反流性胃炎、慢性胃炎等胃病;化疗后消化道反应;糖尿病胃肠自主神经病变;反流性咽炎、胃食管反流病等反流性疾病;功能性消化不良、小儿消化不良;粘连性肠梗阻;慢性胆囊炎;慢性咳嗽;慢性泄泻等。

[案例] 某男,42岁,主诉胃脘部胀满不适3月,无泛酸,无嗳气,干呕,纳差,口苦,大便便溏每天2～3次,胃脘部痞硬,舌质淡,舌苔薄黄,脉弦,胃镜检查提示慢性浅表性胃炎。结合其病史和胃镜检查结果诊断为慢性浅表性胃炎,胃痞(胃失和降),治则采用和胃降逆,开结除痞法,方用半夏泻心汤加减:半夏12 g,黄芩10 g,党参10 g,黄连6 g,枳壳10 g,薏苡仁15 g,茯苓10 g,干姜3 g,炙甘草6 g。用药2周后患者胃脘部胀满不适明显改善,纳可,大便成形,继续用上方治疗4周,胃脘痞满不适消失。

[体会] 慢性浅表性胃炎出现胃脘痞满者较为常见,用半夏泻心汤治疗效果不错,

并可配合枳实导滞丸或木香槟榔丸一起治疗。如果出现便溏可加用健脾祛湿的药物如莲子、芡实、炒薏苡仁、炒扁豆等；纳差可加用炒谷芽、炒麦芽、六神曲、焦山楂等，在药物治疗过程中，饮食宜清淡，避免坚硬粗糙不易消化的食物。

# 奔 豚 汤

[组成] 半夏12 g，葛根15 g，炒芍药6 g，川芎6 g，当归6 g，黄芩6 g，生姜6 g，甘李根白皮6 g，甘草6 g。

[功用] 疏肝清热，降逆止痛。

[主治] 惊恐恼怒，肝气郁结，奔豚气上冲胸；肝胃不和，气逆上攻，胁肋疼痛，噫气呕呃。

奔豚汤临床应用于治疗焦虑症、抑郁症、失眠等精神类疾病；嗳气、胃食管反流病、顽固性呃逆、肠易激综合征、慢性结肠炎等消化系统疾病；高血压、变异性心绞痛等心血管疾病；小儿外感发热、胃肠积滞型发热、抽动症、小儿嵌顿疝等儿科疾病；痛经、经前期紧张综合征、经行呕吐等妇科疾病。

[案例] 某女，54 岁，自觉有气体从胃脘部往咽喉部上冲，嗳气，心情烦躁，胁肋隐痛，胃脘胀满不适，纳差，舌质淡，舌苔薄，脉弦。结合其病史诊断为反流性食管炎（胃气上逆），治则采用疏肝降逆法，方用奔豚汤加减：半夏10 g，葛根15 g，炒芍药15 g，川芎6 g，当归10 g，黄芩10 g，柴胡10 g，香附10 g，降香10 g，甘草5 g。用药1 周后患者嗳气、气往上冲的症状改善，用药4 周后以上症状消失。

[体会] 在临床上可以遇见嗳气、气往上冲症状的病例，一般先采用旋覆代赭汤和胃降逆治疗；呃逆不止用丁香柿蒂汤温中益气、降逆止呃；如果效果不佳可联合奔豚汤治疗。

# 柴 胡 桂 枝 汤

[组成] 柴胡12 g，黄芩9 g，人参6 g，半夏9 g，桂枝6 g，芍药9 g，生姜6 g，大枣6 g，

炙甘草6g。

[功用] 和解少阳，调和营卫。

[主治] 外感风寒，发热自汗，微恶寒，或寒热往来，鼻鸣干呕，头痛项强，胸胁痛满，脉弦或浮大。

柴胡桂枝汤临床应用于治疗癫痫、抑郁症、焦虑症、失眠、神经性疼痛、不安腿综合征等神经及精神类疾病；慢性胃炎、慢性胆囊炎、功能性消化不良、消化性溃疡、克罗恩病、药物性肝损伤肝硬化、胃肠神经症等消化系统疾病；感冒、发热、反复上呼吸道感染、过敏性鼻炎等呼吸系统疾病；颈椎病、肩周炎、纤维肌痛综合征等疾病。此外，对恶性肿瘤、病毒性心肌炎、多发性抽动症也有确切疗效。

[案例] 某女，47岁，外感后低热自汗2天，自觉寒热往来，鼻塞流涕，喷嚏，无咳嗽，无咽痛，头项强痛，肌肉酸痛，纳可，夜寐欠安，大便通畅，脉浮。结合其病史诊断为上呼吸道感染，感冒（邪入少阳，营卫不和），治则采用和解少阳，调和营卫法，方用柴胡桂枝汤加减：柴胡12g，黄芩12g，党参10g，半夏10g，桂枝6g，芍药10g，辛夷10g，苍耳子10g，甘草5g。用药2天后患者寒热往来，鼻塞流涕，低热自汗缓解，用上方治疗7天，以上诸症皆除。

[体会] 柴胡桂枝汤由小柴胡汤和桂枝汤两方组合而成。个人多用在更年期女性伴有感冒症状者，既有寒热往来的更年期症状，又有外感的症状。因方中有葛根，故可以缓解头项强痛、肌肉酸痛等症状。

# 柴胡加龙骨牡蛎汤

[组成] 柴胡12g，黄芩6g，半夏6g，人参6g，龙骨10g，牡蛎10g，桂枝6g，茯苓10g，生姜3g，大黄6g，大枣6g，铅丹（略去）。

[功用] 安神定惊，解郁。

[主治] 胸满，脐部动悸，烦惊，谵语，不寐，小便不利，身重难以转侧，舌质红，舌苔黄腻，脉弦硬或滑而有力者。

现代药理学研究发现柴胡加龙骨牡蛎汤方中柴胡、茯苓、桂枝、龙骨、牡蛎、人参、半夏均具有镇静、镇痛作用；而人参、茯苓、大枣等均有调节免疫作用，可用于多种疑难杂症。方中绝大部分组成药物有镇静作用，且有相关研究发现柴胡加龙骨牡蛎汤可保护海马神经元，从而起到控制抑郁行为的作用，也可通过影响多巴胺系统，进而起到抗抽动作用,用于抽动症的治疗。临床用于治疗失眠、病后抑郁状态、心律失常、不稳定型心绞痛、心脏神经症、功能性胃肠病、胃食管反流病、胆心综合征、慢性疲劳综合征、男性性功能障碍、女性更年期综合征等疾病。

[案例1] 某女,62岁,主诉反复心悸2月,心慌,无胸闷,无胸痛,夜寐早醒易醒,梦多,纳可,二便正常,舌质红,舌苔黄腻,脉结代。已经用过美托洛尔、比索洛尔以及抗心律失常的中成药治疗过,疗效不显,寻求中医诊治,初诊用炙甘草汤及三甲复脉汤治疗2周无效,遂改用柴胡加龙骨牡蛎汤治疗:柴胡12g,黄芩10g,半夏10g,党参15g,龙骨30g,牡蛎30g,桂枝6g,茯神15g,炙甘草6g。服用上方1周后,患者表示心悸明显缓解,继用上方治疗1月,心悸心慌消失。

[案例2] 某男,32岁,主诉早泄1年余,久治不愈,勃起功能正常,心烦,夜寐早醒、易醒,梦多,偶有遗精,纳可,二便正常,舌质红,舌苔黄稍腻,脉弦数。初诊用龙胆泻肝汤加减治疗2周疗效不显,即改用柴胡加龙骨牡蛎汤治疗:柴胡12g,黄芩10g,半夏10g,党参10g,龙骨30g,牡蛎30g,桂枝3g,茯神10g,炒白芍15g,牡丹皮10g,炒栀子10g,甘草5g。服用2周后早泄症状好转,继续用上方治疗1月,早泄症状明显改善,继续用上方加减调理。

[案例3] 某女,42岁,自觉由蹲位转变为立位时有血液往头部上冲,面部胀满,头沉重,无头晕,无耳鸣,无出汗,无恶心,无呕吐,入睡困难,大便每天1次,舌质红有齿印,舌苔黄腻,脉沉缓,血压正常。予以柴胡加龙骨牡蛎汤治疗:柴胡10g,黄芩10g,半夏10g,党参10g,龙骨15g,牡蛎15g,茯神15g,干姜6g,肉桂3g,制大黄6g,淮小麦10g,炒栀子10g,郁金10g,淡豆豉10g,木香10g,炙甘草6g。服用上方1周后,患者表示血液往头部上冲,面部胀满感,头沉重感明显缓解,继用上方治疗2周,以上诸症皆平。

[体会] 个人在临床工作中使用柴胡加龙骨牡蛎汤的机会极多,可用于失眠、早泄、心悸、焦虑、不明原因震颤的治疗,凡是涉及精神神经类的疾病都可以使用柴胡加龙骨牡蛎汤治疗,都能取得不错的效果,方中一般可使用生牡蛎、生龙骨,并且生牡蛎、生龙骨的剂量可用至30g以上。

# 大 柴 胡 汤

[组成] 柴胡15g,黄芩9g,芍药9g,半夏9g,枳实9g,大黄6g,生姜15g,大

枣9g。

[功用] 和解少阳,内泻热结。

[主治] 少阳阳明合病。往来寒热,胸胁苦满,呕不止,郁郁微烦,心下痞硬,或心下满痛,大便不解,或协热下利,舌苔黄,脉弦数有力。

现代药理学研究发现大柴胡汤有保肝、利胆、抗炎、降糖、降血脂作用。临床应用于脂肪肝、黄疸型肝炎、胆石症、胆囊炎、肺炎、糖尿病及合并症、高脂血症等疾病。

[案例] 某男,46岁,右上腹胀满疼痛1周,胃脘痞满,口苦,恶心,纳差,大便干结难解,舌质红,舌苔黄腻,脉弦数。B超检查提示胆囊炎、脂肪肝。结合其病史和超声检查结果诊断为慢性胆囊炎、脂肪肝(肝胆湿热)。方用大柴胡汤加减:柴胡12g,黄芩10g,生芍药15g,半夏10g,枳实20g,制大黄10g,郁金10g,生栀子10g,茵陈15g,虎杖15g,甘草5g。用药1周后右上腹胀满、胃脘痞满症状缓解,继续用上方加减治疗1月,右上腹胀满、胃脘痞满、口苦消失,大便通畅。

[体会] 个人在临床中多用大柴胡汤治疗慢性胆囊炎。大柴胡汤中的大黄、枳实、柴胡可以缓解腹胀腹痛。如果有便秘可增加制大黄的用量。也可以使用生大黄,需根据大便的稀薄程度决定生大黄的用量。

# 大 承 气 汤

[组成] 大黄12g,厚朴24g,枳实12g,芒硝9g。

[功用] 峻下热结。

[主治] ① 阳明腑实证,大便不通,频转矢气,脘腹痞满,腹痛拒按,按之则硬,甚或潮热谵语,手足濈然汗出,舌苔黄燥起刺,或焦黑燥裂,脉沉实。② 热结旁流证,下利清水,色纯青,脐腹疼痛,按之坚硬有块,口舌干燥,脉滑实。③ 里热实证之热厥、痉病或发狂等。

大承气汤现代应用于肠梗阻、急性胰腺炎、胆道感染、阑尾炎、腹部绞痛、胆道蛔虫症及腹部各种手术后的胃肠功能弱化或疼痛、腹胀便秘、胃结石、食积腹痛等消化系统疾病;由血栓、血脂沉着、血流不畅等所导致的脑梗死、中风闭证、颅内压升高、高血压脑出血等主要病症及肝性脑病、流行性出血热、蛛网膜下腔出血、脑血管病意识障碍、头痛、肺源性心脏病心力衰竭、眩晕等心血管疾病;急性有机磷农药中毒、铅中毒急性腹痛、食物中毒等各种中毒性病症;破伤风、狂躁抑郁症、癔症、精神病、子痫等精神类疾病；肾绞痛、肾综合征出血热、中毒少尿或肾衰竭、泌尿系结石、前列腺肥大并发尿潴留等泌尿系疾病；小儿肺系热症、大叶性肺炎、哮喘、肺部感染、严重创伤呼吸窘迫综合征、失声等呼吸系统疾病；痛风性关节炎、尾骨剧痛等关节疾病；急性湿疹、荨麻疹等皮肤病。

[案例] 某男,48岁,腹胀痛便秘1周,大便6日未解,脘腹胀满,腹部按之较硬,纳差,舌质红而干,舌苔黄燥,脉沉实。方用大承气汤加减治疗：制大黄20 g,厚朴20 g,枳实20 g,芒硝6 g,芦荟1 g,甘草5 g。用药1剂后大便即下,当天大便3次,继续用上方治疗6天,大便每日1次,腹部胀痛消失,随访2周未见复发。

[体会] 个人多在便秘伴腹胀痛或胆囊炎伴有便秘时,用大承气汤治疗便秘,让大便先保持通畅,可先使用制大黄,如大便仍不通畅可改用生大黄。只要大便通畅,每天一次,以上药物的用量可以逐渐减少。治疗过程中要注意防止肠梗阻的发生。

# 大 黄 附 子 汤

[组成] 大黄9 g,附子9 g,细辛3 g。

[功用] 温阳散寒,泻结行滞。

[主治] 寒积里实,腹痛便秘,胁下偏痛,发热,手足厥冷,舌苔白腻,脉弦紧。

现代药理学研究发现大黄附子汤可以增强机体抗缺氧、抗应激能力,减少动物整体耗氧量,增加心肌细胞耐缺氧能力,提高脑组织对缺血的耐受力,降低脑组织耗氧量,增强肠运动能力,可使寒积便秘排便时间明显缩短,排便量明显增多。临床用于治疗口疮、胆道结石、胆囊炎、胆道蛔虫病、胃炎、急性阑尾炎、肠梗阻、癌症、溃疡性结肠炎、便秘、休息痢等消化系统疾病；慢性肾功能不全、尿毒症、急性肾衰竭、糖尿病肾病等肾脏疾病；急性胃痛、寒实腹痛、胁痛、寒疝、肾绞痛、椎管狭窄疼痛、原发性坐骨神经痛、下肢静脉曲张疼痛等痛症；痛经、慢性盆腔炎、不孕症等妇科疾病；慢性肺源性心脏病心力衰竭、有机磷农药中毒等其他疾病。

[案例] 某女,62岁,主诉血清肌酐升高3年。初诊时血清肌酐452 μmol/L,晨起恶心,纳差,口臭,口淡无味,下肢轻度浮肿,尿量每天1 500毫升,大便2天1次,舌质淡,舌苔白腻,脉沉紧,诊断为慢性肾衰竭,肾衰竭(慢性肾脏病4期,脾肾阳虚),方用大黄附子汤加减：制大黄20 g,附子10 g,细辛3 g,紫苏梗20 g,丹参20 g,竹茹10 g,藿香15 g,炒白术15 g,甘草5 g。用药1周后恶心、纳差改善,尿量增多,用药2周后每日尿量

较以前增多,大便每天 1 次,检测血清肌酐 380 μmol/L,继续用益肾活血、解毒泄浊的中药治疗,以延缓慢性肾衰竭的进程。

[体会] 个人在临床工作中多用大黄附子汤治疗慢性肾衰竭患者,一般用于血清肌酐在 300~500 μmol/L 之间的患者,如果处于慢性肾脏病 5 期则治疗效果欠佳。如果出现少尿、血钾偏高,中药汤剂的使用需慎重,因为中药饮片含钾量丰富,有发生高血钾的可能。

# 大黄牡丹汤

[组成] 大黄 18 g,牡丹皮 9 g,桃仁 12 g,冬瓜子 30 g,芒硝 9 g。

[功用] 泻热破结,散结消肿。

[主治] 肠痈初起,少腹肿痞。按之即痛如淋,小便自调,或善屈右足,牵引则痛剧,或时有发热,身汗恶寒,舌苔薄腻而黄。

现代药理学研究发现大黄牡丹汤有增强免疫调节、降低内毒素、肠道预清洁、促进术后肠功能恢复等作用。临床应用于肠炎、重型肝炎、术后腹胀等消化系统疾病;外感咳嗽等呼吸系统疾病;膀胱炎、血尿等泌尿系统疾病;头痛、急性出血性中风等神经系统疾病;难治性高血压等心血管系统疾病;急性胰腺炎、胆囊炎、阑尾炎、丹毒、髂窝脓肿、输精管结扎术后感染、泌尿系结石、外伤性血肿、下肢血栓性静脉炎等外科疾病;盆腔炎、子宫肌瘤、不孕症、闭经、慢性输卵管炎等妇科疾病;慢性前列腺炎、尿路狭窄症、急性睾丸炎等男科疾病;混合痔、血栓性外痔、肛周脓肿、肛裂等肛肠科疾病;复发性口腔溃疡、眼科疮疡、鼻窦炎等五官科疾病。

[案例] 某男,56 岁,反复尿不尽 2 年余,伴尿分叉、尿等待、尿频,无尿急、尿痛,会阴区胀痛明显,偶尔尿时滴白,大便秘结,舌质红,舌苔薄黄,脉弦,B 超检查提示前列腺增生。结合其病史诊断为慢性前列腺炎(下焦湿热),治则采用清热散结法,方用大黄牡丹汤加减:制大黄 10 g,牡丹皮 10 g,桃仁 10 g,冬瓜子 30 g,芒硝 6 g,泽兰 10 g,菝葜15 g,萆薢 20 g,连钱草 15 g,甘草 5 g。用药 2 周后尿不尽、尿等待,会阴胀痛缓解,大便通畅,继续用上方加减巩固疗效。

[体会] 个人在临床工作中一般用大黄牡丹汤加减治疗慢性前列腺炎急性发作,表现为尿不尽、会阴胀痛、便秘者,方中冬瓜子对前列腺增生具有较好的作用,加入泽兰、王不留行、菝葜、萆薢、连钱草可以缓解前列腺的局部炎症。

# 大黄䗪虫丸

[组成] 大黄7.5 g,黄芩6 g,桃仁6 g,杏仁6 g,芍药12 g,干地黄30 g,干漆3 g,虻虫6 g,水蛭6 g,蛴螬6 g,䗪虫3 g,甘草9 g。

[功用] 祛瘀生新。

[主治] 虚劳内有干血,形体羸瘦,腹满不能饮食,肌肤甲错,两目暗黑者;亦治妇女经闭,腹中有块,或胁下症瘕刺痛。

现代药理学研究发现大黄䗪虫丸有抗心肌缺血、改善微循环、防止肝损伤、降低毒素、降血脂作用。临床应用于治疗心绞痛、室性早搏、乙型肝炎、慢性肝炎肝纤维化、病毒性肝炎胆红素血症、病毒性肝炎肝硬化、慢性肾衰竭、糖尿病下肢动脉血管病、肿瘤等内科性疾病;硬膜外血肿等外科疾病;月经失调、药物流产、乳腺增生等妇科疾病;黄褐斑等皮肤疾病。

[体会] 个人在临床工作中一般用大黄䗪虫丸治疗黄褐斑、乳腺增生等疾病,特别是用来治疗中年女性面部黄褐斑、面部色素沉着疗效较为肯定。为了使用方便,可直接服用中成药大黄䗪虫丸,不必选用大黄䗪虫丸的汤剂。

# 大建中汤

[组成] 蜀椒3 g,干姜12 g,人参6 g。

[功用] 温中补虚,降逆止痛。

[主治] 中阳衰弱,阴寒内盛。心胸中大寒痛,呕不能食,腹中寒上冲皮起,见有头足,上下痛而不可触近,手足厥冷,舌质淡,苔白滑,脉沉伏或细紧。

现代药理学研究发现大建中汤能够促进肠道血流增加、促进肠道运动,降低肝切除患者血氨浓度,能够改善肠道微循环。临床应用于急性肠梗阻、胆石症、胆绞痛、急性胰腺炎、胆道蛔虫症等急腹症;慢性浅表性胃炎、难治性便秘、肾病综合征等慢性疾病;痛经、妊娠恶阻等妇科疾病;鞘膜积液、精索鞘膜积液、阳痿等男科疾病;儿科虚弱型消化道疾病、功能性便秘、小儿蛔虫病等儿科疾病。

[案例] 某女,23岁,痛经病史3年。初诊时痛经第1天,少腹冷痛,手足冷,月经色暗夹有血块,舌质淡,苔白滑,脉沉紧。予以大建中汤加减治疗:党参15 g,蜀椒6 g,干姜12 g,炒当归20 g,菟丝子10 g,肉桂6 g,大枣10 g,炙甘草5 g。服用上方1剂后患者小腹冷痛缓解,再服用2剂至经期结束巩固疗效,嘱下次月经来之前再来就诊,防止痛经再度发作。

[体会] 个人在临床工作中一般用大建中汤治疗虚寒型痛经患者,并与少腹逐瘀汤同用。温阳和活血化瘀同用,治疗痛经的疗效更佳。

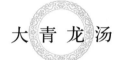

# 大 青 龙 汤

[组成] 麻黄18 g,桂枝6 g,杏仁6 g,生石膏18 g,生姜9 g,大枣6 g,炙甘草6 g。

[功用] 发汗解表,清热除烦。

[主治] 外感风寒。恶寒发热,兼有里热,身疼痛,无汗出而烦躁,脉浮紧。

大青龙汤临床可应用于治疗感冒、高热、无汗症、慢性支气管炎合并肺部感染、哮喘、急性肾炎、环状红斑、痤疮、过敏性鼻炎等疾病。另外,用本方还可治疗上呼吸道感染、慢性气管炎、流行性脑脊髓膜炎、乙型流行性脑炎,以及因病毒性心肌炎、胆囊炎、阑尾炎、菌痢、慢性支气管炎、腰大肌脓肿、急性胃肠炎、痛风性关节炎、支气管扩张而引起的发热。以本方加减亦可治疗麻疹、肺炎、胸膜炎、急性关节炎、丹毒、咽痛、消渴、小便频数或遗尿、小便不通、荨麻疹等证,均收到好的疗效。

[体会] 大青龙汤由麻黄汤合生石膏组成。生石膏清热,麻黄汤发汗解表,多在外感恶寒发热,无汗时用。在病毒感染有发热时使用该方,既能退热,又能缓解外感的症状。

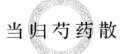

# 当 归 芍 药 散

[组成] 当归9 g,芍药48 g,川芎10 g,茯苓12 g,泽泻24 g,白术12 g。

[功用] 养血调肝,健脾利湿。

[主治] 妇人妊娠或经期,肝脾两虚,腹中拘急,绵绵作痛,头晕心悸,或下肢浮肿,小便不利,舌质淡,苔白腻者。

现代药理学研究表明当归芍药散中当归、白芍、川芎能够减少炎症因子释放、丰富肾脏血流、抑制血小板聚集;茯苓、白术、泽泻则能降低血脂,促进水液代谢。可以丰富子宫血供、抑制炎症反应、防止粘连、增强抵抗力、抗氧化等作用。现代临床应用于肾病综合征、糖尿病肾病、慢性肾小球肾炎、肾囊肿、慢性肾衰竭、尿路结石、肾积水等泌尿系统疾病;高血压、急性心肌梗死、慢性心力衰竭等心血管疾病;肠易激综合征、慢性胃炎、肝硬化门静脉高压症等消化道疾病;更年期头痛、早发性卵巢功能不全、子宫内膜异位症、输卵管积液、多囊卵巢综合征等妇科疾病;精索静脉曲张、良性前列腺增生等男性疾病;其他如贫血、骨关节炎、黄褐斑、黄斑水肿等。

[体会] 个人多用当归芍药散治疗女性经期腹中冷痛,腹痛喜按,或伴有下肢浮肿者,也可用于贫血伴下肢浮肿的患者。当归芍药散方中含有四物汤的成分,可以改善血虚引起的贫血;茯苓、白术、泽泻则有健脾利水的功效。

# 当归四逆汤

[组成] 当归12 g,桂枝9 g,芍药9 g,细辛3 g,通草3 g,炙甘草6 g,大枣15 g。

[功用] 温经散寒,养血通脉。

[主治] 血虚寒厥证。手足厥寒,或腰、股、腿、足、肩臂疼痛,口不渴,舌淡苔白,脉沉细或细而欲绝。

现代药理学研究发现当归四逆汤有抗凝及抗血栓形成,扩张末梢血管,增加血管灌流量,镇痛、抗炎作用,解痉作用。现代临床应用于糖尿病周围神经病变、冠状动脉粥样硬化性心脏病、消化性溃疡、类风湿性关节炎等内科疾病;肩周炎、膝关节骨性关节炎、颈椎病、血栓性闭塞性脉管炎、雷诺病等外科疾病;痛经、慢性盆腔炎、子宫内膜异位症等妇科疾病。对一些疑难杂症如硬皮病、荨麻疹、痹证、失眠等也有显著疗效。

[体会] 个人在临床上多用当归四逆汤治疗雷诺病(肢端血管痉挛症)、女性月经期痛经等,通过温经散寒、养血通脉可以改善雷诺病和痛经的临床表现。方中可用炒当归,芍药用赤芍以增加活血化瘀的效果。

# 当归四逆加吴茱萸生姜汤

[组成] 当归12 g,桂枝9 g,芍药9 g,细辛3 g,炙甘草6 g,通草3 g,大枣15 g,生姜15 g,吴茱萸5 g。

[功用] 温经散寒。

[主治] 手足厥寒,脉细欲绝,其人内有久寒者。

现代药理学研究表明该方可明显促进外周血液的循环,对子宫收缩和痉挛有抑制、镇痛作用。现代临床应用于治疗手足冷症、帕金森病、痛经、老年性类风湿关节炎伴骨质疏松、寒冷性多形性红斑、更年期综合征等疾病。此外,还可治疗跟骨唇样增生,宫寒不孕、月经后期、胃寒呕吐、厥阴头痛、寒疝腹痛,坐骨神经痛,胸痹、腰痛、阴痒、雷诺病（肢端动脉痉挛病）、慢性结肠炎、隐睾证,腰椎间盘突出、椎管狭窄、腰椎滑脱等慢性腰椎疾病出现腰以下冷痛症、神经根型颈椎病、糖尿病神经病变、退行性骨关节病,白带、月经后期、阴缩、阴吹、乳房窜痛、带状疱疹后神经痛、缩乳症,希恩综合征、胃十二指肠复合溃疡、髋关节股骨头无菌性坏死、冷症和手术病史的女性少腹痛、慢性附睾-睾丸炎、肢端感觉异常症、变形性椎关节强硬、椎体压迫性骨折疼痛、硬皮病、子宫下垂、产后胃冷如冰、经后两手刺痛、未溃和已溃冻疮、外伤性阴囊肿大、炎性肿块、阳痿、关节脱位、寒湿阻遏型阴黄、产后肢麻、产后飧泄、产后腹痛、产后阴肿,冬季手足逆冷、少腹冷痛、巅顶痛、四肢疼痛、腰部持续性胀痛、阵发性剧痛、慢性疼痛、厥阴脑冷、胆结石、骨质增生症（老年性腰椎变形症）剧痛、血管舒缩障碍为主的风湿病、肌肉痉挛等。

[体会] 当归四逆加吴茱萸生姜汤由当归四逆汤加吴茱萸、生姜组成。两方治疗的疾病相似,因此个人多采用当归四逆加吴茱萸生姜汤治疗雷诺病（肢端血管痉挛症）及女性月经期痛经等。通过温经散寒、养血通脉以改善雷诺病和痛经的临床症状。

# 防 己 黄 芪 汤

[组成] 防己12 g,黄芪15 g,白术9 g,甘草6 g。

［功用］益气祛风，健脾利水。

［主治］表虚不固之风水或风湿证。汗出恶风，身重，小便不利，或肢节疼痛，舌淡苔白，脉浮。

研究发现防己黄芪汤具有抗肾间质纤维化作用，维持足细胞功能蛋白基因表达作用、抗氧化、纤维化小鼠肝线粒体过氧化损伤、改善血管内皮功能，保护神经组织免受损害、促进间质细胞生长上能发挥有益作用，抑制胶质细胞的过度增生作用。现代临床应用于慢性肾炎、慢性肾功能不全、肾病综合征、慢性尿酸性肾病、肾病综合征等肾脏疾病；慢性心力衰竭、肝硬化门脉高压、肺缺血再灌注等循环系统疾病；骨折后低张力水肿、腰椎间盘突出等骨科疾病；特发性水肿、癌性腹水等其他疾病。

［案例］某女，52岁，主诉蛋白尿病史2年。初诊时尿蛋白＋＋，下肢关节肿痛，血清肌酐正常，纳可，双下肢轻度浮肿，舌质淡，苔白有齿印，脉沉紧。诊断为慢性肾小球肾炎。予以防己黄芪汤加减治疗：黄芪30 g，防己10 g，生白术20 g，薏苡根20 g，莲子10 g，芡实10 g，杜仲20 g，茯苓20 g，甘草3 g。服用上方1周后患者下肢关节肿痛，下肢浮肿改善；继续用上方加减治疗4周，下肢关节肿痛，下肢浮肿消失，尿蛋白＋，继续门诊随访。

［体会］个人在临床工作中一般把防己黄芪汤用于治疗肾病综合征、急慢性肾小球肾炎具有水肿症状的患者。黄芪、白术、防己具有利水的作用，可以促进水肿的消退，如果伴有肢体关节疼痛加入防己治疗效果更佳；如果血浆白蛋白偏低，加入健脾的白术也能提升血浆白蛋白的水平。

# 防 己 茯 苓 汤

［组成］黄芪9 g，防己9 g，桂枝9 g，茯苓18 g，甘草6 g。

［功用］益气通阳利水。

［主治］皮水。四肢肿，水气在皮肤中，四肢聂聂动者。

现代临床应用防己茯苓汤治疗肝硬化腹水、慢性肾衰竭、肺源性心脏病伴心功能不全等疾病。

［案例］某女，32岁，主诉膜性肾病病史3年，下肢浮肿1周。初诊时尿蛋白＋＋＋，双下肢凹陷性浮肿，无少尿，颜面痤疮，夜寐欠安，口苦，纳可，舌质淡，舌苔白滑，脉沉紧。诊断为膜性肾病，予以防己茯苓汤加减治疗：黄芪30 g，防己6 g，桂枝6 g，

茯苓30 g,生白术20 g,薏苡仁根30 g,丹参10 g,芡实10 g,杜仲20 g,车前草20 g,大腹皮10 g,甘草3 g。服用上方2周后患者下肢浮肿逐渐消退,继续用上方加减治疗1月,下肢浮肿消失,尿蛋白＋＋,继续门诊随访。

[体会] 个人在临床工作中一般用防己茯苓汤治疗肾病综合征水肿,急、慢性肾小球肾炎水肿,慢性肾衰竭伴有水肿,以及甲状腺功能减退表现为阳虚水泛的患者。方中黄芪、茯苓、防己有利水的作用;桂枝通阳,振奋阳气,可以促进阳虚水肿的改善。

# 茯苓桂枝白术甘草汤

[组成] 茯苓12 g,桂枝9 g,白术6 g,炙甘草6 g。

[功用] 温化痰饮,健脾利湿。

[主治] 中阳不足之痰饮。胸胁支满,目眩心悸,短气而咳,舌苔白滑,脉弦滑或沉紧。

现代临床应用茯苓桂枝白术甘草汤治疗内耳性眩晕、梅尼埃病等神经系统疾病;慢性充血性心力衰竭、冠状动脉粥样硬化性心脏病、心绞痛等心血管疾病;哮喘、胸膜炎等呼吸系统疾病;胆汁反流性胃炎、慢性胃炎等消化系统疾病;产后尿潴留、尿路结石等泌尿系统疾病;顽固性带下等妇科疾病。

[案例] 某女,47岁,发现右肾积水1年余,伴右侧输尿管上段扩张,未发现肾结石和输尿管结石,右侧腰酸胀痛,无血尿,无浮肿,纳可,夜寐欠安,大便通畅,舌质红,舌苔薄少,脉细,右侧肾区叩击痛。结合其病史诊断为右肾积水(脾肾两虚),治则采用健脾利水法,方用茯苓桂枝白术甘草汤加减:茯苓30 g,桂枝10 g,生白术20 g,冬葵子10 g,金钱草15 g,海金沙20 g,生鸡内金10 g,甘草5 g。用药治疗2月后复查B超,右肾积水明显减少,输尿管扩张程度减轻,继续用上方加减治疗2月,右肾积水消失。

[体会] 肾结石或输尿管结石是肾积水发生的主要原因。如果结石密度低,在B超检查时结石可不显示,但肾积水提示局部有梗阻。梗阻多以结石为主,还包括腹部肿瘤压迫输尿管,以及妊娠胎儿压迫输尿管也可以导致肾积水。因此治疗肾积水时多会加入具有排石作用的中药,如金钱草、海金沙、生鸡内金、冬葵子、急性子、石韦等。

# 甘草泻心汤

[组成] 炙甘草12g，黄芩9g，干姜9g，半夏9g，大枣9g，黄连3g。

[功用] 益气和胃，消痞止呕。

[主治] 伤寒痞证。胃气虚弱，腹中雷鸣，下利，水谷不化，心下痞硬而满，干呕心烦不得安；狐惑病。

现代药理学研究发现甘草泻心汤有调节胃黏液分泌作用、抗食管反流作用、抗口腔溃疡作用、防止肝损伤作用、增强机体免疫功能和提高抗缺氧能力的作用。临床应用于反流性食管炎、慢性萎缩性胃炎、残胃炎、伪膜性肠炎、慢性结肠炎、肠易激综合征、消化性溃疡、功能性消化不良等消化系统疾病；胃肠神经症、失眠等神经系统疾病；白塞病等免疫系统疾病；糖尿病胃轻瘫等内分泌疾病；复发性阿弗他溃疡、口腔溃疡、口腔黏膜病等口腔疾病；带状疱疹、复发性生殖器疱疹等皮肤性病；还可治疗干燥综合征、自律神经失调、药物过敏反应、慢性咽炎、艾滋病口腔溃疡、心房纤颤、窦性心动过缓、口腔扁平苔藓、实验性肝损伤、妊娠恶阻、产后下利、乳头瘙痒、维生素缺乏症、神经衰弱、百合病、固定性药疹、糖尿病并发皮肤瘙痒症、便血、糜烂性胃炎伴陈旧性出血、泄泻、食道癌术后排便异常、小儿病毒性腹泻、低血钾症等多种病症。

[案例] 某男，36岁，胃脘胀满不适1月，干呕，纳差，大便便溏每天3～4次，无腹痛，舌质淡，舌苔薄黄，脉弦紧，予以甘草泻心汤加减：半夏10g，黄芩10g，黄连3g，厚朴10g，枳实10g，佛手10g，茯苓15g，炒薏苡仁15g，炙甘草10g，炮姜炭10g。用药1周后患者胃脘部胀满不适明显改善，大便逐渐成形，大便次数逐渐减少，继续用上方治疗1月，胃脘痞满、大便溏皆有明显改善，继续用上方加减调理肠胃功能。

[体会] 甘草泻心汤和半夏泻心汤都可以治疗慢性浅表性胃炎，尤以表现为胃脘痞满者，可配合枳实导滞丸或木香槟榔丸治疗。如果出现大便次数多、便溏者可加用健脾祛湿的药物如莲子、芡实、炒薏苡仁、炒扁豆等，纳差可加用炒谷芽、炒麦芽、六神曲、焦山楂等。在药物治疗过程中，饮食宜清淡，避免坚硬粗糙不易消化的食物。

# 甘麦大枣汤

[组成] 甘草 9 g，小麦 15 g，大枣 6 g。

[功用] 养心安神，和中缓急。

[主治] 脏躁。症见精神恍惚，常悲伤欲哭，不能自主，心中烦乱，睡眠不安，甚则言行失常，呵欠频作，舌淡红苔少，脉细微数。

临床应用甘麦大枣汤治疗抑郁症、更年期综合征、神经症、失眠、焦虑等精神心理疾病；抽动症、神经性尿频、多动症等儿科疾病；乳腺增生、腹痛综合征、肿瘤化疗后白细胞减少、肛门坠胀等其他疾病。

[体会] 个人在治疗女性更年期综合征时，一般用大补阴丸或知柏地黄汤联用甘麦大枣汤，对于缓解患者情志变化、失眠皆有明显的效果。

# 葛 根 汤

[组成] 葛根 12 g，麻黄 9 g，桂枝 6 g，芍药 6 g，生姜 9 g，炙甘草 6 g，大枣 9 g。

[功用] 发汗解表，生津舒筋。

[主治] 外感风寒表实，项背强，无汗恶风，或自下利，或血衄；痉病，气上冲胸，口噤不语，无汗，小便少，或卒倒僵仆。

现代药理学研究发现葛根汤具有抗炎、镇痛作用，抗流感病毒、解热、免疫调节作用，抗凝血、正性肌力作用，抗过敏作用。临床应用于上呼吸道感染、甲流等发热性疾病；颈椎病、肩周炎、颈源性眩晕等骨关节肌肉疾病；糖尿病、糖尿病肾病等代谢性疾病；高血压、心律失常、冠状动脉粥样硬化心脏病等心血管疾病；原发性痛经、多囊卵巢综合征等妇科疾病；视网膜血管痉挛、慢性鼻窦炎等五官科疾病；其他如头痛、周围性面瘫、蛛网膜下腔出血等。

[案例] 某男，56 岁，外感第 1 天，发热，无汗，项背肌肉酸痛，恶风，无鼻塞，无流涕，无喷嚏，无咳嗽，舌质淡，舌苔薄白，脉数，予以葛根汤加减治疗：葛根 20 g，麻黄 10 g，桂

枝 6 g,芍药 15 g,生石膏 15 g,蒲公英 15 g,板蓝根 15 g,羌活 10 g,甘草 5 g。用药 1 剂后热减,肌肉酸痛缓解,用药 3 剂后热退,项背肌肉酸痛消失。

[体会] 葛根汤治疗外感风寒表实证,项背强痛,无汗疗效较为肯定。个人也曾经用葛根汤治疗自己的外感症状,1～2 剂后项背肌肉酸痛消失,配合生石膏 2 剂治疗,体温正常。

# 葛根黄芩黄连汤

[组成] 葛根 15 g,炙甘草 6 g,黄芩 9 g,黄连 9 g。

[功用] 解表清热。

[主治] 外感表证未解,邪热入里。身热,下利臭秽,肛门有灼热感,心脘烦热,口干渴,喘而汗出,苔黄,脉数。

临床上应用葛根黄芩黄连汤治疗糖尿病、痤疮、抑郁症、骨痹、石淋等疾病的治疗。

[案例] 某女,42 岁,腹痛、腹胀、大便次数增多,大便溏薄 3 天,纳差,口苦,尿色黄,舌质红,舌苔薄黄,脉数,腹部轻压痛,予以葛根黄芩黄连汤加减治疗:葛根 20 g,黄芩 20 g,黄连 6 g,黄柏 10 g,马齿苋 10 g,白头翁 10 g,苍术 10 g,炙甘草 5 g。用药 3 天后腹痛腹胀缓解、大便次数减少,大便逐渐成形,用药 1 周后腹痛腹胀消失、大便次数减少,大便成形。继续用上方加减治疗 1 周,诸症皆平。

[体会] 葛根黄芩黄连汤有解表、清热、止痢的作用,临床上能够治疗湿热泄泻等。如果慢性肠炎急性发作或溃疡性结肠炎,可见腹痛、腹胀、大便溏泄等症状,可以选用葛根黄芩黄连汤治疗,有利于湿热泄泻的缓解。

# 桂 枝 汤

[组成] 桂枝 9 g,芍药 9 g,炙甘草 6 g,生姜 9 g,大枣 9 g。

[功用] 解肌发表,调和营卫。

[主治] 外感风寒表虚证。头痛发热,汗出恶风,鼻鸣干呕,苔白不渴,脉浮缓或浮弱者。

现代药理研究表明桂枝汤不仅对体温、汗腺分泌、血压、免疫功能及胃肠运动有调节作用，还具有抗炎、抗菌、抗病毒、降血糖和保护心血管等作用。对自汗、心律失常、顽固性失眠症、空调病、慢性疲劳综合征、冠心病、心绞痛、肠易激综合征、风湿性多肌痛、哮喘等内科疾病；颈椎病、骨骺炎、肩周炎、肋间神经痛、面神经麻痹等外科疾病；妊娠恶阻、产后自汗、盗汗、产后发热、痛经、经行风疹块、绝经前后诸症、月经稀少、更年期综合征等妇科疾病；小儿感冒、咳嗽、神经性尿频、支气管哮喘、厌食症等儿科疾病；白癜风、皮肤瘙痒、荨麻疹、银屑病、单纯性紫癜、色素性紫癜性皮炎等皮肤疾病；过敏性鼻炎、复发性口腔溃疡及鼻汗症等五官科疾病。

[**案例**] 某女，46岁，自汗1周，恶风，无盗汗，神疲乏力，手足心汗多，纳可，易醒，舌质淡，舌苔白，脉缓，予以桂枝汤加减治疗：桂枝9g，芍药15g，黄芪15g，浮小麦20g，煅牡蛎20g，糯稻根20g，乌梅10g，煅龙骨20g，炙甘草6g。用药1周自汗症状大部分缓解，再继续用上方加减治疗1周，自汗痊愈。

[**体会**] 桂枝汤中芍药酸寒，酸能敛汗，寒走阴而益营，治疗自汗时加入浮小麦、糯稻根、麻黄根、瘪桃干、煅牡蛎、煅龙骨、乌梅、五味子等敛汗效果更佳。

# 桂枝加龙骨牡蛎汤

[**组成**] 桂枝9g，芍药9g，龙骨9g，牡蛎9g，生姜9g，甘草6g，大枣9g。

[**功用**] 调和阴阳，潜镇摄纳。

[**主治**] 虚劳少腹弦急，阴部寒冷，目眩发落，男子失精，女子梦交，或心悸，遗溺，脉虚大芤迟，或芤动微紧。

桂枝加龙骨牡蛎汤临床应用于失眠、自汗、盗汗、心悸、惊悸、奔豚气、功能性消化不良、肠易激综合征等消化道疾病；过敏性鼻炎、反复呼吸道感染、更年期综合征合并肺病等呼吸道疾病；围绝经期综合征、早泄、遗精症等疾病。

[**案例**] 某男，28岁，早泄1年余，勃起功能正常，每次性生活持续时间小于3分钟，偶有遗精，心情烦躁，夜寐不安，舌质红，舌苔薄少，脉数。予以桂枝加龙骨牡蛎汤加减治疗：桂枝6g，芍药20g，龙骨30g，牡蛎30g，柴胡6g，黄芩6g，茯神10g，远志10g，合欢皮10g，甘草5g。用药2周后患者早泄症状有改善，继续用上方加减治疗，患者早泄明显改善。

[**体会**] 个人在临床上使用桂枝加龙骨牡蛎汤治疗早泄、遗精，甚至滑精都有明显

的效果。治疗自汗、盗汗、心悸、惊悸时加入相应的中药也有较好的疗效。

# 桂枝芍药知母汤

[组成] 桂枝12 g,芍药9 g,甘草6 g,麻黄6 g,生姜15 g,白术15 g,知母12 g,防风12 g,附子6 g。

[功用] 通阳行痹,祛风逐湿,和营止痛。

[主治] 主诸肢节疼痛,身体尪羸,脚肿如脱,头眩短气,温温欲吐。风毒肿痛,憎寒壮热,渴而脉数。

桂枝芍药知母汤临床多应用于类风湿性关节炎、痛风性关节炎、骨性关节炎、退行性关节病、关节积液、腰椎间盘突出症等骨科疾病;糖尿病足、糖尿病神经病变、糖尿病肾病、糖尿病合并干燥综合征、肺纤维化、风湿性心脏病、冠状动脉粥样硬化性心脏病等内科疾病;产后病、乳腺癌、慢性盆腔炎、银屑病等其他疾病。

[体会] 桂枝芍药知母汤可以用于类风湿关节炎及痛风性关节炎的关节痛,在治疗关节痛的时候可以加入桑枝、独活、秦艽、防己、威灵仙、制川乌、制草乌、细辛等,以迅速缓解疼痛症状。加制川乌、制草乌时应减去附子,避免违背中药十八反的禁忌。

# 桂 枝 茯 苓 丸

[组成] 桂枝9 g,茯苓9 g,牡丹皮9 g,芍药9 g,桃仁9 g。

[功用] 活血化瘀、缓消症块。

[主治] 瘀血留结胞宫。妊娠胎动不安,漏下不止,血色紫黑晦暗,腹痛拒按等。

药理研究表明桂枝茯苓丸有抗凝、抗炎、抗肿瘤等作用,临床应用于子宫肌瘤及卵巢肿瘤、子宫腺肌病及子宫内膜异位症、宫颈癌及卵巢癌、慢性盆腔炎、月经失调等妇科疾病;高脂血症等循环系统疾病;急性脑出血等神经系统疾病;糖尿病皮肤瘙痒、糖尿病周围神经病变、糖尿病肾病水肿等疾病;乳腺结节、甲状腺结节等其他疾病。

[案例] 某女,35 岁,体检发现右侧甲状腺结节 2 月,结节直径约 1.0 cm,呈囊性结

节,甲状腺各项功能指标正常,舌质淡,舌苔白,脉细,寻求中医治疗,予以桂枝茯苓丸加减治疗:桂枝9 g,茯苓15 g,牡丹皮10 g,赤芍15 g,桃仁10 g,夏枯草20 g,浙贝母10 g,香附10 g,柴胡10 g,皂角刺6 g,甘草5 g。用药2月后复查甲状腺结节直径约0.5 cm,继续用上方加减治疗。

[体会] 个人多用桂枝茯苓丸治疗乳腺结节、甲状腺结节、肾囊肿等。针对肾囊肿囊内液体增多,引起的腰部酸胀,加入桂枝茯苓丸可以减少囊内液体量,降低囊内压,改善腰部酸胀的症状。

# 黄芪桂枝五物汤

[组成] 黄芪12 g,桂枝9 g,芍药9 g,生姜12 g,大枣9 g。

[功用] 益气温经,和经通痹。

[主治] 血痹。肌肤麻木不仁,脉微涩而紧。

临床上黄芪桂枝五物汤用于治疗糖尿病周围神经病变、产后身痛、颈椎病、卒中后遗症、类风湿关节炎、IgA肾病、肩周炎、冠心病心绞痛、糖尿病足、雷诺病、末梢神经炎、股外皮神经卡压综合征、腰椎间盘突出症、骨性关节炎、急性腰扭伤、脑梗死恢复期、胃及十二指肠溃疡、慢性心力衰竭肢体酸痛、小儿多汗症、乳腺癌术后同侧上肢水肿、狼疮性肾炎激素撤减期、肌筋膜炎、慢性盆腔炎、小儿反复呼吸道感染、带状疱疹、奥沙利铂致神经病理性疼痛等。

[体会] 个人多在糖尿病周围神经病变、类风湿关节炎的治疗中,使用黄芪桂枝五物汤。方中黄芪益气,桂枝汤温经通络,对于肢体肌肤麻木不仁有一定的效果。

# 己椒苈黄丸

[组成] 防己12 g,椒目5 g,葶苈子10 g,大黄10 g。

[功用] 泻热逐水,通利二便。

[主治] 水饮积聚脘腹,肠间有声,腹满便秘,小便不利,口干舌燥,脉沉弦。

己椒苈黄丸临床用于治疗肝硬化腹水、幽门梗阻、泄泻、胃肠神经官能症、胃癌伴腹水等消化系统疾病；慢性心力衰竭和肺源性心脏病等心血管疾病；支气管哮喘、胸腔积液、肺癌伴胸腔积液等呼吸系统疾病；肾病综合征、盆腔炎等疾病。

[案例] 某男，23岁，临床诊断肾病综合征半年，糖皮质激素治疗中，蛋白尿＋＋，小便不畅，下肢浮肿，腹部胀满，纳差，大便2～3天1次，颜面痤疮，口干苦，舌质淡，舌苔黄腻，脉沉紧。予以己椒苈黄丸加减治疗：防己12 g，椒目5 g，葶苈子30 g，大黄10 g，车前草15 g，桑白皮10 g，冬瓜皮20 g，枳壳10 g，生白术10 g，薏苡仁根30 g，甘草5 g。用药2周后患者下肢浮肿，腹部胀满改善，大便每天1次，用上方加减治疗1月，浮肿消退，大小便通畅，继续门诊随访。

[体会] 个人多用己椒苈黄丸治疗肾病综合征、肝硬化腹水，以及反复出现的肠鸣等症状，通过利水通便缓解水肿和便秘等。

# 理 中 丸

[组成] 人参9 g，干姜9 g，白术9 g，炙甘草9 g。

[功用] 温中祛寒，补气健脾。

[主治] 脾胃虚寒，自利不渴，呕吐腹痛，不欲饮食，中寒霍乱；阳虚失血，胸痹虚证；小儿慢惊风，病后喜唾涎沫。

理中丸临床可用于治疗心悸、咳嗽、胃脘痛、泄泻、溃疡性结肠炎、慢性胆囊炎、婴儿肝炎综合征、慢性盆腔炎、口腔溃疡、脚气、眩晕、呃逆、外伤后便秘、牙痛、水肿、小儿毒性红斑等疾病。

[案例] 某男，46岁，反复腹泻3年余，遇冷加重，大便稀薄，大便每天3～4次，少腹隐痛，纳差，舌质淡，舌苔白滑，脉沉。予以理中丸加减治疗：党参15 g，炮姜炭12 g，生白术10 g，淡附片10 g，肉豆蔻6 g，吴茱萸3 g，茯苓10 g，炙甘草5 g。用药1周后患者大便每天2次，大便逐渐成形，腹痛缓解；继续用上方加减治疗2周，大便每天1次，大便成形。

[体会] 个人多用理中丸治疗脾胃虚寒型慢性结肠炎。方中可用炮姜炭替代干姜，改善大便稀薄的情况较好；生白术利小便实大便的效果好于炒白术。虚寒较重者，加入附子增强温阳的效果会更好。

# 麻　黄　汤

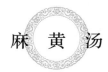

[组成] 麻黄9g,桂枝6g,杏仁6g,炙甘草3g。

[功用] 发汗解表,宣肺平喘。

[主治] 外感风寒表实证。恶寒发热,头身疼痛,无汗而喘,舌苔薄白,脉浮紧。

麻黄汤临床用于治疗类风湿关节炎;风寒型感冒、支气管哮喘、慢性支气管炎等呼吸系统疾病;缓慢性心律失常;肝硬化腹水、顽固性呃逆等消化系统疾病;小便不通,煤气中毒、多寐症等神经系统疾病;乳腺导管闭塞;继发性闭经、痛经等妇科疾病;小儿遗尿症;阳痿;慢性荨麻疹;突发性聋;脉管炎等。

[案例] 某女,32岁,天热无汗2年,心情烦躁,时有胸闷,无心悸,纳可,舌质淡,舌苔白,脉细。予以麻黄汤加减治疗:生麻黄10g,桂枝9g,杏仁6g,炙甘草3g,浮萍10g,羌活10g。用药2周后患者有少量出汗;继续用上方加减治疗2周,患者有正常出汗。

[体会] 个人多用麻黄汤治疗风寒型感冒、支气管哮喘、慢性支气管炎、无汗症等。治疗支气管哮喘可加入射干、五味子、地龙、水蛭;治疗慢性支气管炎可加入二陈汤治疗。

# 麻黄连翘赤小豆汤

[组成] 麻黄6g,连翘9g,杏仁9g,赤小豆30g,大枣9g,桑白皮10g,生姜6g,甘草6g。

[功用] 解表发汗,清热利湿。

[主治] 阳黄兼表证。湿热蕴郁于内,外阻经络肌肤之病候,发热恶寒,无汗身痒,周身黄染如橘色,脉浮滑。

麻黄连翘赤小豆汤临床用于治疗慢性乙型肝炎、胆汁淤积性肝炎,急性肾小球肾炎、肾病综合征合并胸腔积液、肾病水肿、荨麻疹、湿疹、黄褐斑、血管神经性水肿、特发性水肿、急性痛风性关节炎、逆行射精等。

［案例］某男，18岁，主诉肾病综合征病史1年余。近期双下肢浮肿，小便不利，蛋白尿＋＋，皮肤瘙痒，口苦红，舌苔黄腻，脉沉。予以麻黄连翘赤小豆汤加减治疗：生麻黄10 g，连翘10 g，杏仁6 g，赤小豆30 g，桑白皮10 g，车前草15 g，冬瓜皮20 g，大腹皮10 g，薏苡仁根30 g，甘草5 g。用药2周后患者下肢浮肿改善，皮肤瘙痒减轻；继续用上方加减治疗1月，下肢浮肿消退，尿量正常。

［体会］个人多用麻黄连翘赤小豆汤治疗具有水肿症状的肾脏疾病，如各类肾小球肾炎、肾病综合征、血管神经性水肿、特发性水肿，以及不明原因水肿等。

# 麻 子 仁 丸

［组成］麻子仁20 g，芍药10 g，枳实10 g，大黄20 g，厚朴10 g，杏仁10 g。

［功用］润肠泻热，行气通便。

［主治］肠胃燥热，津液不足。大便干结，小便频数。

麻子仁丸临床用于治疗尿频，肛肠疾病及其术后，腹部术后功能失调出现的便秘、腹痛等。

［案例］某男，68岁，反复便秘1年余，大便2～3天1次，大便质干，小腹胀，无腹痛，口苦口干，纳差，舌质红，舌苔薄津少，脉细。结合其病史诊断为便秘（肠道津亏），治则采用润肠通便法，方用麻子仁丸加减：麻子仁20 g，芍药10 g，枳实12 g，制大黄10 g，厚朴12 g，杏仁10 g，郁李仁20 g，栝楼子10 g，生地黄10 g，甘草5 g。用药1周患者大便每2天一次，解便顺畅；继续用上方加减治疗1月，大便每天一次。

［体会］麻子仁丸在临床上较为常用，用于肠道津液不足之老年人便秘。老年人便秘多表现为大便干结，大便中水分含量少，大便1～2天1次，腹胀腹痛不明显，可以在方中加入郁李仁、栝楼子、柏子仁、肉苁蓉、桃仁，甚至芦荟，有利于大便通畅。

# 射 干 麻 黄 汤

［组成］麻黄9 g，射干6 g，生姜9 g，细辛3 g，紫菀6 g，款冬花6 g，五味子3 g，大枣

6 g，半夏 9 g。

[功用] 宣肺祛痰，下气止咳。

[主治] 寒痰郁肺结喉证。咳嗽，气喘，喉间痰鸣似水鸣声，或胸中似水鸣音，或胸膈满闷，或吐痰涎，苔白腻，脉弦紧或沉紧。

临床用射干麻黄汤治疗慢性支气管炎、小儿毛细支气管炎、喘息性支气管炎、急性支气管炎、变异性哮喘、难治性哮喘、支气管哮喘急性发作、小叶性肺炎、放射性肺炎顽固咳嗽、肺癌等。

[案例] 某男，72 岁，主诉咳嗽气促 10 余年，加重 1 月。初诊时咳嗽，痰色白，呈泡沫状，动则气短，呼吸急促，喉间有痰鸣音，两肺可闻及哮鸣音，唇色暗，舌质有瘀斑，舌苔白腻，脉弦紧，平喘药物和抗生素治疗后气急无缓解，寻求中医治疗，予以射干麻黄汤加减治疗：炙麻黄 10 g，射干 20 g，干姜 6 g，细辛 6 g，炙紫菀 10 g，款冬花 10 g，五味子 10 g，大枣 10 g，半夏 12 g，水蛭 2 g，地龙 6 g，甘草 5 g。用药 2 周后咳嗽气急改善，继续用上方治疗 1 月，咳嗽咳痰减轻，气急缓解，门诊继续随访。

[体会] 射干麻黄汤在临床上用于治疗慢性支气管炎、喘息性支气管炎、急性支气管炎、变异性哮喘、难治性哮喘、支气管哮喘急性发作等。平喘时可加入水蛭、地龙等；化痰可加浙贝母、制南星、桔梗，也可以和小青龙汤、定喘汤合用，对缓解气短有帮助。

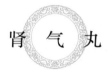

# 肾 气 丸

[组成] 干地黄 24 g，山药 12 g，山茱萸 12 g，泽泻 9 g，茯苓 9 g，牡丹皮 9 g，桂枝 3 g，附子 3 g。

[功用] 温补肾阳。

[主治] 肾阳不足证。症见腰痛脚软，身半以下常有冷感，少腹拘急，小便不利，或小便反多，尺部沉细，舌质淡而胖，舌苔白而不燥，以及脚气，痰饮，消渴，转胞等证。

临床用肾气丸治疗弱精子症、慢性前列腺炎、支气管哮喘缓解期、老年尿道综合征、糖尿病肾病、高血压肾病、慢性肾小球肾炎、痛风等疾病。

[案例] 某男，46 岁，双下肢冷感，腰冷，背冷多年，腰酸痛，神疲乏力，小便清长，舌质淡，舌苔白，脉沉。予以肾气丸加减治疗：熟地黄 15 g，山药 10 g，山茱萸 10 g，泽泻

10 g,茯苓 10 g,牡丹皮 10 g,桂枝 6 g,附子 10 g,丁香 3 g,杜仲 20 g,甘草 5 g。用药 4 周后双下肢冷、腰冷、背冷有缓解,继续用上方在门诊治疗。

[体会] 肾气丸多用于肾阳虚证,表现为畏寒怕冷为主的症状,包括腰冷、背冷、下肢冷、腹部冷等,或见腹痛、大便溏薄、咳嗽气短,白痰,小便清长,阳痿,少精等,只要辨证准确会有治疗效果的。

# 四 逆 散

[组成] 柴胡 6 g,枳实 6 g,芍药 9 g,炙甘草 6 g。

[功用] 透邪解郁,疏肝理脾。

[主治] 少阴病,四逆证。或悸,或小便不利,或腹中痛,或泄利下重。

临床用四逆散治疗慢性乙型病毒性肝炎、非酒精性脂肪肝、慢性非萎缩性胃炎、慢性胆囊炎、溃疡性结肠炎等消化道疾病;抑郁症、失眠症等精神类疾病;前列腺炎、尿道炎后综合征、慢性盆腔炎等感染性疾病。

[案例] 某女,53 岁,反复尿频、尿急、尿道不适 2 年余,时有心情烦躁,或心情抑郁,夜寐不安,小腹胀满不适,舌质红,舌苔薄,脉数,尿检白细胞无异常抗生素治疗 2 周无效。结合其病史诊断为尿道综合征,气淋(肝郁气滞),予以四逆散加减治疗:柴胡 12 g,枳实 12 g,芍药 15 g,香附 10 g,茯神 20 g,猫爪草 10 g,淮小麦 20 g,炙甘草 5 g。用药 2 周后尿频、尿急、尿道不适缓解,继续用上方治疗 2 月,以上诸症皆平。

[体会] 个人多用四逆散治疗情志方面的疾病,如尿道综合征的治疗,在治疗尿道综合征时可联用逍遥散、越鞠丸、甘麦大枣汤,或栀子豉汤等。治疗抑郁症、失眠症等精神类疾病时可联合柴胡加龙骨牡蛎汤。治疗女性更年期综合征时可联用大补阴丸或知柏地黄汤。

# 四 逆 汤

[组成] 附子 10 g,干姜 9 g,炙甘草 6 g。

[功用] 回阳救逆。

[主治] 少阴病。四肢厥逆,恶寒倦卧,呕吐不渴,腹痛下利,神衰欲寐,舌苔白滑,脉微细。太阳病误汗亡阳。

临床用四逆汤治疗心肌梗死、冠心病心绞痛、慢性心力衰竭、心脏骤停经心肺复苏后、高血压等循环系统疾病;实体恶性肿瘤;直肠癌放化疗后血小板减少;晚期乳腺癌术后;乙型肝炎肝硬化;阳虚型慢性便秘;功能性便秘等消化道及肿瘤疾病;子宫内膜异位症;虚寒型痛经;急性加重期慢性阻塞性肺疾病;过敏性鼻炎;混合型高脂血症;糖尿病并发下肢血管病变等;脓毒症休克、脑出血伴血管源性脑水肿、急性马兜铃酸所导致肾病等感染神经泌尿系统疾病。

[体会] 个人多在临床上治疗虚寒性疾病时加入四逆汤,可以改善患者的四肢厥冷、恶寒乏力、腹痛腹泻等症状,也可加入治疗痛经的方中,通过温经散寒,养血通脉可以改善痛经的症状。

# 酸 枣 仁 汤

[组成] 酸枣仁15 g,知母6 g,茯苓10 g,川芎6 g,甘草3 g。

[功用] 养血安神,清热除烦。

[主治] 虚劳虚烦不得眠,心悸盗汗,头目眩晕,咽干口燥,脉细弦。

酸枣仁汤的药理作用主要包括镇静催眠、抗抑郁、抗焦虑和脑保护作用。临床用于治疗失眠、抑郁症、焦虑症、盗汗、甲状腺癌术后、冠心病、慢性乙型肝炎、慢性重症肝炎、围绝经期综合征、小儿夜啼、不宁腿综合征、面部皮炎等。

[案例] 某女,49岁,反复入睡困难3年,早醒易醒,梦多,头晕,潮热,出汗,耳鸣,纳可,舌质淡,舌苔白,脉细。寻求中医诊治,予以酸枣仁汤加减治疗:酸枣仁15 g,知母10 g,茯神15 g,川芎6 g,龙骨15 g,牡蛎15 g,合欢皮10 g,远志10 g,黄柏10 g,甘草6 g。服用上方4周后患者入睡困难、早醒易醒,梦多皆有明显改善,继用上方门诊治疗。

[体会] 酸枣仁汤在治疗睡眠障碍、抑郁症、焦虑症、更年期综合征方都有较好的效果。由于酸枣仁汤结构简单,在治疗以上疾病时多会加入合欢皮、远志、五味子、首乌藤、珍珠母、龙骨、牡蛎等。

# 温 经 汤

[组成] 吴茱萸9g，当归9g，芍药6g，川芎6g，人参6g，桂枝6g，阿胶9g，牡丹皮6g，生姜6g，甘草6g，半夏6g，麦冬9g。

[功用] 温经散寒，祛瘀养血。

[主治] 冲任虚寒、瘀血阻滞。漏下不止，月经不调，或前或后，或逾期不止，或一月再行，或经停不至，或见傍晚发热，手心烦热，唇口干燥，少腹里急，腹满，亦治妇人久不受孕。

温经汤治疗崩漏、闭经、痛经、月经不调、子宫肌瘤、子宫内膜异位症、不孕症、陈旧性宫外孕等妇科疾病；慢性前列腺炎、阳痿等男科疾病；冠心病、甲状腺功能亢进、慢性肾小球肾炎、动脉粥样硬化闭塞症、糖尿病神经病变、慢性结肠炎、雷诺病、纤维肌痛综合征、原发性血小板减少性紫癜等疾病。

[案例] 某女，25岁，主诉痛经病史3年。每次经前腹痛1～2天，畏寒怕冷，月经色暗，经量偏少，舌质淡，舌苔白，脉细。寻求中医诊治，治则采用温经散寒、祛瘀养血法，方用温经汤加减治疗：吴茱萸6g，炒当归10g，赤芍15g，炒川芎10g，党参15g，桂枝6g，阿胶3g，牡丹皮10g，干姜6g，生蒲黄6g，五灵脂6g，炙甘草6g。每次月经来前服用上方1周，月经来后即停药。经过3个周期的治疗，痛经消失。

[体会] 个人多用温经汤治疗女性痛经、闭经、月经淋漓不尽、月经不调、糖尿病神经病变及雷诺病等。对冲任虚寒、气滞血瘀引起的痛经，闭经月经淋漓不尽效果不错。

# 五 苓 散

[组成] 猪苓9g，白术9g，茯苓9g，泽泻15g，桂枝6g。

[功用] 利水渗湿，温阳化气。

[主治] 外有表证，内停水湿，症见头痛发热，烦渴欲饮，或水入即吐，小便不利，舌苔白，脉浮；水湿内停，症见水肿、泄泻、小便不利，以及霍乱吐泻等证；痰饮，症见脐下动

悸，吐涎沫而头眩，或短气而咳者。

五苓散具有利尿、降压、调节代谢、保护肾脏、止泻等药理作用。治疗心力衰竭、高血压、前列腺增生并尿潴留、肝功能异常、慢性功能性腹泻、高脂血症、2 型糖尿病、痛风性关节炎、结核性胸膜炎、肺水肿、创伤性脑水肿、多囊卵巢综合征、膀胱过度活动症、小儿急性黄疸肝炎、小儿轮状病毒性肠炎、分泌性中耳炎、抑郁症等。

[案例] 某女，46 岁，双下肢水肿 1 周，尿常规检查蛋白尿阴性，红细胞阴性，血浆白蛋白正常，肾功能、肝功能、甲状腺功能指标正常，无少尿，神疲乏力，舌质淡，舌苔白，脉沉。予以五苓散加减治疗：猪苓 10 g，生白术 10 g，茯苓 15 g，泽泻 10 g，桂枝 6 g，车前草 10 g，桑白皮 10 g，大腹皮 10 g，冬瓜皮 10 g，炙甘草 6 g。用药 2 周后双下肢浮肿缓解，再继续用上方治疗 2 周，浮肿完全消退。

[体会] 五苓散具有明显的利尿作用，可用于治疗急性慢性肾炎水肿、肾病综合征水肿，以及不明原因水肿，对心力衰竭引起的水肿也有效。如果治疗中出现少尿，应警惕高钾血症的发生。

# 乌梅丸

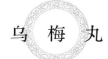

[组成] 乌梅 24 g，细辛 9 g，干姜 15 g，黄连 24 g，当归 6 g，附子 9 g，蜀椒 6 g，桂枝 9 g，人参 9 g，黄柏 9 g。

[功用] 温脏安蛔。

[主治] 蛔厥，心烦呕吐、时发时止、食入吐蛔，手足厥冷，腹痛，又治久痢，久泻。

乌梅丸治疗胃食管反流病、慢性胃炎、溃疡性结肠炎、克罗恩病、功能性腹痛、功能性消化不良、功能性腹泻、肠易激综合征、放射性直肠炎、慢性腹泻、糖尿病胃轻瘫、慢性胆囊炎等消化系统疾病；糖尿病、糖尿病神经病变、糖尿病心肌病、多汗症、原发性甲状腺功能减退症等内分泌疾病；结直肠癌、胰腺癌、胆道癌、胃癌、恶性肿瘤的伴发症等肿瘤疾病；咳嗽、支气管哮喘、肺纤维化、慢性阻塞性肺病、机化性肺炎等呼吸系统疾病；稳定型心绞痛、高血压、眩晕、神经症、扩张性心肌病、心律失常、经皮冠脉介入术、搭桥术后、冠心病并不安腿综合征等心血管疾病；干燥综合征、系统性红斑狼疮、类风湿关节炎等风湿免疫疾病；尿路感染、肾结石等泌尿系疾病；勃起功能障碍；痤疮、毛囊炎、慢性湿疹及带状疱疹后遗神经痛、脂溢性皮炎等皮肤疾病；卵巢功能不全、卵巢囊肿、宫颈人乳头瘤病毒感染、盆腔炎、带下病、崩漏、不孕症、围绝经综合征、痛经等妇科疾病；

腹痛、抽动障碍、乙脑后遗症、疳积等儿科疾病；失眠、抑郁、抗精神病药物所致锥体外系反应、稽延性戒断症状等精神类疾病；过敏性鼻炎、干眼症、闭角型青光眼、中心性浆液性脉络膜视网膜病变、感染性角膜炎等五官科疾病。

[案例] 某男，45岁，主诉反复腹泻3年，加重1月。目前大便每天4～5次，腹部冷痛，恶心，无呕吐，纳差，神疲乏力，夜寐安，舌质淡，舌苔白，脉沉，予以乌梅丸加减治疗：乌梅20 g，细辛3 g，炮姜炭15 g，黄连6 g，当归10 g，附子10 g，蜀椒6 g，桂枝6 g，党参10 g，黄柏10 g，炙甘草6 g。用药2周后大便每天3次，大便逐渐成形，用上方治疗4周，大便每天2次，大便成形，门诊继续随访。

[体会] 个人多用乌梅丸治疗胃食管反流病、肠功能紊乱、肠易激综合征、慢性腹泻，在无菌性尿频的治疗中也可以使用。方中乌梅有收敛作用，对大便次数多、尿频均有疗效，对自汗多加入乌梅也有治疗效果。

# 吴茱萸汤

[组成] 吴茱萸3 g，人参6 g，大枣9 g，生姜18 g。

[功用] 温中补虚，降逆止呕。

[主治] 胃中虚寒，食谷欲呕，胸膈满闷，或胃脘痛，吞酸嘈杂。厥阴头痛，干呕吐涎沫。少阴吐利，手足逆冷，烦躁欲死。

吴茱萸汤具有止呕、双向调节平滑肌、促进溃疡愈合、抗炎症性肠病、止痛、降血压、抗抑郁等作用。治疗头痛、反流性食管炎、慢性胃炎、胃溃疡、功能性消化不良、溃疡性结肠炎、慢性胆囊炎、原发性痛经、复发性流产、原发性高血压、糖尿病胃轻瘫、胃癌晚期呕吐、癌痛、带下病、失眠、肢体震颤、神经症、梅尼埃病等。

[案例] 某女，56岁，自诉胃脘嘈杂不适2周，泛酸，无嗳气，时有恶心，无呕吐，胃脘隐痛，纳可，夜寐安，大便通畅，舌质淡，舌苔白，脉弦。予以吴茱萸汤加减治疗：吴茱萸6 g，党参10 g，大枣10 g，干姜10 g，紫苏梗15 g，六神曲15 g，煅瓦楞子20 g，甘草5 g。用药1周后胃脘嘈杂减轻，继续用上方治疗2周，胃脘嘈杂消失，泛酸缓解，门诊继续随访。

[体会] 吴茱萸汤治疗不明原因胃脘嘈杂、恶心、胃脘痛都有一定疗效。个人多用于胃脘嘈杂的诊治，治疗多例均能获效。

# 小 半 夏 汤

[组成] 半夏20 g，生姜10 g。

[功用] 化痰散饮，和胃降逆。

[主治] 痰饮呕吐。呕吐痰涎，口不渴，或干呕呃逆，谷不得下，便自利，舌苔白滑。

小半夏汤可以治疗胃失和降所致的呕吐、妊娠呕吐、胃腹胀满引起的呕吐、药物不良反应引起的呕吐、急性心梗呕吐、化疗引起的呕吐、肝阳上亢引起的呕吐、顽固性呕吐。

[体会] 小半夏汤药物组成非常简单，为了达到更好的止呕效果，个人在用小半夏汤时往往会加入紫苏梗、姜竹茹等。如果伴有口苦则加入黄连；妊娠呕吐加入黄芩等。

# 小 柴 胡 汤

[组成] 柴胡12 g，黄芩9 g，人参6 g，半夏9 g，炙甘草6 g，生姜9 g，大枣9 g。

[功用] 和解少阳。

[主治] 伤寒少阳证。往来寒热，胸胁苦满，默默不欲饮食，心烦喜呕，口苦，咽干，目眩，舌苔薄白，脉弦者；妇人伤寒，热入血室；以及疟疾、黄疸与内伤杂病而见少阳证者。

小柴胡汤可以治疗慢性胃炎、反流性食管炎、慢性乙型肝炎、慢性乙型肝炎肝纤维化、慢性胆囊炎、急性重症胰腺炎、小儿肠系膜淋巴结炎等消化系统疾病；急性上呼吸道感染、哮喘、结核性胸膜炎等呼吸系统疾病；慢性肾小球肾炎、难治性肾病综合征、过敏性紫癜性肾炎、慢性肾衰竭、浆细胞性乳腺炎、盆腔炎、经前期综合征、附睾炎等泌尿生殖系统疾病；急性脑出血吸收期、面神经麻痹、儿童多动症、带状疱疹后遗神经痛等神经系统疾病；病毒性心肌炎、冠心病不稳定型心绞痛、慢性肺源性心脏病等循环系统疾病；2型糖尿病、亚急性甲状腺炎、原发性肝癌、细菌性角结膜炎、梅尼埃病、急性荨麻疹、流行性腮腺炎、艾滋病发热、抑郁症等其他疾病。

［体会］个人多用小柴胡汤治疗情志方面的疾病,如抑郁证、焦虑状态、女性更年期综合征等,在小柴胡汤方中加入安神的药物可以治疗睡眠障碍。也用于治疗慢性胃炎、反流性食管炎、慢性胆囊炎、慢性乙型肝炎、慢性乙型肝炎肝纤维化等引起的胃脘部胀满不适。对于慢性咽炎(梅核气)、眩晕综合征、慢性前列腺炎、附睾炎(相当于妇女热入血室)也有治疗效果。

# 小 承 气 汤

［组成］大黄12 g,厚朴6 g,枳实9 g。

［功用］清下热结。

［主治］阳明腑实证。谵语潮热,大便秘结,胸腹痞满,舌苔老黄,脉滑数,痢疾初起,腹中胀痛,或脘腹胀满,里急后重者。

小承气汤可以治疗急慢性胃炎、胃瘫、肠梗阻、肠麻痹、多种因素所导致的便秘、术后胃肠功能修护、慢性肝炎、胆道感染等消化道疾病;上呼吸道感染、哮喘、支气管炎、急性呼吸窘迫综合征等呼吸系统疾病。

［案例］某男,39岁,腹胀便秘6天,脘腹胀满,纳差,舌质红而干,舌苔黄腻,脉沉紧,腹肌紧张,腹部按压痛,无反跳痛。方用小承气汤加减治疗:制大黄20 g,厚朴20 g,枳实20 g,生白芍20 g,决明子10 g,栝楼子10 g,甘草5 g。用药2剂后大便即下,继续用上方治疗5天,大便1～2天1次,腹部胀满消失,门诊继续随访。

［体会］个人用小承气汤治疗便秘的机会较多,一般先使用制大黄。制大黄剂量可用至30 g;如果大便仍不通畅,可改用生大黄。只要大便每天1次,以上药物的用量可以逐渐减少,治疗过程中应注意防止肠梗阻、肠麻痹的发生。

# 小 建 中 汤

［组成］芍药18 g,桂枝9 g,大枣9 g,生姜10 g,炙甘草6 g,饴糖30 g。

［功用］温中补虚,和里缓急。

[主治] 虚劳里急。腹中时痛,喜温喜按,舌淡苔白,脉细弦而缓,或心中悸动,虚烦不宁,面色无华;或四肢酸楚,手足烦热,咽干口燥。

小建中汤可用于治疗慢性萎缩性胃炎、单纯性便秘、老年性便秘、肠易激综合征、功能性消化不良、消化性溃疡等消化系统疾病;慢性乙型肝炎;内伤咳嗽、感冒后咳嗽不愈;病毒性心肌炎、心律失常、焦虑症、遗精、痛风、复发性口腔溃疡、白塞综合征、痛经、更年期综合征、产后发热、肠系膜淋巴结炎等疾病。

[案例] 某女,46 岁,腹痛 5 天,腹部怕冷喜温,喜按压,大便每天 1 次,无便秘,无腹泻,纳可,神疲乏力,舌质淡,舌苔白,脉细缓,有痛经病史。予以小建中汤加减治疗:芍药 30 g,桂枝 10 g,干姜 10 g,淡附片 10 g,吴茱萸 3 g,大枣 10 g,炙甘草 6 g。用药 1 周后腹痛缓解,门诊继续随访。

[体会] 临床上多用小建中汤治疗虚寒性腹痛,包括痛经、肠易激综合征、肠功能、慢性结肠炎等。小建中汤对缓解腹痛症状有明显效果。

# 小 青 龙 汤

[组成] 麻黄 9 g,芍药 9 g,细辛 3 g,炙甘草 6 g,干姜 3 g,桂枝 6 g,五味子 3 g,半夏 9 g。

[功用] 解表蠲饮,止咳平喘。

[主治] 风寒客表,水饮内停。恶寒发热,无汗,喘咳,痰多而稀,或痰饮咳喘,不得平卧,或身体疼重,头面四肢浮肿,舌苔白滑,脉浮者。

小青龙汤可治疗感冒后咳嗽、慢性咳嗽、毛细支气管炎、喘息性支气管炎、支气管哮喘、咳嗽变异性哮喘、老年性肺炎、重症肺炎、慢性阻塞性肺病急性加重期、慢性肺源性心脏病、慢性心力衰竭合并心包积液、后鼻滴流综合征、分泌性中耳炎、腔隙性脑梗死、变应性鼻炎、乙型肝炎肝功能不全等。

[案例] 某男,68 岁,主诉咳嗽气促 2 周。咳嗽,气促,痰多色白清稀,夜间不能平卧,胸闷,唇色暗,下肢轻度浮肿,舌质暗有瘀点,舌苔白滑,脉沉紧。予以小青龙汤加减治疗:生麻黄 9 g,芍药 15 g,细辛 3 g,干姜 3 g,桂枝 6 g,五味子 10 g,半夏 12 g,大枣 10 g,水蛭 2 g,桑白皮 10 g,炙甘草 5 g。用药 2 周后咳嗽气促明显缓解,下肢浮肿消退,门诊继续随访。

[体会] 小青龙汤治疗喘息性支气管炎、支气管哮喘引起的咳嗽,气短,痰色白而清

稀,伴有下肢浮肿,不能平卧效果较好。只要辨证准确疗效较为肯定,个人在临床也经常使用,能获得疗效。

# 旋覆代赭汤

[组成] 旋覆花27 g,代赭石9 g,半夏9 g,人参6 g,生姜10 g,炙甘草6 g,大枣9 g。

[功用] 降逆化痰,益气和胃。

[主治] 胃气虚弱,痰浊内阻,心下痞硬,噫气不除者。

旋覆代赭汤可以治疗呕吐、嗳气呃逆、眩晕、梅核气、痰喘等疾病。

[案例] 某男,48岁,主诉反复嗳气1周。嗳气时发时止,无呃逆,无泛酸,无恶心,无呕吐,胃脘嘈杂,胃脘胀满,纳差,大便每天1次,舌质淡,舌苔白腻,脉弦。予以旋覆代赭汤加减治疗:旋覆花30 g,代赭石10 g,半夏10 g,党参10 g,干姜6 g,大枣9 g,刀豆10 g,降香10 g,炙甘草5 g。用药1周后嗳气消失,门诊随访1周未见复发。

[体会] 旋覆代赭汤用于治疗嗳气效果不错,往往2~3剂嗳气能除。个人一般会在旋覆代赭汤中加入降气的降香、刀豆,以增加降气的效果。如果伴腹胀可加厚朴、佛手、枳实、莱菔子等理气消胀。

# 茵 陈 蒿 汤

[组成] 茵陈蒿30 g,栀子15 g,大黄9 g。

[功用] 清热,利湿,退黄。

[主治] 湿热黄疸。一身面目俱黄,黄色鲜明,腹微满,口中渴,小便不利,舌苔黄腻,脉沉数者。

茵陈蒿汤可以治疗急性黄疸性肝炎、新生儿病理性黄疸、高胆红素血症、肝内胆汁淤积症、肝癌黄疸、急性重症胰腺炎、慢性乙型病毒性肝炎、慢性重型肝炎、高脂血症、痤疮、2型糖尿病、肝纤维化、小儿支气管哮喘等疾病。

[体会] 个人多用茵陈蒿汤治疗慢性胆囊炎、高胆红素血症、高脂血症、痤疮等疾

病,对缓解胆囊炎引起的腹胀腹痛,降低胆红素水平有帮助。茵陈蒿、生栀子清热利湿,大黄通腑泄浊对降低血脂水平,减轻痤疮症状都有明显疗效。

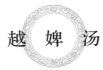

# 越 婢 汤

[**组成**] 麻黄9g,石膏18g,生姜9g,甘草6g,大枣10g。

[**功用**] 疏风解表,宣肺利水。

[**主治**] 风水恶风,一身悉肿,脉浮不渴,续自汗出,无大热。

越婢汤可以治疗急性肾小球肾炎、慢性肾炎急性发作、特发性水肿、紫癜性肾炎、类风湿关节炎、外感高热、急性荨麻疹合并血管性水肿、充血性心力衰竭、风疹等。

[**案例**] 某男,22岁,主诉双下肢浮肿5天。发病前有外感病史,发热,咽痛,抗生素治疗后热退,咽痛痊愈,尿常规检查发现尿蛋白++,尿红细胞5~6个/HP,无高血压,无慢性肾小球肾炎病史,纳可,舌质红,舌苔白,脉沉。结合其病史和检查结果诊断为急性间质性肾炎,予以越婢汤加减治疗:麻黄9g,石膏20g,干姜6g,黄芪15g,防风10g,生白术10g,芡实15g,甘草5g。用药2周后双下肢浮肿消退,尿蛋白+。门诊继续随访1月,尿蛋白阴性,双下肢无浮肿。

[**体会**] 越婢汤可以用于治疗急性间质性肾炎、急性肾小球肾炎、慢性肾炎急性发作、紫癜性肾炎,以及不明原因水肿。由于越婢汤组方简单,在临床上往往会加用一些其他清热解毒、利水的药物。

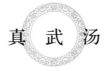

# 真 武 汤

[**组成**] 茯苓9g,芍药9g,白术6g,生姜9g,附子9g。

[**功用**] 温阳利水。

[**主治**] 脾肾阳虚,水气内停。小便不利,四肢沉重疼痛,腹痛下利,或肢体浮肿,苔白不渴,脉沉。太阳病,发汗,汗出不解,其人仍发热,心下悸,头眩,身瞤动,站立不稳。

真武汤可治疗心力衰竭、心绞痛、扩张性心肌病、甲状腺功能减退性心脏病、心功能不全、高血压病等心血管系统疾病；慢性肾衰竭、狼疮性肾炎、慢性肾小球肾炎、特发性膜性肾病、肾病综合征、糖尿病肾病、慢性肾病水肿等泌尿系统疾病；慢性结肠炎、肝硬化腹水、肠易激综合征等消化系统疾病；慢性阻塞性肺病、肺源性心脏病等呼吸系统疾病；失眠症、帕金森病、锥体外系副反应等神经精神系统疾病；甲状腺功能减退症；肺腺癌、肺癌伴胸腔积液、癌性腹水、癌性胸水、癌性疼痛等肿瘤疾病；良性前列腺增生、精液不化症等男科疾病；宫颈癌、卵巢癌合并腹腔积液等妇科疾病；手足口病、咳嗽、泄泻、神经性尿频、睾丸鞘膜积液等儿科疾病；耳石症、梅尼埃病等五官科疾病。

[案例] 某男，20 岁，主诉颜面、双下肢浮肿 2 周。每日尿量约 1 200 ml，下肢凹陷性浮肿，神疲乏力，尿常规检查尿蛋白＋＋＋，血浆白蛋白 34 g/L，舌质淡，舌苔白，脉沉紧。建议住院先行肾活检明确诊断，家属要求先用中药治疗，结合其病史和检查结果临床诊断为原发性肾病综合征（脾肾阳虚，水湿内停）。予以真武汤加减治疗：茯苓 30 g，炒芍药 15 g，生白术 15 g，干姜 6 g，附子 10 g，车前草 20 g，冬瓜皮 20 g，芡实 20 g，薏苡仁根 30 g，莲子 20 g，桑白皮 10 g，甘草 5 g。用药 2 周后双下肢浮肿逐渐减退，尿蛋白＋＋，继续用上方加减治疗 4 周后，双下肢浮肿基本消退，尿蛋白＋＋，血浆白蛋白 36 g/L，门诊继续随访。

[体会] 真武汤可用于阳虚水泛的水肿、眩晕、心悸的治疗。水肿包括肾源性水肿、肝源性水肿、心源性水肿、甲状腺疾病引起的水肿、特发性水肿等。真武汤对表现为脾肾阳虚肾源性水肿、心源性水肿、甲状腺功能减退水肿具有较好的效果。治疗中如果出现明显少尿、电解质紊乱、高钾血症应暂停服用中药饮片，待尿量正常后可以继续使用中药饮片治疗。

# 枳实薤白桂枝汤

[组成] 枳实 12 g，厚朴 12 g，薤白 9 g，桂枝 6 g，栝蒌实 12 g。

[功用] 通阳散结，祛痰下气。

[主治] 胸痹。胸满而痛，甚或胸痛彻背，喘息咳唾，短气，气从胁下上抢心，舌苔白腻，脉沉弦或紧。

枳实薤白桂枝汤可以治疗冠心病不稳定心绞痛、心肌梗死、窦性心动过缓等心血管疾病；反流性食管炎、功能性消化不良等消化系统疾病；慢性支气管炎、肺栓塞等呼吸系统疾病；高脂血症等代谢性疾病。

[体会] 个人多在患者出现胸闷、胸痛的情况下使用枳实薤白桂枝汤。如果患者有

血瘀情况出现,可以联合丹参饮或血府逐瘀汤同用,以增强活血化瘀的效果。如果患者出现喘息咳唾、短气,可加入水蛭、地龙以改善缺氧的状况。

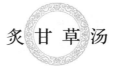

## 炙 甘 草 汤

[组成]炙甘草12 g,人参6 g,生地黄30 g,麦冬10 g,桂枝9 g,阿胶6 g,麻仁10 g,生姜9 g,大枣20 g。

[功用]益气滋阴,通阳复脉。

[主治]① 气虚血弱。脉结代,心动悸,体羸气短,舌光少苔少津。② 虚劳肺痿。干咳无痰,或咯痰不多,痰中带有血丝,形瘦气短,虚烦不眠,自汗盗汗,咽干舌燥,大便难,或虚热时发,脉虚数。

炙甘草汤可治疗快速性心律失常、缓慢性心律失常、冠心病心绞痛、慢性心力衰竭、病毒性心肌炎、心肌病、心力衰竭等心血管系统疾病;乙型肝炎肝硬化腹水、胃肠功能紊乱、老年性便秘等消化系统疾病;呼吸机相关性肺炎、肺癌等呼吸系统疾病;缺铁性贫血、溢泪症、白塞综合征、视网膜分支静脉阻塞等眼科疾病;痛经、月经量减少等妇科疾病;顽固性失眠等。

[案例]某女,65岁,主诉心慌1年余。神疲乏力,时有胸闷,夜寐不安,动则出汗,舌质淡,舌苔白,脉结代。用过美托洛尔等治疗,心悸不缓解,寻求中医治疗。予以炙甘草汤加减治疗:炙甘草15 g,党参30 g,生地黄10 g,麦冬10 g,桂枝6 g,五味子10 g,当归10 g,干姜6 g,薤白10 g,栝楼皮10 g,大枣20 g。用药3周后患者心慌、胸闷缓解,门诊继续随访。

[体会]炙甘草汤常用于治疗心律失常导致的心慌、心悸,短时间用药疗效不明显,需要用药时间较长才会起效。方中可加入五味子、甘松、黄连、苦参、桑寄生、当归以增强疗效。

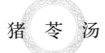

## 猪 苓 汤

[组成]猪苓9 g,茯苓9 g,泽泻9 g,阿胶9 g,滑石9 g。

[**功用**] 养阴清热利水。

[**主治**] 水热互结证。小便不利，发热，口渴欲饮，或心烦不寐，或兼有咳嗽、呕恶、下利；又治血淋，小便涩痛，点滴难出，小腹满痛者。

猪苓汤可治疗肾积水、慢性肾小球肾炎、肾病综合征、糖尿病肾病、泌尿系结石、泌尿系感染、前列腺增生、尿道综合征、小儿急性腹泻；其他如急性膀胱炎、糖尿病神经源性膀胱、尿崩症、2 型糖尿病合并泌尿系感染、慢性前列腺炎、肾功能不全（尿毒症期）、小便不利、血淋、中晚期膀胱癌、慢性肾病蛋白尿、肾移植后高度水肿、系统性红斑狼疮性肾炎、紫癜性肾炎、老年性癃闭、肝癌癌性腹泻、再生障碍性贫血伴腹泻。

[**案例**] 某女，65 岁，主诉发现左肾积水 2 月。左侧腰部酸胀不适，尿常规检查无蛋白尿，无镜下血尿，B 超检查左肾集合系统分离 22 mm，无肾结石，舌质淡，舌苔白腻，脉沉。予以猪苓汤加减治疗：猪苓 20 g，茯苓 30 g，泽泻 10 g，滑石 10 g，王不留行 15 g，泽兰 10 g，赤芍 10 g，牡丹皮 10 g，桃仁 10 g，甘草 5 g。用药 4 周后检查发现左肾集合系统分离 10 mm，腰部酸痛缓解，继续门诊随访。

[**体会**] 猪苓汤具有滋阴利水及清热的作用，对于阴虚伴水肿有较好的效果，包括慢性肾小球肾炎、肾病综合征、糖尿病肾病、肾积水、泌尿系感染表现为阴虚水湿积聚者，都可以选择。鉴于猪苓汤组方简单，可以根据不同症情加入相关的药物以增强疗效。

# 竹 叶 石 膏 汤

[**组成**] 淡竹叶 15 g，生石膏 30 g，人参 6 g，麦冬 15 g，半夏 9 g，粳米 15 g，甘草 3 g。

[**功用**] 清热生津，益气和胃。

[**主治**] 伤寒、温病、暑病之后，余热未清，气津两伤证。身热多汗，心胸烦热，气逆欲呕，口干喜饮，气短神疲，或虚烦不寐，舌红少苔，脉虚数。

竹叶石膏汤可以用于治疗流行出血热、麻疹、乙型脑炎、伤寒、副伤寒等传染病；脑震荡、脑出血、头痛、三叉神经痛等头颈部疾病；葡萄膜炎、放射性口炎、口腔溃疡等五官疾病；病毒性心肌炎、乙醇中毒导致心肌损伤、感染性心内膜炎、早搏、肺部感染等心肺疾病；肝癌介入后呕吐、胆道术后呕吐等肝胆疾病；慢性食管炎；小儿急性肾炎；前列腺肥大、精液不化症等泌尿系疾病；2 型糖尿病；更年期综合征、妇科术后高热等。

[**案例**] 某女，78 岁，主诉外感后低热 5 天。外感后高热已退，持续低热 5 天，低热

盗汗,口干,咳嗽无痰,神疲乏力,气短懒言,虚烦不寐,纳差,大便干结 2 天 1 次,舌质红,舌苔少而干,脉虚数。抗生素治疗后低热不退,寻求中医诊治,辨证为余热未清,气津两伤证。治疗以竹叶石膏汤加减:淡竹叶 20 g,生石膏 30 g,党参 10 g,麦冬 10 g,半夏 10 g,粳米 10 g,鸭跖草 20 g,知母 10 g,黄芩 10 g,开金锁 10 g,甘草 5 g。用药 2 剂后低热已退,咳嗽好转,继续服用上方 3 剂,诸症皆平。

[体会] 竹叶石膏汤可用于热病后期余热未清,气津两伤的低热不退。方中淡竹叶、石膏清透气分余热,除烦止呕;人参配麦冬,补气养阴生津;半夏和胃降逆止呕;粳米、甘草和脾养胃。临床应用治疗低热疗效肯定。

(编著:水光兴　蔡浙毅)

# 膏方分享篇

膏方又称为"膏滋"，是中药传统八种剂型之一，是以养生保健为目的所服用的中药膏剂。膏方能充分体现中医"治未病"的理念。膏方分冬令膏方和夏令膏方，目前冬令膏方应用时间长和应用更加广泛，群众的接受度更高，每到冬季服用膏方的人数也就大幅度增加。由于膏方食用方便、容易保存、疗效确切，养生效果显著，已经在江南地区流传了近两千年，尤其是在沪、杭、宁地区群众基础十分深厚。

膏方从开方、选料、炮制、服用等流程的逐渐规范化，形成了独特的膏方文化，膏方既体现了中医药的特色和精髓，又体现了中医传统养生之道。

## 一、膏方的适宜人群

膏方适宜人群十分广泛，包括：① 慢性疾病人群（包括重病、大病、慢性消耗性疾病恢复期、大手术后、产后）。② 亚健康和体质虚弱者人群（疲劳综合征、机体免疫力差）。③ 调理身体（体质调养、女性养颜等）及老年养生保健人群（延缓衰老）。④ 妇女月经不调、痛经等。⑤ 儿童体弱多病（反复感冒、过敏性疾病、支气管哮喘、消化不良）。

## 二、膏方的功效

采用辨证施治开具的膏方，具有补益气血、调和阴阳的作用，能有效促使虚弱者恢复健康，增强体质，改善生活质量，以及抗衰延年等作用。凡气血不足、五脏亏损、体质虚弱或因外科手术、产后；大病、重病、慢性消耗性疾病恢复期出现各种虚弱症状；亚健康，养生保健，女性月经不调，儿童体虚多病者，均适合膏方调养。

### 三、膏方的制作流程

包括调配、浸泡、煎煮、沉淀、过滤、浓缩、收膏、分装、凉膏等。具体制作步骤一般是先用水将药物浸泡一宿，煎煮取汁，过滤去渣，文火浓缩，再加入糖类（如冰糖、饴糖、木糖醇、蜂蜜等）和胶类等配料收膏，胶类如阿胶、龟板胶、鳖甲胶、鹿角胶、黄明胶、桃树胶等，在用之前可用黄酒浸泡使其变软易于烊化，烊化的胶类容易进行膏方收膏。

### 四、开路方

医生在给患者开具膏方之前，根据患者的具体情况让患者先服用一些具有调理作用的药物，又称开路药。开路方调理一般为1～2周。患者一般脾胃功能较好的情况下，可以直接服用膏方，但对于脾胃功能不好或过度虚弱的人，服用膏方前可先服用开路方，为膏方补益作用的发挥创造良好的条件，如采用运脾健胃、理气化湿的中药改善脾胃功能，为膏方的消化吸收利用创造有利条件。常用的开路中药有：陈皮、半夏、厚朴、枳壳、六神曲、焦山楂、炒谷芽、炒麦芽、紫苏等。开路方的另一作用是投石问路，有的患者身体过度亏虚，气血阴阳各方面都有受损，如果立即服用大量的补益膏方，可能会出现"虚不受补"的状况加重病情。此时用药物以开路试探，这些药物一般是补益力较轻的药物，如党参、茯苓、白术、山药等，若患者服用这些药物后无明显不适，且情况略有好转，就说明患者的机体状况可以接受膏方进补，然后再适当加大补益膏方的用药量，进行正常的膏方调养。如服用开路方后患者情况反而更差，说明患者尚不能接受膏方进补，以免不能贸然服用膏方导致不良反应，宜采用中医辨证施治的方法进行诊治。

### 五、膏方服用时间

冬令膏方在冬季服用，夏令膏方在夏季服用，一般早晚各服用1次，以空腹服用为佳。

### 六、膏方的注意事项

在服膏方时不宜饮浓茶，服含有人参的膏方要忌食生萝卜，且不宜与牛奶同服，服用膏方期间应忌食生冷、油腻、辛辣等不易消化及有较强刺激性的食物。在服用膏方期间如发生感冒、发热、腹泻、咳嗽痰多时，应暂停服用，待病情恢复后再继续服用膏方。

糖尿病与膏方：糖尿病患者也可以服用膏方调养其他疾病，以改善其体质状况。为了避免引起血糖波动，在膏方辅料中一般选用木糖醇、甜菊糖等调味，避免使用饴糖和冰糖，膏方中其他中药的使用与其他人群无差别。

儿童与膏方：儿童为稚阴稚阳之体，其膏方用药宜平和，药物品种不宜过多，多为素膏，以平补为贵，健脾为要。

夏令膏方：与冬令膏方相比，夏令膏方适宜于在夏季有调养身体需求的患者，以及夏季容易发生的疾病的患者。因天气炎热夏令膏方宜"清补"，开具膏方时尽量选择真空包装，在储存时可以放在冰箱的冷冻室内，将近一两天需要服用的膏方移入冷藏室解冻，即可热水冲服。

笔者从事中医膏方工作 20 余年，诊治了多种肾脏疾病，以及内科常见病、多发病。在诊治过程中进行总结，现就将个人多年来在膏方诊治方面积累的一些粗浅经验按疾病类型做个汇总分析，以期抛砖引玉。

# 慢性肾小球肾炎

慢性肾小球肾炎临床表现为蛋白尿、肉眼血尿或镜下血尿、高血压、水肿，初期肾功能一般正常，其病理类型多样，慢性肾小球肾炎病程长，蛋白尿经久难愈，并容易反复发作。慢性肾小球肾炎在膏方的诊治方面，笔者认为宜益气固卫，以提高机体的免疫功能，减少因感染因素引起慢性肾小球肾炎的复发，并结合健脾、补肾、祛湿、活血等治法，达到减少蛋白尿，稳定肾功能的作用。

[**慢性肾小球肾炎膏方举例**] 黄芪 200 g，防风 150 g，炒白术 150 g，苍术 150 g，金樱子 200 g，覆盆子 200 g，沙苑子 200 g，芡实 150 g，莲须 150 g，玉米须 150 g，薏苡仁根 200 g，杜仲 200 g，续断 150 g，狗脊 150 g，桑寄生 150 g，石韦 150 g，黄芩 150 g，白花蛇舌草 150 g，半枝莲 150 g，龙葵 150 g，蛇莓 150 g，蜀羊泉 150 g，牡丹皮 150 g，丹参 150 g，益智仁 150 g，山药 150 g，僵蚕 120 g，蝉衣 120 g，荠菜花 150 g，仙鹤草 150 g，小蓟 150 g，甘草 60 g。

[**辅料**] 黄酒 1 料，阿胶 200～250 g，冰糖或饴糖 120～150 g，生晒参 100 g 或西洋参 100 g。

# IgA 肾 病

IgA 肾病的典型临床症状是尿液颜色的改变,如发作性肉眼血尿,尿液呈浓茶色、洗肉水样颜色、酱油色等,或伴蛋白尿,可见尿液泡沫增多,腰酸背痛,也可以表现为肾病综合征。根据 IgA 肾病以血尿、蛋白尿为主要表现,中医治疗分别针对血尿、蛋白尿进行综合论治。其病机多表现为肝肾阴虚、脾虚湿蕴为主,因此 IgA 肾病膏方可采用滋补肝肾、健脾祛湿的治则组方。

[**IgA 肾病膏方举例**] 仙鹤草 200 g,小蓟 200 g,大蓟 200 g,马鞭草 150 g,白茅根 150 g,女贞子 150 g,旱莲草 150 g,地锦草 150 g,生地黄 150 g,牡丹皮 150 g,炙龟板 150 g,山茱萸 150 g,黄精 150 g,金樱子 150 g,覆盆子 150 g,沙苑子 150 g,芡实 150 g,薏苡仁根 200 g,莲须 150 g,玉米须 150 g,杜仲 200 g,石韦 150 g,僵蚕 120 g,荠菜花 150 g,三七粉 60 g,天龙 50 g,甘草 60 g。

[**辅料**] 黄酒 1 料,阿胶 200~250 g,冰糖或饴糖 120~150 g,西洋参 100 g。

# 慢性尿路感染

慢性尿路感染包括慢性肾盂肾炎、慢性膀胱炎、慢性尿道炎,以反复发作的尿频、尿急、尿痛为主要临床表现,可伴有腰酸,甚至发热,神疲乏力。老年女性、糖尿病患者、泌尿系梗阻性疾病患者,更容易罹患慢性尿路感染。慢性尿路感染中医辨证为劳淋,病机表现为湿热下注、卫外不固,其缓解期膏方调养笔者采用益气固卫、清利下焦湿热的方法,以玉屏风散合八正散加减组方。

[**慢性尿路感染膏方举例**] 黄芪 150 g,防风 150 g,炒白术 150 g,连钱草 200 g,菝葜 150 g,萆薢 150 g,忍冬藤 150 g,猫爪草 150 g,白茅根 150 g,萹蓄 150 g,瞿麦 150 g,马齿苋 120 g,白头翁 120 g,凤尾草 120 g,生栀子 150 g,黄柏 150 g,苍术 150 g,猫人参 150 g,泽兰 120 g,王不留行 120 g,红藤 150 g,淡竹叶 150 g,益智仁 150 g,乌药 150 g,葎草 150 g,甘草 60 g。

［辅料］黄酒 1 料，阿胶 200～250 g，冰糖、饴糖或木糖醇 120～150 g。

# 尿道综合征（无菌性尿频）

尿道综合征又称为膀胱过度活动综合征，无菌性尿频。以反复发作的尿频、尿急，或伴有尿痛，小腹坠胀，腰部坠胀，尿常规检查无白细胞，中段尿培养无细菌生长，抗生素治疗基本无效为主要特征。中医辨证为气淋，病机表现为肝郁气滞、中气下陷，因此尿道综合征的膏方调养可采用疏肝解郁、补肾升提为主，笔者以柴胡疏肝散和补中益气汤组方。

［尿道综合征膏方举例］柴胡 200 g，枳壳 150 g，炒白芍 200 g，陈皮 120 g，香附 150 g，川芎 150 g，炙黄芪 200 g，炒白术 150 g，升麻 150 g，党参 200 g，当归 150 g，益智仁 150 g，乌药 150 g，山药 150 g，菟丝子 150 g，猫爪草 150 g，郁金 150 g，沙苑子 150 g，薄荷 30 g，橘叶 30 g，月季花 30 g，桑螵蛸 90 g，乌梅 150 g，诃子 150 g，淮小麦 200 g，甘草 60 g。

［辅料］黄酒 1 料，阿胶 200～250 g，冰糖、饴糖或木糖醇 120～150 g。

# 泌尿系结石和肾积水

泌尿系结石和肾积水往往同时存在，以结石梗阻引起的腰痛，血尿为主要临床表现，泌尿系结石发作时可伴有发热、肾区绞痛、血尿、恶心呕吐。肾积水以腰腹部胀满不适为主要表现，也容易引起继发性感染，治疗方面以解除结石梗阻为主要目的，去除结石则肾积水随之而愈。泌尿系结石和肾积水缓解期的膏方调养，笔者以利湿通淋的苓桂术甘汤合三金排石汤组方。

［泌尿系结石和肾积水膏方举例］茯苓 250 g，桂枝 120 g，生白术 220 g，连钱草 200 g，海金沙 200 g，生鸡内金 200 g，冬葵子 150 g，急性子 120 g，威灵仙 150 g，王不留行 150 g，泽兰 150 g，石韦 150 g，青皮 150 g，墨旱莲 150 g，菝葜 150 g，萆薢 150 g，乳香 60 g，牛膝 150 g，车前子 150 g，淡竹叶 150 g，猫爪草 150 g，白茅根 150 g，甘草 60 g。

［辅料］黄酒 1 料，阿胶 200～250 g，冰糖、饴糖或木糖醇 120～150 g。

# 高尿酸血症和痛风

高尿酸血症其血尿酸超过正常水平，一般无临床表现，多在体检及因其他疾病检查时发现。痛风是因血尿酸水平偏高，导致尿酸盐沉积在关节引起的无菌性炎症，以发病时关节红肿热痛为主要表现，严重者可以导致肾功能减退，以及痛风石处关节破溃有分泌物流出，关节功能受损。其病机表现为湿热蕴结、湿浊痹阻关节，因此高尿酸血症和痛风缓解期的膏方调养，笔者一般采用清热利湿降浊的治则组方。

[高尿酸血症和痛风膏方举例] 土茯苓 220 g，蚕沙 200 g，丝瓜络 200 g，苍术 200 g，萆薢 200 g，忍冬藤 200 g，厚朴 150 g，泽泻 120 g，桑枝 150 g，独活 150 g，秦艽 150 g，羌活 120 g，防己 120 g，秦皮 150 g，细辛 60 g，黄柏 150 g，茵陈 150 g，虎杖 150 g，石菖蒲 150 g，车前子 150 g，猪苓 150 g，冬瓜子 150 g，薏苡仁 150 g，石韦 150 g，夏枯草 150 g，牛膝 150 g，威灵仙 150 g，玉米须 150 g，百合 150 g，络石藤 150 g，海风藤 150 g，海桐皮 150 g，伸筋草 150 g，豨莶草 150 g，老鹳草 150 g，透骨草 150 g，甘草 60 g。

[辅料] 黄酒 1 料，阿胶 200 g，冰糖、饴糖或木糖醇 120～150 g。

# 慢性肾功能不全

慢性肾功能不全处于代偿期、失代偿期、氮质血症期（慢性肾脏病 1～3 期），此时肾小球滤过率下降，血清肌酐逐渐升高，夜尿增多，疲乏无力，腰酸，或伴有浮肿，贫血，血电解质一般正常。本阶段采用中药治疗可以延缓慢性肾衰竭的进程，防止快速进入尿毒症期，以改善患者带病生存的质量及减少血液透析或腹膜透析的医疗费用。慢性肾功能不全因需要长期持续治疗，防止肾功能进一步减退，有部分患者，尤其是处于慢性肾脏病 1～2 期的患者可选用膏方治疗，其病机表现为脾肾两虚、气滞血瘀、浊毒内蕴，因此慢性肾功能不全的膏方调养，笔者一般采用补肾健脾，活血降浊的治则组方。

[慢性肾功能不全膏方举例] 黄芪 200 g，薏苡仁 200 g，炒白术 150 g，桃仁 150 g，土茯苓 150 g，川芎 150 g，鹿衔草 200 g，蒲公英 200 g，紫花地丁 200 g，败酱草 200 g，红藤

200 g，煅牡蛎150 g，丹参150 g，生地黄150 g，杜仲150 g，狗脊200 g，续断200 g，虎杖150 g，桑枝150 g，当归150 g，制大黄60～90 g，扦扦活150 g，赤芍150 g，麦冬150 g，甘草30 g。

[辅料] 黄酒 1 料，阿胶 200～250 g，冰糖、饴糖或木糖醇 120～150 g，生晒参100 g。

# 糖尿病性肾病

糖尿病肾病的临床表现以尿微量白蛋白增多，出现蛋白尿为主要表现，可逐渐发展到肾小球滤过率下降，出现水肿、高血压等症状。其病机多表现为阴虚血瘀，在严格控制血糖水平的情况下，中医采用滋阴活血的方法，防止糖尿病肾病的进展，因此糖尿病性肾病膏方调养也遵照以上治则组方。特别提醒：糖尿病性肾病膏方辅料中须用木糖醇调味，不得使用冰糖、饴糖，以防影响血糖水平。

[**糖尿病性肾病膏方举例**] 黄芪200 g，炒白术150 g，葛根200 g，薏苡仁根200 g，蚕茧壳150 g，益智仁150 g，乌药150 g，金樱子150 g，覆盆子150 g，沙苑子200 g，天花粉150 g，牡丹皮150 g，牛蒡子200 g，石榴皮150 g，地锦草150 g，黄精150 g，麦冬150 g，天冬150 g，川石斛150 g，北沙参150 g，丹参150 g，生地黄150 g，山药150 g，山茱萸150 g，五味子150 g，荠菜花150 g，杜仲200 g，狗脊150 g，甘草60 g。

[辅料] 黄酒 1 料，阿胶 200～250 g，木糖醇 120～150 g，西洋参100 g。

# 遗尿和尿失禁

遗尿常见于发育期的少年儿童，除夜间尿床外，日间也常伴有尿频、尿急，甚至排尿困难等。中医认为遗尿病机属于肾失封藏，肝失疏泄，因此遗尿膏方调养，笔者一般采用补肾固涩、疏肝解郁的治法组方。

成人尿失禁多见于老年女性，随着年龄的增长而出现尿失禁，并逐渐加重，咳嗽、喷嚏、大笑、惊吓、快走、跑步都可以刺激尿失禁的出现和加重，可伴有尿频、尿急，尿路感染、会阴皮肤感染、男性前列腺术后导致的尿失禁也可以参照治疗。中医认为尿失禁的病机属于肾失封藏,肾气不能固涩,故尿失禁的膏方调养可采用补肾固涩的治则组方。

遗尿和尿失禁的发生病机相似,因此诊治方法相同,笔者一般采用缩泉丸合桑螵蛸散组方,儿童遗尿膏方用药剂量宜小,辅料中阿胶剂量也相应减少。

[**成人尿失禁膏方举例**] 桑螵蛸150 g,五倍子150 g,益智仁200 g,石菖蒲150 g,远志150 g,煅龙骨200 g,茯苓150 g,党参150 g,菟丝子150 g,山药150 g,乌药150 g,炒白芍150 g,煅牡蛎200 g,莲子心30 g,煅紫石英120 g,沙苑子200 g,莲须150 g,芡实150 g,金樱子150 g,覆盆子150 g,诃子150 g,乌梅200 g,补骨脂150 g,五味子150 g,熟地黄200 g,山茱萸150 g,当归150 g,炙甘草60 g。

[**辅料**] 黄酒1料,阿胶200 g,饴糖150 g,龟板胶50 g,鳖甲胶50 g。

[**儿童遗尿膏方举例**] 桑螵蛸90 g,五倍子60 g,益智仁90 g,石菖蒲60 g,远志90 g,煅龙骨90 g,茯苓60 g,党参90 g,菟丝子60 g,山药90 g,乌药90 g,炒白芍90 g,煅牡蛎90 g,莲子心20 g,柴胡60 g,沙苑子90 g,莲须60 g,芡实60 g,金樱子60 g,覆盆子60 g,诃子60 g,乌梅90 g,补骨脂30 g,五味子60 g,香附30 g,山茱萸60 g,甘草20 g。

[**辅料**] 黄酒1料,阿胶100 g,饴糖90 g。

# 慢性前列腺炎

慢性前列腺炎的临床表现以尿路刺激症状如尿频、尿急、尿痛,尿道灼热感,尿余沥不尽,或晨起、尿末或大便时尿道有白色分泌物溢出;或以慢性盆腔疼痛不适为主,病程长且迁延不愈。慢性盆腔疼痛症状表现以前列腺为中心辐射周围组织的疼痛,常见于阴囊、睾丸、小腹、会阴、肛周、腰骶部、股内侧等部位的疼痛、坠胀或不适感。慢性前列腺炎属于中医"精浊""白浊"范畴,病机多表现为湿热下注、气滞血瘀为主,因此慢性前列腺炎的膏方调养以清热利湿、活血化瘀的治则组方。

[**慢性前列腺炎膏方举例**] 连钱草200 g,赤芍200 g,菝葜200 g,萆薢200 g,忍冬藤200 g,王不留行150 g,泽兰150 g,红花150 g,桃仁150 g,当归150 g,牛膝150 g,枳壳150 g,柴胡150 g,丹参150 g,赤茯苓150 g,红藤150 g,黄柏150 g,石韦150 g,败酱草150 g,猫爪草150 g,苍术150 g,鹿衔草150 g,淡竹叶150 g,川楝子150 g,延胡索150 g,乳香60 g,没药60 g,甘草60 g。

[**辅料**] 黄酒1料,阿胶200 g,木糖醇150 g。

# 前列腺增生

前列腺增生的临床症状包括尿频、尿急、夜尿增多、慢性尿潴留,甚至尿失禁,并逐渐出现尿等待,排尿困难,排尿间断,尿无力,尿流分叉,尿流变细,膀胱残余尿增多,尿后滴沥不尽等,如果出现肾积水则可导致肾功能损害。前列腺增生属于中医"癃闭"范畴,其稳定期病机表现为气滞血瘀,痰瘀互结,肾气不足,因此前列腺增生的膏方调养以活血化瘀,软坚散结,补肾温阳的治则组方。

[**前列腺增生膏方举例**] 桃仁150 g,红花150 g,赤芍150 g,川芎150 g,丹参150 g,泽兰200 g,王不留行200 g,生牡蛎200 g,三棱200 g,莪术200 g,柴胡150 g,冬瓜子150 g,益智仁200 g,乌药150 g,沙苑子150 g,蛇六谷150 g,石见穿150 g,石打穿150 g,石上柏150 g,岩柏150 g,浙贝母200 g,威灵仙150 g,藤梨根200 g,茶树根150 g,野葡萄藤150 g,皂角刺150 g,卷柏150 g,鹿角霜90 g,夏枯草150 g,茯苓150 g,牡丹皮150 g,桂枝60 g,炙甘草60 g。

[**辅料**] 黄酒1料,阿胶200～250 g,木糖醇150 g。

# 遗 精 和 滑 精

发生在无性活动和无手淫时出现的射精现象称为遗精,发生在梦中称之为梦遗,若发生在清醒状态时,则称为滑精。如果发生频率发生过高,可伴有精神不振,头昏乏力,腰膝酸软等现象。中医认为肾主生殖,遗精、滑精病机多属于肝肾阴虚,肾气不固,肝郁气滞,因此遗精和滑精的膏方调养可采用滋补肝肾,补肾固涩,疏肝解郁的治则组方。

[**遗精和滑精膏方举例**] 牡丹皮150 g,栀子炭150 g,炒白芍200 g,当归150 g,柴胡150 g,炒白术150 g,茯神200 g,煅龙骨200 g,煅牡蛎200 g,芡实200 g,沙苑子200 g,莲子200 g,益智仁200 g,乌药150 g,乌梅150 g,淮小麦200 g,月季花60 g,郁金150 g,补骨脂150 g,黄芩150 g,生地黄150 g,淡竹叶150 g,知母150 g,黄柏150 g,牛膝150 g,桑寄生150 g,山茱萸150 g,枸杞子150 g,杜仲200 g,金樱子150 g,覆盆子150 g,远志150 g,甘草60 g。

[辅料] 黄酒 1 料,阿胶 200～250 g,饴糖或冰糖 120～150 g,鳖甲胶 60 g,龟板胶 60 g。

# 早　泄

早泄的临床表现主要是射精速度过快,一般认为短于 3 分钟即为早泄,多伴有焦虑、精神抑郁、神疲乏力、头晕、腰酸、夜寐不安等症状。中医认为肾主生殖,早泄的病机多为肝郁气滞、阴虚火旺,故早泄的膏方调养多采用疏肝解郁、滋阴降火的治疗组方。

[早泄膏方举例] 知母200 g,黄柏200 g,熟地黄150 g,牡丹皮150 g,茯神150 g,山茱萸150 g,山药150 g,泽泻120 g,栀子炭150 g,炒白芍200 g,当归150 g,柴胡150 g,炒白术150 g,淮小麦200 g,月季花60 g,郁金150 g,淡竹叶150 g,黄芩150 g,莲子心30 g,黄连60 g,牛膝150 g,煅龙骨200 g,煅牡蛎200 g,灵芝200 g,女贞子200 g,旱莲草150 g,杜仲150 g,续断150 g,远志150 g,甘草60 g。

[辅料] 黄酒 1 料,阿胶 200～250 g,饴糖、冰糖或木糖醇150 g,鳖甲胶 60 g,龟板胶 60 g。

# 阳　痿

阳痿表现为阴茎不能达到和维持足够的勃起硬度进行满意的性生活,临床可见阴茎勃起困难,勃起硬度不够,无晨勃以及晨勃硬度差,可伴有腰酸,神疲乏力,心情烦躁。中医认为肾主生殖,阳痿的主要病机以肝肾阴虚,心脾两虚为主。肾阳虚型的阳痿目前较为少见。阳痿的膏方调养笔者以滋补肝肾,调和心脾治则组方。

[阳痿膏方举例] 升麻150 g,柴胡150 g,川芎150 g,香附150 g,白蒺藜150 g,橘叶60 g,枸杞子150 g,巴戟天200 g,蛇床子200 g,锁阳200 g,淫羊藿200 g,仙茅120 g,肉苁蓉200 g,韭菜子150 g,胡芦巴60 g,九香虫90 g,茯神150 g,远志150 g,酸枣仁150 g,杜仲150 g,续断150 g,山药150 g,鹿角片120 g,小茴香60 g,枳壳120 g,熟地黄150 g,菟丝子150 g,阳起石150 g,炙甘草60 g。

[辅料]黄酒 1 料,阿胶 200～250 g,海马 2 只,鹿鞭 1 根,饴糖、冰糖或木糖醇150 g。

# 弱 精 子 症

男性不育中的弱精子症,表现为精液中精子活力低下,弱精子症无具体临床表现,往往通过精液检查发现。中医认为肾主生殖,本症属于"精寒""精冷",其病机与肾气不足,肾阳虚衰等有关。弱精子症的膏方调养采用补益肾气、温补肾阳的治则组方。笔者一般用五子衍宗丸合麒麟丸组方。

[弱精子症膏方举例]菟丝子200 g,覆盆子200 g,五味子200 g,车前子150 g,紫石英 120 g,枸杞子200 g,蛇床子150 g,杜仲150 g,续断150 g,淫羊藿150 g,旱莲草150 g,锁阳150 g,党参200 g,郁金150 g,山药150 g,丹参150 g,黄芪150 g,炒白芍150 g,青皮120 g,桑椹150 g,鹿角霜120 g,生地黄150 g,熟地黄150 g,炙甘草60 g。

[辅料]黄酒 1 料,阿胶250 g,饴糖、冰糖或木糖醇150 g,红参60 g,紫河车粉60 g。

# 耳 鸣

耳鸣属于患者的自觉症状,常伴有失眠,头晕,神疲乏力,精神萎靡,或心情烦躁,病程时间长可导致听力下降,中医认为肾开窍于耳,耳鸣的病机多属于肾气不足,情志失调。耳鸣的膏方调养多采用滋补肝肾、疏肝解郁的治则组方,笔者一般选用六味地黄丸组方,耳鸣的治疗周期长,疗效反应慢。

[耳鸣膏方举例]熟地黄200 g,山药200 g,山茱萸200 g,牡丹皮150 g,茯神200 g,泽泻120 g,远志150 g,菟丝子150 g,葛根200 g,灵磁石200 g,杜仲150 g,当归150 g,麦冬150 g,知母150 g,黄柏150 g,女贞子150 g,墨旱莲150 g,珍珠母200 g,郁金150 g,柴胡150 g,枸杞子150 g,石菖蒲150 g,地龙120 g,淮小麦150 g,炙甘草60 g。

[辅料]黄酒 1 料,阿胶200～250 g,饴糖、冰糖或木糖醇150 g,铁皮石斛50 g,西洋参120 g。

# 脱　发

　　脱发包括雄激素性脱发和斑秃,青年男性和女性较为多见。中医认为肾为先天之本,其华在发,肾气不足可致头发脱落,故脱发的膏方调养以补益肾气的治则组方。其中斑秃的发生多与情志过激有关,膏方调养可以在补益肾气的基础上加用疏肝解郁的药物。

　　[脱发膏方举例] 熟地黄200 g,当归200 g,炒白芍200 g,菟丝子150 g,羌活60 g,木瓜150 g,骨碎补200 g,藁本150 g,补骨脂150 g,鸡血藤200 g,枸杞子200 g,生侧柏叶150 g,山茱萸200 g,杜仲200 g,续断200 g,茯苓150 g,狗脊150 g,桑寄生150 g,牡丹皮150 g,桃仁120 g,桑椹150 g,白蒺藜120 g,赤芍150 g,柴胡150 g,炒栀子150 g,郁金150 g,月季花60 g,淮小麦150 g,炙甘草60 g。

　　[辅料] 黄酒1料,阿胶200～250 g,黑芝麻150 g,核桃肉150 g,饴糖、冰糖或木糖醇150 g。

# 腰　痛

　　腰痛为自觉腰部脊柱或其两侧疼痛的症状,多与劳损、外伤、肾系疾病有关,中医认为腰为肾之府,寒湿、湿热犯腰,气滞血瘀,肾虚髓亏都可以导致腰痛。腰痛的膏方调养多采用驱寒除湿,补肾强腰的治则组方。笔者多以独活寄生汤、桃红四物汤合六味地黄丸组方。

　　[腰痛膏方举例] 杜仲200 g,续断150 g,狗脊150 g,桑寄生150 g,独活200 g,秦艽200 g,防己120 g,骨碎补200 g,千年健200 g,牛膝150 g,威灵仙150 g,小茴香30 g,鸡血藤150 g,伸筋草150 g,五加皮150 g,地鳖虫120 g,赤芍150 g,海风藤150 g,络石藤150 g,透骨草150 g,扦扦活150 g,细辛30 g,防风150 g,生白术150 g,桑枝150 g,熟地黄150 g,山茱萸150 g,牡丹皮150 g,山药150 g,茯苓150 g,泽泻120 g,乳香30 g,没药30 g,炒川芎150 g,桃仁150 g,红花150 g,炒当归200 g,甘草60 g。

［辅料］黄酒 1 料，阿胶 200～250 g，饴糖、冰糖或木糖醇 150 g，核桃肉 100 g，鹿角胶 100 g。

# 牙 齿 松 动

　　肾为先天之本，肾主骨生髓，齿为肾之余，中医认为牙齿松动为肾气亏虚。牙齿松动的膏方调养可采用补肾固齿的治则组方。笔者以六味地黄丸合二仙汤组方。

　　［牙齿松动膏方举例］熟地黄 200 g，山药 150 g，山茱萸 150 g，牡丹皮 150 g，泽泻 120 g，茯苓 150 g，淫羊藿 200 g，仙茅 120 g，杜仲 200 g，续断 200 g，制狗脊 150 g，桑寄生 150 g，补骨脂 150 g，骨碎补 200 g，巴戟天 150 g，肉苁蓉 150 g，胡芦巴 60 g，小茴香 30 g，锁阳 150 g，枸杞子 150 g，鹿角片 100 g，煅牡蛎 200 g，煅龙骨 200 g，黄精 150 g，桑椹 150 g，炙甘草 60 g。

　　［辅料］黄酒 1 料，阿胶 250 g，饴糖、冰糖或木糖醇 150 g，紫河车粉 30 g，铁皮石斛 60 g。

# 骨 质 疏 松

　　骨质疏松临床表现为腰背疼痛，甚至骨痛，容易发生骨折，严重的骨质疏松可以出现驼背变形的状况。中医认为肾为先天之本，肾主骨生髓，骨质疏松的膏方调养可采用补肾壮骨的治法组方。

　　［骨质疏松膏方举例］淫羊藿 200 g，仙茅 150 g，煅牡蛎 220 g，煅龙骨 220 g，珍珠母 220 g，骨碎补 220 g，杜仲 200 g，续断 200 g，狗脊 200 g，桑寄生 150 g，熟地黄 200 g，山药 150 g，山茱萸 150 g，菟丝子 150 g，黄精 150 g，千年健 150 g，锁阳 150 g，小茴香 30 g，独活 150 g，胡芦巴 60 g，巴戟天 200 g，牛膝 150 g，木瓜 150 g，炙甘草 60 g。

　　［辅料］黄酒 1 料，阿胶 250 g，饴糖、冰糖或木糖醇 150 g，龟板胶 50 g，鳖甲胶 50 g，鹿角胶 50 g，紫河车粉 30 g。

# 关 节 炎

关节炎属于中医"痹证"范畴,多由风、寒、湿、热外邪侵袭,痹阻经络,气血不畅,导致肌肉,筋骨,关节发生酸痛、麻木、屈伸不利,甚至关节灼热肿大。关节炎缓解期的膏方调养,一般以祛风散寒、清热利湿、滋补肝肾的治则组方。

[**关节炎缓解期膏方举例**] 独活200 g,炒当归200 g,羌活120 g,黄芪150 g,炒白芍200 g,海风藤150 g,络石藤150 g,秦艽150 g,川芎150 g,桑枝150 g,牡丹皮150 g,防己120 g,骨碎补200 g,威灵仙150 g,牛膝150 g,鸡血藤150 g,杜仲200 g,续断200 g,狗脊150 g,细辛60 g,附子60 g,桂枝60 g,山茱萸150 g,伸筋草150 g,豨莶草150 g,千年健150 g,木瓜150 g,甘草60 g。

[**辅料**] 黄酒1料,阿胶200~250 g,饴糖、冰糖或木糖醇150 g,鹿角胶100 g。

# 睡 眠 障 碍

睡眠障碍表现为入睡困难,易醒早醒,醒后入睡困难,或梦多,伴有神疲乏力,头晕,耳鸣,心情烦躁,睡眠障碍属于中医"不寐"范畴。病机包括心脾两虚,心肾不交,肝郁化火,痰火扰心,心胆气虚等。睡眠障碍的膏方调养多采用调和心脾,交通心肾,疏肝解郁,清热化痰,镇惊安神等治则组方。鉴于睡眠障碍的治疗方法多样化,在膏方中可将多种治疗方法进行组合,并根据病人情况可有所侧重。

[**睡眠障碍膏方举例**] 茯神220 g,合欢米220 g,远志220 g,合欢皮150 g,首乌藤120 g,生牡蛎200 g,生龙骨200 g,煅白龙齿120 g,珍珠母200 g,煅石膏150 g,紫石英150 g,酸枣仁200 g,柏子仁150 g,淮小麦150 g,莲子心60 g,灯心草60 g,黄连60 g,肉桂30 g,刺五加150 g,丹参150 g,炒白芍150 g,白蒺藜150 g,石菖蒲150 g,百合150 g,五味子150 g,蝉衣120 g,炒栀子150 g,郁金150 g,麦冬150 g,月季花30 g,甘草60 g。

[**辅料**] 黄酒1料,阿胶200~250 g,饴糖、冰糖或木糖醇150 g。

# 头　痛

内科常见头痛包括外感头痛和内伤头痛,按六经辨证包括太阳经头痛、阳明经头痛、少阳经头痛、厥阴经头痛等。而内伤头痛病机包括肝阳上亢,气滞血瘀,痰浊阻滞,虚损头痛,因此头痛缓解期的膏方调养多以活血化瘀、平肝潜阳、益气化痰的治则组方。

[**头痛膏方举例**] 川芎250 g,白芷200 g,葛根200 g,藁本150 g,防风150 g,柴胡150 g,蔓荆子150 g,荆芥120 g,细辛60 g,黄芩150 g,苍术150 g,赤芍150 g,丹参150 g,独活150 g,制川乌30 g,制草乌30 g,羌活90 g,知母150 g,薄荷30 g,秦艽150 g,威灵仙150 g,僵蚕120 g,天麻120 g,红花150 g,煅龙骨200 g,代赭石150 g,白蒺藜150 g,夏枯草150 g,全蝎20 g,蜈蚣20 g,三七粉30 g,炙甘草60 g。

[**辅料**] 黄酒1料,阿胶200～250 g,饴糖、冰糖或木糖醇150 g。

# 眩　晕

眩晕以头晕目眩,视物旋转为主要表现,常见于耳眩晕、颈椎病、椎-基底动脉供血不足等,眩晕发作时或伴有耳鸣,出汗,恶心,或神疲乏力,其病机包括风阳上扰,痰蒙清窍,气血两虚,肝肾阴虚等。眩晕缓解期的膏方调养多以祛风化痰,补益气血,滋阴平肝等治则组方。

[**眩晕膏方举例**] 竹茹150 g,枳实150 g,陈皮150 g,茯苓200 g,半夏150 g,葛根200 g,生白术200 g,天麻200 g,钩藤150 g,石决明200 g,川芎150 g,通天草150 g,景天三七150 g,石菖蒲150 g,菟丝子150 g,煅灵磁石150 g,生栀子120 g,黄芩120 g,牛膝150 g,杜仲150 g,益母草150 g,黄柏150 g,升麻150 g,蔓荆子150 g,赤芍200 g,黄芪150 g,党参150 g,甘草60 g。

[**辅料**] 黄酒1料,阿胶200～250 g,饴糖、冰糖或木糖醇150 g。

# 卒 中 后 遗 症

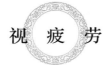

卒中后遗症以肢体活动障碍,肢体软弱,偏身麻木,舌强语謇,手足拘挛或手足蠕动为主要表现,其病机包括气虚血瘀,阴虚风动等。卒中后遗症膏方以益气活血、滋阴潜阳的治则组方。笔者一般采用补阳还五汤为主方进行组方。

[**卒中后遗症膏方举例**] 黄芪 200 g,炒当归 200 g,炒川芎 150 g,赤芍 150 g,地龙 150 g,桃仁 150 g,红花 150 g,熟地黄 150 g,山药 150 g,山茱萸 150 g,枸杞子 150 g,党参 200 g,郁金 150 g,鹿角霜 120 g,水蛭 30 g,桑枝 200 g,桂枝 60 g,伸筋草 150 g,锁阳 150 g,生蒲黄 150 g,王不留行 150 g,丹参 200 g,地鳖虫 120 g,全蝎 20 g,生山楂 150 g,远志 150 g,石菖蒲 150 g,夏枯草 150 g,甘草 60 g。

[**辅料**] 黄酒 1 料,阿胶 200～250 g,木糖醇 150 g,生晒参 50 g 或红参 50 g。

# 视 疲 劳

视疲劳主要表现为眼睛疲劳、眼睛干涩、异物感、视物模糊、畏光、流泪、眼睛胀痛充血,并可伴头晕、精神萎靡、注意力不集中等现象,中医认为肝开窍于目,肝阴虚可导致视物疲劳,视物模糊。视疲劳的膏方以滋阴补肾、清肝明目治则组方,笔者一般采用石斛夜光丸组方。

[**视疲劳膏方举例**] 川石斛 200 g,天冬 150 g,麦冬 150 g,熟地黄 150 g,生地黄 150 g,丹参 150 g,茯苓 150 g,菟丝子 150 g,白菊花 200 g,枸杞子 200 g,山药 150 g,怀牛膝 150 g,五味子 150 g,白蒺藜 150 g,肉苁蓉 100 g,川芎 100 g,枳壳 120 g,当归 120 g,木贼 120 g,密蒙花 120 g,夏枯草 150 g,甘草 60 g。

[**辅料**] 黄酒 1 料,阿胶 200～250 g,饴糖、冰糖或木糖醇 150 g。

# 过敏性鼻炎

过敏性鼻炎又称为变应性鼻炎,以反复发作性鼻塞、流涕、喷嚏为主,发作时可伴有眼痒,咽喉痒,属于中医"鼻鼽"范畴,多因禀赋特异,脏腑虚弱,邪犯鼻窍。本虚为肺卫不固,因此过敏性鼻炎的膏方调养以益气固卫、采用玉屏风散组方。

[过敏性鼻炎膏方举例] 黄芪200 g,防风200 g,炒白术150 g,荆芥150,辛夷200 g,白芷150 g,鹅不食草150 g,苍耳子150 g,射干150 g,炙麻黄90 g,细辛60 g,五味子150 g,刺五加150 g,北沙参150 g,南沙参150 g,浮萍150 g,生地黄150 g,淫羊藿120 g,蝉衣120 g,炙甘草60 g。

[辅料] 黄酒1料,阿胶200 g,饴糖、冰糖或木糖醇150 g,生晒参100 g。

# 慢性咽炎

慢性咽炎表现为咽痒,咽干,咽喉异物感,干咳无痰,严重者可有咽痛,声音嘶哑,属于中医"慢喉痹""梅核气"范畴,病机为阴虚肺燥,痰热蕴结,因此慢性咽炎的膏方调养以滋阴润燥、清热化痰治则为主,笔者一般采用增液汤和半夏厚朴汤组方。

[慢性咽炎膏方举例] 麦冬200 g,玄参200 g,生地黄150 g,半夏150 g,厚朴150 g,茯苓150 g,郁金150 g,紫苏150 g,薄荷30 g,挂金灯200 g,牛蒡子200 g,浮萍150 g,荆芥120 g,桔梗60 g,陈皮120 g,西青果120 g,木蝴蝶60 g,马勃30 g,蝉蜕120 g,僵蚕120 g,天浆壳120 g,黄芩150 g,防风150 g,芦根150 g,甘草60 g。

[辅料] 黄酒1料,阿胶200～250 g,饴糖或冰糖150 g,西洋参100 g。

# 口 腔 溃 疡

口腔溃疡以口腔黏膜出现淡黄色或灰白色小溃疡,灼热疼痛,容易反复发作为特点。属于中医"口疮"范畴,病机包括气阴两虚,心脾积热。口腔溃疡的膏方调养以益气养阴,泻心火的治则为主,多采用清胃散合玉女煎组方,也可以采用甘草泻心汤组方。

**[口腔溃疡膏方举例]** 升麻150 g,牡丹皮150 g,生地黄150 g,当归150 g,生石膏150 g,熟地黄150 g,百合150 g,麦冬150 g,牛膝150 g,川石斛150 g,黄连60 g,黄芩120 g,半夏150 g,党参150 g,野蔷薇花150 g,淡豆豉150 g,紫花地丁150 g,蒲公英150 g,败酱草150 g,五味子150 g,女贞子150 g,旱莲草150 g,知母150 g,北沙参200 g,南沙参200 g,刺五加150 g,芦根150 g,甘草90 g。

**[辅料]** 黄酒1料,阿胶200 g,饴糖150 g,西洋参100 g。

# 甲 状 腺 结 节

甲状腺结节多在体检中发现,一般无任何临床症状,甲状腺生化指标皆正常,中医认为甲状腺结节多与情志失调,痰湿蕴结有关。甲状腺结节的膏方调养以疏肝解郁,化痰祛湿的原则组方。

**[甲状腺结节膏方举例]** 夏枯草220 g,浙贝母200 g,柴胡200 g,苍术150 g,王不留行150 g,茶树根150 g,皂角刺150 g,猫爪草150 g,石见穿150 g,石上柏150 g,三棱150 g,莪术150 g,藤梨根200 g,生蒲黄150 g,五灵脂150 g,野葡萄藤150 g,桃仁150 g,赤芍150 g,茯苓200 g,桂枝60 g,牡丹皮150 g,白蒺藜150 g,郁金150 g,香附150 g,炙鳖甲200 g,玄参150 g,橘叶60 g,甘草60 g。

**[辅料]** 黄酒1料,阿胶200 g,木糖醇150 g。

# 慢性支气管炎

慢性支气管炎以反复咳嗽，咳痰，甚至发热，胸闷气短为主要临床表现，秋冬季节多发，慢性支气管炎属于中医"咳嗽"范畴，中医认为咳嗽病机为肺失宣肃、肺气壅滞、久咳可导致肺脏气阴两虚。慢性支气管炎的膏方调养以清肺化痰，滋阴润肺的原则组方。

**[慢性支气管炎膏方举例]** 黄芩 150 g，炒苏子 200 g，茯苓 150 g，陈皮 120 g，半夏 150 g，金荞麦 150 g，浙贝母 200 g，天竺子 150 g，炙百部 150 g，前胡 150 g，白前 150 g，炙枇杷叶 150 g，炙紫菀 150 g，款冬花 150 g，杏仁 120 g，荆芥 120 g，桔梗 60 g，北沙参 150 g，南沙参 150 g，功劳叶 150 g，连翘 150 g，芦根 120 g，麦冬 150 g，桑白皮 150 g，全瓜蒌 120 g，玉竹 120 g，防风 150 g，炒白术 150 g，甘草 60 g。

**[辅料]** 黄酒 1 料，阿胶 200 g，蛤蚧 2 对，饴糖、冰糖或木糖醇 150 g。

# 支气管哮喘

支气管哮喘多表现为喘息，气短，咳嗽，或有痰多，容易反复发作，属于中医"喘证""哮证"范畴，支气管哮喘缓解期主要为肺、脾、肾三脏气虚，故支气管哮喘的膏方调养以补肺固卫、健脾化痰、补肾纳气的治则组方。慢性阻塞性肺病表现为喘息气促者可参照本文的膏方诊治。

**[支气管哮喘膏方举例]** 射干 200 g，炙麻黄 150 g，五味子 150 g，炒白芍 150 g，桂枝 60 g，细辛 60 g，干姜 120 g，炒苏子 200 g，地龙 120 g，水蛭 30 g，川贝母 30 g，白果 60 g，胆南星 150 g，浙贝母 150 g，半夏 200 g，红景天 150 g，桑白皮 150 g，炙紫菀 150 g，款冬花 150 g，防风 120 g，北沙参 200 g，炙百部 150 g，前胡 150 g，桔梗 60 g，苏木 150 g，炙甘草 60 g。

**[辅料]** 黄酒 1 料，阿胶 200～250 g，核桃肉 120 g，蛤蚧 2 对，紫河车粉 30 g，饴糖、冰糖或木糖醇 150 g。

# 肺　结　节

肺结节多在体检中发现，以胸部 X 线片或 CT 上发现肺部有结节状或者球形的病灶，直径在 3 cm 及以下，早期患者无症状，中医认为肺结节的病机多因痰湿阻肺，气滞血瘀所致。肺结节的膏方调养以化痰祛湿、活血化瘀的治则组方。

[**肺结节的膏方举例**] 夏枯草 200 g，浙贝母 200 g，桃仁 150 g，赤芍 150 g，茯苓 200 g，桂枝 60 g，牡丹皮 150 g，蜀羊泉 200 g，生白术 150 g，射干 150 g，忍冬藤 150 g，连翘 150 g，黄芩 150 g，柴胡 150 g，生蒲黄 150 g，茶树根 200 g，藤梨根 200 g，皂角刺 150 g，石见穿 150 g，石上柏 150 g，猫爪草 150 g，炙鳖甲 150 g，玄参 150 g，三棱 150 g，莪术 150 g，白花蛇舌草 150 g，半枝莲 150 g，山慈姑 90 g，干蟾 120 g，龙葵 150 g，蛇莓 150 g，甘草 60 g。

[**辅料**] 黄酒 1 料，阿胶 200 g，木糖醇 150 g。

# 心　律　失　常

心律失常在临床上表现多为心悸，或有胸闷，一般无胸痛，严重者可以出现头晕，神疲乏力，属于中医"心悸"范畴，中医认为其病机主要为心阴虚，或气滞血瘀。心律失常膏方调养以养阴安神、活血化瘀组方。

[**心律失常膏方举例**] 党参 200 g，五味子 200 g，麦冬 200 g，生地黄 150 g，天冬 150 g，桑寄生 150 g，甘松 120 g，炒当归 150 g，红景天 150 g，桃仁 150 g，丹参 150 g，赤芍 150 g，煅牡蛎 150 g，煅龙骨 150 g，炒白芍 150 g，百合 150 g，炙鳖甲 150 g，炙龟板 150 g，川芎 150 g，郁金 150 g，香附 150 g，炙甘草 100 g。

[**辅料**] 黄酒 1 料，阿胶 200 g，饴糖、冰糖或木糖醇 150 g，红参 100 g。

# 高 血 压

高血压在临床上非常常见,其诊断标准为BP 140/90 mmHg,早期多无临床症状,严重者可以出现头痛,头胀,阵发性眩晕,胸闷不适,四肢麻木,心律失常,心悸耳鸣等,属于中医"头痛""眩晕"范畴,中医认为其病机主要为肝肾阴虚,肝阳上亢,痰湿壅滞。高血压膏方调养以滋阴降火、化痰祛湿组方。高血压膏方对高血压的控制及并发症的防治有益。

[**高血压膏方举例**] 天麻200 g,钩藤200 g,石决明200 g,白菊花200 g,怀牛膝150 g,代赭石150 g,生龙骨200 g,半夏150 g,生白术150 g,车前子150 g,生牡蛎200 g,生白芍150 g,茵陈150 g,玄参150 g,黄芩150 g,杜仲150 g,桑寄生150 g,益母草150 g,首乌藤150 g,茯苓150 g,玉米须150 g,甘草60 g。

[**辅料**] 黄酒1料,阿胶200 g,木糖醇150 g。

# 慢 性 胃 炎

慢性胃炎多表现为胃脘胀,胃脘痛,或伴有泛酸,嗳气,烧心,纳差,或恶心呕吐,属于中医"胃脘痛""胃痞"范畴。其主要病机为胃气上逆,肝胃气滞,肝郁脾虚。慢性胃炎的膏方调养以和胃降逆、疏肝理气治则组方。

[**慢性胃炎膏方举例**] 半夏200 g,黄连60 g,黄芩120 g,柴胡150 g,党参150 g,煅瓦楞子200 g,海螵蛸200 g,煅白螺蛳壳200 g,旋覆花200 g,代赭石150 g,木香150 g,香附150 g,厚朴150 g,佛手150 g,香橼150 g,枳壳150 g,陈皮150 g,青皮120 g,炒白术150 g,六神曲150 g,预知子150 g,莪术150 g,蒲公英150 g,川楝子120 g,延胡索120 g,没药60 g,紫苏梗150 g,竹茹120 g,炒谷芽150 g,炒麦芽150 g,刀豆120 g,炒扁豆150 g,炒薏苡仁150 g,甘草60 g。

[**辅料**] 黄酒1料,阿胶200 g,冰糖或木糖醇150 g。

# 慢性胆囊炎

慢性胆囊炎以右上腹疼痛为主，急性发作时可伴腹膜炎症状，严重者出现黄疸，可伴有恶心，呕吐，纳差，腹胀，属于中医"腹痛"范畴，其病机为肝胆湿热、湿浊中阻，慢性胆囊炎缓解期膏方调养可采用疏肝利胆、化湿和中的治则组方。

**[慢性胆囊炎膏方举例]** 柴胡200 g，郁金150 g，半夏150 g，莪术150 g，黄芩150 g，莱菔子150 g，金钱草200 g，茵陈150 g，虎杖150 g，炒白芍150 g，苍术150 g，海金沙150 g，生鸡金150 g，生栀子150 g，红藤200 g，制大黄120 g，延胡索120 g，川楝子120 g，皂角刺150 g，生山楂150 g，生麦芽150 g，生谷芽150 g，六神曲150 g，王不留行150 g，龙胆草30 g，甘草60 g。

**[辅料]** 黄酒1料，阿胶200 g，冰糖或木糖醇120 g。

# 脂 肪 肝

脂肪肝一般在健康体检中发现，肥胖及体重指数较高者多见，轻者肝功能正常，重者可出现转氨酶异常，一般无临床症状，属于中医"脾瘅"范畴，其病机为脾虚湿蕴、湿浊中阻。脂肪肝的膏方调养以健脾祛湿、化湿和中的治则组方。

**[脂肪肝膏方举例]** 夏枯草200 g，生山楂200 g，荷叶200 g，预知子150 g，决明子150 g，郁金150 g，虎杖150 g，茵陈150 g，苍术150 g，生白术150 g，冬瓜皮150 g，皂角刺150 g，猪苓150 g，鸡骨草150 g，泽兰150 g，茯苓150 g，生蒲黄150 g，五灵脂150 g，泽泻120 g，生麦芽150 g，垂盆草150 g，田基黄150 g，矮地茶150 g，对坐草150 g，甘草60 g。

**[辅料]** 黄酒1料，阿胶200 g，木糖醇150 g，桃树胶150 g。

# 高 脂 血 症

高脂血症在健康体检中发现,包括甘油三酯、胆固醇、低密度脂蛋白的升高,一般无临床症状,属于中医"痰浊""湿阻"范畴,其病机为脾虚湿蕴,痰湿中阻。高脂血症的膏方调养以健脾祛湿,行气化痰的治则组方。高脂血症膏方与脂肪肝膏方组方原则一致。

[**高脂血症膏方举例**] 生山楂200 g,绞股蓝200 g,苍术150 g,荷叶200 g,决明子150 g,生蒲黄200 g,丹参150 g,泽泻120 g,虎杖150 g,柴胡150 g,预知子200 g,五灵脂150 g,矮地茶150 g,茯苓150 g,薏苡仁150 g,半夏150 g,陈皮120 g,生麦芽150 g,茵陈150 g,泽兰120 g,桃仁150 g,红花150 g,葛根150 g,玉米须150 g,冬瓜皮200 g,牡丹皮150 g,制大黄90～120 g,黄芩120 g,黄连60 g,甘草60 g。

[**辅料**] 黄酒1料,阿胶200 g,木糖醇150 g,桃树胶150 g。

# 性 结 肠 炎

慢性结肠炎表现为反复发作的大便次数增多,大便溏薄,严重者大便混有黏液或脓血,或有腹痛,或便秘与腹泻交替,纳差,受凉、饮食不当时腹泻腹痛加重,其病机为脾失健运、传导失司。慢性结肠炎的膏方调养以健脾祛湿治则组方。

[**慢性结肠炎膏方举例**] 炒薏苡仁200 g,白茯苓200 g,砂仁30 g,白蔻仁30 g,苍术150 g,防风120 g,炒白术150 g,炒白芍200 g,炒当归150 g,槟榔120 g,枳壳150 g,莱菔子150 g,车前草150 g,木槿花150 g,桔梗30 g,莲子150 g,党参200 g,陈皮150 g,肉豆蔻60 g,五味子150 g,补骨脂150 g,赤石脂120 g,吴茱萸30 g,炮姜炭120 g,甘草60 g。

[**辅料**] 黄酒1料,阿胶200～250 g,饴糖或木糖醇150 g。

# 贫 血

贫血是指外周血红细胞减少或血红蛋白含量低于正常，常伴有头晕，乏力，气短，面色苍白，女性月经量少色淡，中医属于"虚劳"范畴，辨证多为血虚。贫血膏方调养以补血为治则，笔者一般采用四物汤组方。

[**贫血膏方举例**] 当归200 g，熟地黄200 g，川芎150 g，炒白芍200 g，党参150 g，黄精150 g，女贞子150 g，淫羊藿150 g，茯苓150 g，巴戟天150 g，肉苁蓉150 g，鸡血藤200 g，红枣120 g，黄芪150 g，灵芝150 g，炙甘草60 g。

[**辅料**] 黄酒1料，阿胶250 g，鹿角胶60 g，鳖甲胶60 g，龟板胶60 g，饴糖150 g，红参120 g。

# 白细胞减少症

白细胞减少症以外周血白细胞减少为主，临床表现一般无症状，部分病例可出现头晕，神疲乏力，食欲减退，抵抗力下降，属于中医"虚劳"范畴，辨证多以气血两虚为主。白细胞减少症膏方调养以补益气血为治则，笔者一般采用八珍汤合二仙汤组方。

[**白细胞减少症膏方举例**] 熟地黄200 g，生地黄150 g，党参200 g，炒白术150 g，当归200 g，川芎150 g，炒白芍200 g，茯苓150 g，淫羊藿150 g，仙茅120 g，制黄精200 g，女贞子200 g，制狗脊150 g，肉苁蓉200 g，鸡血藤200 g，炙黄芪200 g，巴戟天150 g，北沙参150 g，升麻120 g，陈皮120 g，炙甘草60 g。

[**辅料**] 黄酒1料，阿胶200 g，鹿角胶60 g，鳖甲胶60 g，龟板胶60 g，饴糖150 g，生晒参100 g，紫河车粉60 g。

# 血小板减少症

血小板减少症表现为皮肤、黏膜出现瘀点、瘀斑、鼻衄、齿衄、血小板减少紫癜,属于中医"虚劳""血症"范畴,辨证多为阴虚血热、气不摄血、瘀血阻络为主。血小板减少症膏方调养以滋阴清热,益气活血为治则组方。

[**血小板减少症膏方举例**] 牛角鰓150 g,水牛角150 g,生地黄200 g,赤芍150 g,知母200 g,黄柏200 g,炙龟板150 g,炙鳖甲150 g,炙黄芪200 g,党参200 g,炒白术200 g,茯苓150 g,陈皮120 g,红花150 g,当归200 g,川芎150 g,炒白芍150 g,紫草150 g,地榆炭150 g,仙鹤草150 g,三七粉60 g,墨旱莲150 g,甘草60 g。

[**辅料**] 黄酒1料,阿胶200 g,饴糖150 g,西洋参120 g,紫河车粉60 g。

# 痛　经

痛经以月经期或月经前后周期性出现小腹疼痛或痛引腰骶,严重者可出现晕厥,可伴有畏寒,小腹冷痛,腹泻,头晕,乏力,月经色暗,血块多。其病机多为气滞血瘀,阳虚寒凝。痛经的膏方调养以活血化瘀、温阳散寒为治则,笔者一般采用少腹逐瘀汤合温经汤组方。

[**痛经膏方举例**] 附子120 g,干姜60 g,肉桂60 g,吴茱萸30 g,小茴香60 g,炒当归200 g,赤芍150 g,炒白芍150 g,炒川芎200 g,牡丹皮150 g,生蒲黄150 g,五灵脂150 g,麦冬120 g,延胡索150 g,熟地黄150 g,香附150 g,益母草150 g,郁金150 g,牛膝150 g,肉苁蓉150 g,鸡血藤200 g,菟丝子150 g,王不留行150 g,路路通150 g,桃仁150 g,红花150 g,炙甘草60 g。

[**辅料**] 黄酒1料,阿胶250 g,饴糖150 g,红参120 g。

# 面部色素沉着

面部色素沉着常见于中青年女性,大部分属于黄褐斑,表现为面部对称性、色素沉着性的疾病。病因包括紫外线照射、内分泌紊乱、药物、妊娠,属于中医"黧黑斑"范畴,其病机为气滞血瘀。面部色素沉着膏方调养以活血化瘀为治则。笔者一般采用桃红四物汤合大黄䗪虫丸组方。

[**面部色素沉着膏方举例**] 桃仁 200 g,红花 200 g,炒川芎 150 g,赤芍 200 g,炒当归 200 g,桑叶 200 g,白蒺藜 200 g,白芷 200 g,地鳖虫 150 g,水蛭 30 g,木贼草 150 g,积雪草 150 g,鸡血藤 200 g,白茯苓 150 g,白菊花 150 g,僵蚕 120 g,姜黄 120 g,炒白芍 150 g,牡丹皮 150 g,泽漆 60 g,玫瑰花 60 g,丹参 150 g,杏仁 150 g,甘草 60 g。

[**辅料**] 黄酒 1 料,阿胶 200～250 g,饴糖、冰糖或木糖醇 150 g,桃树胶 150 g。

# 痤　疮

痤疮又称为粉刺、青春痘,多见于面部、胸部、背部的皮损丘疹,可挤出白色碎米样粉汁。其病机多为肺经风热,肠胃湿热,脾虚痰凝。痤疮膏方调养以宣肺清热,通腑泄热,健脾化痰治则组方。

[**痤疮膏方举例**] 丹参 200 g,薏苡仁 200 g,夏枯草 200 g,生山楂 200 g,白花蛇舌草 150 g,半枝莲 150 g,莪术 150 g,黄芩 150 g,桑白皮 150 g,玄参 150 g,天冬 150 g,浙贝母 120 g,白蒺藜 150 g,皂角刺 150 g,生栀子 150 g,土茯苓 150 g,金银花 150 g,野菊花 150 g,蒲公英 150 g,紫花地丁 150 g,鹿衔草 150 g,虎杖 150 g,茵陈 150 g,白芷 150 g,苦参 120 g,黄柏 150 g,蛇床子 150 g,地肤子 120 g,制大黄 60 g,黄连 60 g,枇杷叶 150 g,甘草 60 g。

[**辅料**] 黄酒 1 料,阿胶 200 g,木糖醇 150 g。

# 湿　疹

湿疹是一种皮损多形,伴有皮肤瘙痒、糜烂、结痂等现象,具有对称性,倾向湿润,剧烈瘙痒,反复发作的特点,中医认为湿疹的病机多为湿热内蕴、脾虚湿蕴、血虚风燥等,因此湿疹膏方调养以清热祛湿、健脾利湿、祛风润燥为治则进行组方。

[湿疹膏方举例] 苍术200 g,薏苡仁200 g,丹参200 g,防风150 g,夏枯草200 g,车前草150 g,黄柏150 g,石菖蒲150 g,忍冬藤150 g,荆芥120 g,苦参150 g,浮萍150 g,金雀根150 g,徐长卿150 g,当归150 g,生地黄150 g,知母150 g,马齿苋150 g,蝉蜕120 g,蛇床子150 g,地肤子150 g,白鲜皮150 g,滑石150 g,茵陈150 g,虎杖150 g,赤小豆150 g,茯苓150 g,牡丹皮150 g,赤芍150 g,甘草60 g。

[辅料] 黄酒1料,阿胶200 g,冰糖或木糖醇150 g。

# 荨　麻　疹

荨麻疹,中医称为隐疹,俗称风疹块,表现为皮肤出现鲜红色或苍白色风团,时隐时现的过敏性皮肤病,容易反复发作。其病机多为风热风寒犯表,气血两虚等。荨麻疹膏方调养以祛风散寒、清热,益气养血为治则组方。

[荨麻疹膏方举例] 防风200 g,牡丹皮200 g,赤芍200 g,炒白术150 g,金银花150 g,丹参150 g,薏苡仁150 g,黄芩150 g,黄连60 g,党参150 g,生栀子150 g,泽泻120 g,当归150 g,知母150 g,苦参150 g,苍术150 g,牛蒡子150 g,蝉蜕120 g,荆芥120 g,马齿苋120 g,生石膏150 g,僵蚕150 g,金雀根150 g,徐长卿150 g,茯苓150 g,浮萍150 g,甘草60 g。

[辅料] 黄酒1料,阿胶200 g,冰糖150 g。

# 疲劳综合征

疲劳综合征属于中医"虚劳"范畴,以疲劳乏力为主要表现,或伴有头晕,腰膝酸软,纳差,嗜睡,休息后疲劳不缓解,而各项化验指标无异常,中医认为其病机属于脏腑功能亏虚、气血阴阳不足。因此疲劳综合征膏方调养以补益气血,调和阴阳为治则进行组方。

**[疲劳综合征膏方举例]** 太子参200 g,茯苓150 g,炒白术150 g,熟地黄200 g,炒白芍200 g当归200 g,川芎150 g,黄芪200 g,灵芝200 g,黄精150 g,女贞子150 g,旱莲草150 g,陈皮120 g,刺五加150 g,丹参150 g,升麻150 g,柴胡150 g,菟丝子150 g,川石斛150 g,麦冬150 g,淫羊藿150 g,杜仲150 g,牛膝150 g,葛根150 g,炙甘草60 g。

**[辅料]** 黄酒1料,阿胶200～250 g,饴糖150 g,生晒参60 g,红参60 g。

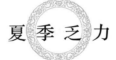

# 夏季乏力

夏季乏力,中医称为疰夏,以夏季神疲乏力、倦怠嗜睡、低热、纳差为主要表现,一般夏季过后,病情可自行缓解。其病机多因暑湿之气侵袭,脾为湿困,或暑热耗伤正气,脾失健运所致。夏季乏力膏方调养以清暑化湿、养阴健脾为治则进行组方,夏季乏力是夏令膏方调养的主要病种。

**[夏季乏力膏方举例]** 藿香200 g,佩兰200 g,苍术150 g,石菖蒲150 g,滑石150 g,陈皮150 g,厚朴150 g,郁金150 g,佛手150 g,青蒿150 g,砂仁60 g,黄柏150 g,薏苡仁200 g,北沙参200 g,茯苓150 g,川石斛150 g,麦冬150 g,黄连60 g,竹叶150 g,荷叶梗150 g,知母150 g,秫米150 g,刺五加150 g,生地黄150 g,女贞子150 g,甘草60 g。

**[辅料]** 黄酒1料,阿胶200 g,冰糖150 g,西洋参120 g。

# 带状疱疹神经痛

带状疱疹神经痛表现为皮肤局部疼痛、痛觉敏感、局部皮肤感觉异常等，带状疱疹属于中医"蛇串疮"范畴。其病机属于肝气郁结、湿热毒盛、气血凝滞，临床治疗非常棘手，部分患者寻求膏方治疗，带状疱疹神经痛膏方可采用活血化瘀、通络止痛、疏肝理气、清热解毒的方法进行辨证施治，可用龙胆泻肝汤合血府逐瘀汤组方。

[**带状疱疹神经痛膏方举例**] 桃仁150 g，红花150 g，当归150 g，生地黄150 g，川芎150 g，柴胡150 g，郁金150 g，金银花200 g，板蓝根200 g，败酱草200 g，七月一枝花100 g，全蝎30 g，蜈蚣30 g，水牛角150 g，牡丹皮150 g，胡黄连60 g，连翘150 g，龙胆草30 g，生蒲黄150 g，赤芍200 g，延胡索150 g，炒白芍200 g，川楝子150 g，丹参150 g，马齿苋150 g，黄芩150 g，炙甘草60 g。

[**辅料**] 黄酒1料，阿胶200～250 g，饴糖150 g。

（编著：蔡浙毅）

# 学术思想篇

跟随蔡浙毅老师学习多年,学习了老师在肾脏疾病方面的一些诊治经验,现对老师的一些学术思想进行分析总结,以期对读者有所启发和临证参考。

老师诊治慢性肾衰竭采用健脾益肾、活血降浊的治疗方法延缓慢性肾衰竭的进程;对于尿道综合征(气淋、劳淋)的诊治多用疏肝解郁、补肾固涩、补肾升提方法缓解尿路刺激征;在诊治慢性肾小球肾炎时,则会根据慢性肾小球肾炎的不同证型,分别运用清热利湿、健脾益肾、活血化瘀、肺肾同治的治法减少蛋白尿,防止蛋白尿漏出对肾脏的持续性损害。

老师常用滋阴益气法防治糖尿病性肾病的进展;首提固卫通淋法防治复杂性尿路感染;在原发性肾病综合征及继发性肾小球疾病糖皮质激素治疗各个阶段分别采用滋阴清热利湿、益气养阴、健脾益肾、益气固卫等方法缓解原发性肾病综合征及继发性肾小球疾病,利于糖皮质激素的撤减,防止疾病反跳和复发等。

老师采用清利下焦湿热、活血化瘀治疗慢性前列腺炎,以缓解尿道会阴不适症状;运用软坚散结、活血化瘀诊治前列腺增生改善尿等待、尿不尽等症状。

## 慢性肾衰竭的诊治

慢性肾衰竭的病因包括原发性和继发性。原发性肾病中以肾小球肾炎多见,其次为间质性肾炎;继发性肾脏病中常见于糖尿病肾病、高血压性肾硬化、系统性红斑狼疮性肾炎。另外,不合理的膳食结构、药物、空气和水源的污染也成为导致肾功能减退的重要因素。

祖国医学认为,慢性肾衰竭类似于中医的"水肿""关格""肾风""虚劳"等症。早期机体感受寒湿之邪,脾失健运,水湿不化,聚而为湿浊水饮;湿热下注,肾失开阖,不能及时疏导、转输、运化水湿及毒物,致使水液代谢障碍,毒瘀邪浊蕴结三焦,水不能制,渗溢皮肤,故常见出现少尿、水肿等症。慢性肾病日久损伤脏腑功能,伤及脾肾,脾气失健,精微不足,骨髓不充,气血生化乏源;肾气不足,阳气衰退,肾虚无力化浊别清,气虚无以推动,阳虚无以蒸腾气化。脾肾亏虚,清气不升,浊气不降,气机升降失常,加之感受外感寒湿等邪气,饮食不节、劳倦过度等诱发因素可使病程进展加快,病情恶化,久之湿浊潴留,毒壅三焦,三焦水道不利,毒邪积蓄可致胃气败绝,肾病日久入络,引起尿毒潴留加剧。

慢性肾衰竭病程长且病机错综复杂,既有正气耗损,又有实邪蕴结,湿浊壅阻,瘀滞肾络,属本虚标实、虚实夹杂之症,成为本病的重要病理因素。治疗补肾健脾应贯穿本病治疗的早中晚期,结合临床肾衰竭的各个时期分期进行辨证分型论治,根据不同分期的不同病机进行对症治疗,尤重活血降浊之法,攻补相兼,圆机灵活,可延缓慢性肾衰竭的进程。

## 一、慢性肾脏病 1～2 期

慢性肾脏病 1～2 期,患者可以无任何症状,或表现为乏力、腰酸、夜尿增多等不适,一部分人有食欲不振、轻度贫血等症状。初期治疗以益气健脾,化湿利水。用药可选黄芪、党参、茯苓、薏苡仁、白术等;配以少量活血化瘀,滋补肾阴的药物,如桃仁、川芎、赤芍、麦冬、生地黄等,本病初期气血尚充之时,峻补常常碍邪,应药以清补为主。

[病案举例] 顾某,女性,68 岁,因"足跟酸痛 1 年"于 2018 年 7 月初诊。患者有痛风病史 3 年,目前予苯溴马隆治疗。诊时症见:足跟酸痛,神疲乏力,无恶心,胃纳可,大便每日 1～2 次,无肢体浮肿。血压:140/90 mmHg,舌淡红,苔黄腻,脉沉。辅助检查:血清肌酐 125 μmol/L,血尿酸 446 μmol/L。结合患者的舌脉、症状,当属"肾衰病、脾虚失运"范畴,病机上当属于脾气亏虚,气化失司,聚湿生痰,日久痰湿热蕴,阻滞脉络。治以健脾益肾、活血泄浊、清热凉血为法,处方:黄芪 20 g,炒白术 10 g,杜仲 15 g,川芎 10 g,铁扫帚 15 g,藤梨根 15 g,苏败酱 20 g,莪术 10 g,大血藤 15 g,蒲公英 15 g,紫花地丁 15 g,麦冬 10 g,土茯苓 15 g,桑枝 10 g,蚕沙 10 g,甘草 5 g。水煎服,每日 1 剂。

二诊:用药 2 周后,患者仍有足跟酸痛,夜寐欠安,上方加茯神 15 g,黄柏 10 g,继续控制尿酸。

三诊:用药 4 周后复诊血清肌酐 116 μmol/L,患者自觉乏力较前改善,夜寐可,足跟疼痛减轻,舌质淡红,苔薄白,脉沉。续服 2 周上证皆减。

[简析] 上方黄芪、炒白术、杜仲健脾益肾;铁扫帚、苏败酱、蒲公英、紫花地丁、藤梨

根清热解毒；土茯苓解毒除湿，通利关节；配以莪术、川芎活血化瘀，大血藤活血通络，麦冬养阴清热，蚕沙和胃化湿。

## 二、慢性肾脏病 3～4 期

本期水代谢紊乱已出现，早期因肾小管功能损害，会出现多尿、夜尿增多的现象，随后逐渐出现肾小球滤过率的减少，表现为浮肿，本期各种临床症状相继出现，若是早期失治，毒邪渐盛，脾肾日渐亏虚，气虚阳虚之象日渐显露，则随之增大温补肾阳，健脾和中之药力。此时则宜温肾解毒，疏理三焦，临床常用淫羊藿、山药、黄精、狗脊、菟丝子、杜仲等温补脾肾；黄芪、党参、茯苓、白术、薏苡仁等健脾行气而利湿浊，使滋而不腻、补而不滞，待至毒瘀壅盛，肾阳渐微，阳损及阴，阴阳互根互用，阳得阴助而生化无穷，辅以生地黄、麦冬等以期阴中求阳，同时正虚失于推动，血行无力，壅塞脉络而成瘀血，予当归、丹参、川芎、莪术等补血活血之品。

[病案举例] 马某，男性，60 岁，因"发现泡沫尿 1 年"于 2017 年 1 月初诊。患者有高血压病史 6 年，血压控制欠佳。诊时症见：踝肿尿浊，神疲乏力，胃纳尚可，大便每日一行，血压 167/90 mmHg，舌淡红，舌苔黄腻，脉沉。辅助检查：血清肌酐 298 μmol/L，结合患者的舌脉、症状，当属"肾衰病，脾肾两虚，湿毒内蕴"范畴，患者老年脾肾亏虚、湿热毒邪瘀滞，治以健脾益肾、化湿降浊、活血通络为法，处方：黄芪 20 g，炒白术 10 g，淫羊藿 10 g，鸡血藤 15 g，川芎 10 g，莪术 10 g，六月雪 30 g，积雪草 30 g，煅牡蛎 20 g，藤梨根 20 g，苏败酱 20 g，泽泻 10 g，薏苡仁 10 g，麦冬 10 g，甘草 5 g。水煎服，每日 1 剂。二诊，用药 2 周后，患者浮肿尿浊减轻，上方加刺五加 15 g，口服降压药物控制血压。三诊，服药 4 周上证皆减，复查血清肌酐 256 μmol/L。长期随访至今，患者血清肌酐基本处于 170 μmol/L 左右，经过 5 年的诊治和观察，患者的肾功能目前仍处于较为稳定的状态。

[简析] 上方黄芪、炒白术健脾化湿；淫羊藿温补脾肾；鸡血藤、川芎、莪术活血化瘀；六月雪、积雪草清热凉血，活血泄浊；煅牡蛎收敛固精；藤梨根、苏败酱、大血藤清热解毒；泽泻、薏苡仁、刺五加利水消肿；麦冬养阴清热。

## 三、慢性肾脏病 5 期

慢性肾衰竭终末期，电解质紊乱、代谢性酸中毒、尿毒素的潴留，影响消化功能，常表现为食欲不振、恶心、呕吐、乏力、反应迟钝。此期顾护老年患者的胃气尤为重要，正所谓有胃气则生，无胃气则亡，在此基础上攻邪通腑，以冀取得及时排毒降浊的效果。

脾主运化,以升则健,太阴湿土,得阳始运;胃主受纳,以降为和,阳明燥土,得阴自安。调整中焦升降枢机,三焦升降有序,清气得升浊气得降,则邪毒有出路,正气得以恢复。兼以攻邪通腑,以冀取得及时排毒降浊的效果。在健脾和中的同时,多投以苍术、薏苡仁根、半夏等分清化浊,和中解毒,再辅以六神曲、山楂、玉竹等以养胃。其用意在于:一为减轻毒素对胃口的影响,二防补益之品温燥伤津,三可防止攻下药物苦寒败伤胃气。若胃气衰败症重,腹胀纳呆,干呕时有者,常再辅以香附、陈皮、紫苏梗、姜竹茹等以理气和胃。六腑以通为用,故泄浊强调通腑,故再加以大黄、土茯苓、六月雪、积雪草、鹿衔草等以通腑泄浊解毒。加强活血药物使用,予水蛭、地龙等虫类药物搜风剔瘀,具有较强的破瘀通络作用,可以在一定程度上改善肾脏血液循环和肾间质的纤维化。

[病案举例]潘某,女性,69 岁,因"纳差恶心 1 年"于 2019 年初诊,患者有慢性肾功能不全病史 10 年,目前不愿行透析治疗。诊时症见:纳差恶心,眼睑下肢浮肿,小便量尚可,大便日行 1～2 次,成形,夜寐安,未见皮下瘀斑。血压:150/88 mmHg,舌暗红,舌苔白腻,脉细数。辅助检查:血清肌酐 707 μmol/L,血尿酸 515 μmol/L。结合患者的舌脉、症状,当属"肾衰病,肾气衰败,湿毒瘀结"范畴,病机上当属于阴阳俱亏、肾气衰败、脾胃失和、气血运行不畅。治以调补阴阳、和胃降逆、祛瘀解毒为法,处方:生白术 15 g,生薏苡仁 30 g,制大黄 10 g,积雪草 50 g,六月雪 50 g,川芎 10 g,土茯苓 10 g,莪术 10 g,紫苏梗 20 g,陈皮 10 g,制半夏 10 g,焦山楂 20 g,六神曲 20 g,鬼箭羽 15 g,藤梨根 15 g,煅牡蛎 20 g,泽泻 10 g,甘草 5 g。水煎服,每日 1 剂。二诊,用药 2 周后,患者恶心缓解,胃纳改善,血压 135/90 mmHg,上方改积雪草 60 g,六月雪 60 g,加蚕沙 10 g。续服 2 周病情稳定,其后一直随访中。

[简析]方中生白术、生薏苡仁健脾化湿;鬼箭羽、制大黄通腑泄浊;六月雪、积雪草可一定程度上降蛋白尿;助制大黄泄浊,川芎、莪术活血化瘀,紫苏梗、制半夏降逆止呕,陈皮、焦山楂、六神曲理气消食,土茯苓清热利湿,藤梨根活血通络,煅牡蛎收敛固涩,蚕沙和胃化湿。

[跟师心得]慢性肾衰竭在肾脏疾病中最为常见,其最后转归就是进入尿毒症期,患者不得不依靠肾脏替代疗法维持生命。因此,对慢性肾衰竭的早期干预,可以延缓慢性肾衰竭的进程,甚至部分病例的肾功能可以做到长期稳定而不进入透析治疗。临床上诊治了许多慢性肾衰竭的病例,获得了较好的疗效,在病患中享有较高的知名度。跟师学习后,发现导师在慢性肾衰竭的诊治方面多采用补肾健脾、活血降浊法延缓慢性肾衰竭的进程,并按慢性肾脏病的分期进行组方。

补肾健脾多采用黄芪、白术、薏苡仁、生地黄、淫羊藿;活血化瘀多用桃仁、川芎、赤芍、莪术;降浊多用制大黄、六月雪、积雪草、蒲公英、紫花地丁、败酱草等。对处于慢性肾脏病 1～2 期的患者用药较轻,健脾益肾为主,活血降浊为辅。对处于慢性肾脏病 3～

4 期的患者用药剂量加大，药物种类增多，治疗以活血降浊为主，健脾益肾为辅。对处于慢性肾脏病 5 期的患者多采用对症处理，如改善恶心、纳差等，并建议患者尽早进入透析治疗。

# 尿道综合征的诊治

尿道综合征以尿急、急迫性尿失禁、尿频、夜尿为主要表现，无尿路感染或其他病理改变。本病多见于中年以上女性，症状随着年龄增长而变得越来越普遍，其临床表现与中医淋证之"气淋""劳淋"相类似。尿道综合征的发病原因目前尚不完全明了，可能与尿道黏膜过敏或外括约肌痉挛、女性雌激素水平下降、衣原体及支原体感染有关，而紧张、焦虑、多疑的心理状态是此病的易感因素。

导师认为尿道综合征其病变部位主要在膀胱、肾，亦与肝、脾有关。《丹溪心法·六郁五十二》云："气血冲和，万病不生，一有怫郁，诸病生焉。"《证治要诀》曰："气淋，气郁所致。"肝喜条达而恶抑郁，主精神情志调节，若因情志不遂，肝经疏泄失度，气机郁结，膀胱气化不利；或气郁化火，肝胆郁热，循经下注，膀胱气化失司，此属气淋之实，可见烦躁易怒，少腹满胀，小便涩滞，淋漓不尽。若因年老体弱，或思虑过度伤脾，或淋久不愈，邪气伤正，可致脾肾亏虚，中气下陷，肾虚下元不固，则见下腹部坠胀感，尿频涩滞，余沥难尽，并经久难愈，发为劳淋。在临床上常常同时并存，既有肝气郁结的表现，又有肾虚不固的表现。

治疗本病，导师多从疏肝理气，补肾固涩升提入手，在临床实践中常常采用丹栀逍遥散合缩泉丸加减治疗。

[病案举例] 唐某，女性，57 岁，已婚，因"反复尿频 1 年"于 2016 年 7 月初诊。患者 1 年前有 2 次尿路感染病史，曾静脉使用及口服抗生素后查尿常规无白细胞，近一年来反复小便频数，无尿痛，尿道下坠感，小腹酸胀，腰膝酸软，情志抑郁，遇劳即发，无发热，舌淡边红、苔薄黄、脉弦细。辅助检查：晨尿常规检查正常，中段尿细菌培养计数阴性，B 超检查排除尿道器质性病变。结合患者的舌脉、症状，当属"气淋，肝郁气滞，中气下陷"范畴，病机上当属于肝气郁结、气虚下陷。治以疏肝解郁，补中益气。处方：牡丹皮 10 g，栀子 15 g，炒白芍 15 g，当归 15 g，柴胡 12 g，茯苓 15 g，炒白术 15 g，益智仁 10 g，升麻 10 g，党参 15 g，乌药 10 g，山药 15 g，覆盆子 10 g，甘草 5 g。水煎服，每日 1 剂。二诊，用药 2 周后，患者尿频次数减少，无明显小腹酸胀。续服 2 周病情稳定。

［简析］方中用柴胡疏肝解郁、升阳举陷；牡丹皮、栀子清肝泻火；当归、白芍养血柔肝；茯苓、白术培土益气；甘草和中；山药、益智仁、覆盆子固涩缩尿；乌药温散下焦虚冷，以助膀胱气化，则肾气复而膀胱约束有权。诸药合用可以达到疏肝解郁，温肾固涩的功效。

［跟师心得］尿道综合征受情绪、睡眠等影响较大，治疗中应考虑疏肝解郁、疏肝理气、宁心安神等。且体质瘦弱或先天禀赋不足者更易发病，出现小腹下坠，腰部下坠感时，治疗应考虑补中益气，升阳举陷。对于反复发作的劳淋，伴有腰酸，夜尿频多者，当温肾固涩。治疗过程中还需对患者进行适度的心理疏导，调畅情志，鼓励多参加社会活动以分散注意力，减轻焦虑情绪，以利疾病的恢复。

# 慢性肾小球肾炎的诊治

慢性肾小球肾炎临床表现为持续性反复性蛋白尿、镜下血尿，可伴有不同程度的高血压，以及水肿。慢性肾小球肾炎如果反复不愈并加重，随时间推移会导致肾脏功能的减退。

慢性肾小球肾炎多归属于中医的"尿浊""水肿"等范畴。中医辨证多为本虚标实，本虚主要是肺、脾、肾三脏皆虚；标实表现为湿热、瘀血等。风邪外袭，肺气失宣，不能通调水道，疮毒内攻，致气化失常，水湿阻遏气机，气滞血瘀，湿热久羁，脾胃失其降浊之功，风湿毒气搏于肾经，不能宣通水液，肾失封藏，精微外溢。本病虚实夹杂的病机往往导致病程缠绵难愈，治疗时在清热利湿、活血化瘀的同时，还需要兼顾健脾祛湿、肺肾同治。

导师依据多年临床经验对慢性肾小球肾炎不同发病时期的临床表现进行分阶段诊治。

## 一、慢性肾小球肾炎活动期(清热利湿，活血通络)

慢性肾炎活动期多因机体不慎感受外邪，肺失宣肃，不能通调水道，水湿内蕴，困遏脾土，湿郁化热，阻遏气机，血瘀水停，在采用健脾益气扶正的基础上，辅以清热利湿、活血通络药物疗效更加明显。临证分为三法：一治湿遏卫气证，如恶寒、咽痛、身重肢倦，蛋白尿未增加时当"上工治未病"，加用解表清热药，如金银花、挂金灯、牛蒡子、紫花地丁、黄芩之类。二治湿热蕴毒证,湿热之邪蕴结,湿毒壅滞于肾脏,表现为腰酸腰痛,蛋白尿增多,宜清热解毒,药用白花蛇舌草、半枝莲、半边莲为主。三治毒燔营血证,湿热疫毒深入营血,导致脏腑衰败,经络不通,瘀血阻滞,故治疗上应通腑泄浊,药用大黄、六月雪、积雪草、茵陈之辈;辅以活血通络,药如川芎、桃仁、丹参、赤芍之属。

[病案举例]薛某,女性,54岁,因"肢肿腰酸3月余"于2015年3月初诊。患者发病前有上呼吸道感染病史,近1月来反复腰膝酸软,间歇性眼睑浮肿,口苦,尿色黄,大便干结,舌苔黄,脉浮滑。辅助检查:尿常规示尿蛋白(+-),镜下红细胞5~6个/HP。结合患者的舌脉、症状,当属"慢性肾小球肾炎,水肿病,湿热内蕴"范畴,治以清热解毒、祛湿利水。方药:桑白皮10g,赤小豆15g,生白术15g,白花蛇舌草20g,紫花地丁20g,黄芩10g,苍术10g,薏苡根30g,僵蚕10g,丹参15g,甘草5g。水煎服,每日1剂。二诊,用药2周后,患者眼睑浮肿消退,时有腰酸,上方加独活10g。续服2周病情稳定。

[简析]方中用桑白皮宣肺行水;白术、薏苡根、赤小豆健脾利水消肿;白花蛇舌草、紫花地丁清热解毒;黄芩、苍术清热利湿;僵蚕散结通络祛风;丹参活血养血。诸药合用宣肺行水,健脾制水,辅以清热解毒,利水消肿,起到提壶揭盖以利尿消肿的作用。

## 二、慢性肾小球肾炎稳定期(健脾益气,肺肾同治)

脾为后天之本,肾为先天之本,脾、肾两脏病变可致"五脏不安",慢性肾小球肾炎蛋白尿多以脾气虚弱,气虚不能固摄所致,治疗上需健脾益气、固精缩尿,可予补中益气汤补中益气,升阳举陷,通过补气的方法可一定程度上减少蛋白尿的漏出,从而提高血浆蛋白的水平;慢性肾炎的患者往往会出现明显的浮肿,在补肾涩精的基础上,还需重视健脾除湿,能改善慢性肾炎浮肿的症状。为了减少慢性肾小球肾炎的复发,宜采用肺肾同治的方法提高机体的抵抗能力。

[病案举例]赵某,女性,67岁,因"发现泡沫尿2年余"于2016年9月初诊。患者就诊时颜面浮肿,体倦肢软,腰膝酸软,纳差,口淡无味,大便便溏,舌质淡,舌边有齿印,舌苔白滑,脉滑。辅助检查:尿常规提示蛋白尿++,血压150/98mmHg。结合患者的舌脉、症状,当属"慢性肾小球肾炎,尿浊病,脾肾两虚"范畴,治以健脾益肾、肺肾同治、活血利水。方药:黄芪15g,防风10g,炒白术10g,山药15g,陈皮6g,砂仁3g,升麻6g,金樱子10g,覆盆子10g,芡实15g,薏苡仁根30g,杜仲10g,白花蛇舌草15g,丹参30g,甘草5g。水煎服,每日1剂。二诊,用药2周后,患者浮肿症状明显好转,大便成形,上方去升麻。继续4周,症状大有改善。

[简析]方中黄芪补中益气,升阳固表;防风祛风解表;白术补气健脾,以增黄芪补中益气之功;山药补肺、脾、肾三脏之气;陈皮、砂仁理气和胃,使补而不滞;薏苡仁根健

脾利湿;升麻升阳举陷,提升下陷之中气;再辅以金樱子、覆盆子、芡实补肾固精,减少蛋白尿和提高血浆蛋白的作用更加明显,杜仲温补肾阳,白花蛇舌草清热解毒,丹参活血化瘀。诸药合用,甘淡健脾,肺肾同治,活血利水,消除浮肿。

[跟师心得] 各种类型的慢性肾小球肾炎其病程持续时间长、治疗周期长、治疗效果差,让尿蛋白彻底消失几乎很难,治疗的目的是减少尿蛋白的漏出,减少尿红细胞的出现,通过中医辨证论治减少尿蛋白的漏出,就能起到保护肾脏功能的作用。在治疗过程中,首先要防止使用损害肾功能的药物和祛除损害肾功能的因素,如控制高血压、高脂血症等。其次,要适当锻炼,提高自身免疫能力,减少呼吸道感染。

# 糖尿病性肾病的诊治

糖尿病性肾病是糖尿病患者的一个重要的并发症,长期的糖代谢紊乱引起肾脏血流动力学发生改变,导致肾小球基底膜增厚、肾小球硬化。其临床表现以糖尿病患者出现持续性蛋白尿为主要标志。

糖尿病肾病属于中医"消渴""水肿"等范畴,多由长期消渴失治、阴精耗损,阴虚燥热,热灼精液,久之肾精亏虚,肾气化生无源,最终导致气阴两虚,正气既虚,水液失于输布,聚于经络脏腑,日久化热成痰,燥热则血黏,瘀毒互结于肾络,发而为病。本病本虚标实,治当填补真阴,补气摄津,辅以活血化瘀,养阴清热,标本兼顾。

[病案举例] 徐某,男性,67 岁,因"乏力、口干、多饮 3 年"于 2021 年 3 月就诊。患者有 2 型糖尿病病史 8 年,目前予胰岛素皮下注射、二甲双胍片口服降糖治疗。诊时症见:神疲乏力,口干多饮,夜间盗汗,腰膝酸软,心烦易躁,舌暗红偏胖,舌苔薄黄,脉细弦。辅助检查:糖化血红蛋白 8.3 mmol/L,随机血糖 11.6 mmol/L,尿常规示尿蛋白(＋＋)、尿糖(＋)、尿微量白蛋白 220.3 mg/L,结合患者的舌脉、症状,当属"2 型糖尿病,消渴病,气阴两虚"范畴,治以滋阴益气,并调整胰岛素剂量。处方:太子参10 g,山药15 g,生地黄20 g,山萸肉12 g,知母10 g,葛根20 g,天花粉15 g,黄芩10 g,竹茹10 g,川牛膝12 g,丹参10 g,煅牡蛎30 g,甘草5 g。水煎服,每日 1 剂。二诊,用药 2 周后,患者自觉疲倦乏力、盗汗好转,舌质暗红,苔薄白,脉细。辅助检查:空腹血糖 9.8 mmol/L。原方续服 2 周。三诊,用药 2 周后,患者口干、腰膝酸软减轻,舌质暗红,苔薄,脉细。辅助检查:尿常规示尿蛋白(＋)、尿糖(＋)、尿微量白蛋白 78.1 mg/L、空腹血糖 8.6 mmol/L。予守方服药至今,患者症状均慢慢好转,血糖控制正常范围内。

[简析] 方中山药、太子参、山萸肉双补脾肾,既补肾填精益髓,又补脾以助后天生化之源,起到阴阳互补作用;知母、葛根、天花粉、生地黄养阴清热、生津止渴;黄芩、竹茹清化痰湿;牛膝、丹参活血化瘀、利水祛湿;煅牡蛎收涩固精。全方合用可起到补气健脾、滋阴补肾、活血化瘀、除湿利水的作用。

[跟师心得] 中医一般采用益气养阴、活血降浊、解毒祛湿法延缓糖尿病肾病进展,并用降糖药物控制好血糖,一般选用胰岛素控制血糖。临床在此基础上进行辨证治疗,争取延缓慢性肾衰竭的进程。当糖尿病性肾病进展到慢性肾脏病 4～5 期应考虑肾替代治疗,一般选用血液透析,而不选用腹膜透析。因腹膜透析液中含有一定量的葡萄糖,可以导致血糖控制不满意,而血液透析对血糖的控制则不受影响。

# 复杂性尿路感染的诊治

慢性复杂性尿路感染病程较长,迁延难愈,复发率高,临床治疗比较棘手,好发于中老年女性。劳累是慢性复发性尿路感染的重要发病因素,临床以尿频、尿急、尿道涩痛、腰痛、余沥不尽、腰膝酸软及腰部坠胀感为主要症状,严重影响了患者的日常生活,随着病情的进展还可能损及肾间质和肾小管的结构和功能。

根据其临床特点,归于中医"淋证"之"劳淋"的范畴。病机多因禀赋薄弱,久病体弱,或劳累过度,房事不节,肾气渐虚,邪气乘虚而入,正邪相争,正气不足,下注膀胱,因而发病,属本虚标实之证,即正气亏虚为本,膀胱湿热为标。治疗上应扶正固卫,清利膀胱湿热,尿道以通为要,标本兼顾。

[病案举例] 徐某,女性,59 岁,以"反复尿频,尿急 3 年,加重 1 月"于 2017 年 9 月初诊。患者 3 年来反复尿频、尿急,时有尿道口灼痛发作,伴有小腹坠胀感,每次发作时服用抗感染药物治疗,1 月前患者因劳累后出现尿频、尿急、尿道口灼痛,伴腰膝酸软,小腹坠胀感,舌质红,舌苔少,脉细数。辅助检查:尿常规示白细胞(＋＋)。结合患者的舌脉、症状,当属"淋证,劳淋,下焦湿热"范畴,治以清利膀胱湿热,兼顾益气固卫。处方:菝葜20 g,草薢10 g,猫爪草10 g,连钱草15 g,黄芪15 g,防风10 g,炒白术10 g,益智仁10 g,乌药10 g,忍冬藤10 g,白头翁10 g,白茅根15 g,凤尾草10 g,甘草5 g。水煎服,每日 1 剂。二诊,患者尿频、尿急、尿道口灼痛症状明显减轻,偶有小腹坠胀感,仍有腰膝酸软,舌质淡,苔薄白,脉细。复查尿常规示白细胞(＋),上方加车前草15 g,杜仲10 g。

续服 2 周。三诊,患者无明显尿频、尿急、尿痛、腰酸,尿常规检查示白细胞(＋－)。继予原方 2 周巩固疗效。其后长期门诊随访用药,尿路感染发作次数明显减少,即使尿路感染发作恢复也较快,嘱劳逸结合,多饮水,勤排尿。

[简析] 方中菝葜、萆薢、车前草、白茅根、凤尾草清利下焦湿热;猫爪草、忍冬藤、白头翁清热解毒通经络;黄芪、防风、炒白术益气固表,补益正气,提升肾和膀胱的抗邪能力;益智仁、乌药既可温肾固精,又可促进膀胱气化功能,改善尿频症状;杜仲温肾阳改善腰酸坠胀感;甘草调和诸药。

[跟师心得] 慢性尿路感染属中医"劳淋"范畴。该病中医病机主要为"正气不足为本,膀胱湿热为标",在针对"邪实"清利下焦湿热的同时,还要抓住"正虚"这一关键点,以益气固卫,提升肾和膀胱的抗邪能力,固卫通淋,攻补兼施。对于慢性尿路感染的中医治疗而言,应着力于改善患者的临床症状,提升患者的生活质量,不可拘泥于尿常规检查中白细胞的多少,一味清热利湿或持续抗生素治疗,以防发生变证。

# 肾病综合征的诊治

肾病综合征表现为大量蛋白尿($>3.5 \text{ g/d}$)、低蛋白血症、高度水肿、高脂血症的一组综合症候群。肾病综合征不是一个独立的疾病,约 75％由原发性肾小球疾病引起,如微小病变肾病、膜性肾病、局灶节段性肾小球硬化、IgA 肾病;约 25％为继发性肾小球疾病引起,如糖尿病肾病、狼疮性肾炎、肾淀粉样变等继发性肾小球疾病。本病病程长、病情缠绵,证候错综复杂,为临床疑难重症之一。

肾病综合征大部分以水肿起病,属于中医的"水肿"范畴。其病机主要与感受外邪导致肺、脾、肾三脏功能失调有关。肺主行水,通调水道,肺的宣发、肃降功能失调可以出现津液输布、运行障碍出现水肿;脾主运化水液,运化功能失调则水液停滞于体内出现肢体水肿,脾的升清功能失调导致精微物质下泄,可出现蛋白尿;肾主水,对体内的津液代谢起着调节作用,肾阳不足,蒸腾气化无力,大量水液积聚出现水肿,肾的封藏功能失司,导致尿蛋白漏出。因此肾病综合征的中医治疗应以调节肺、脾、肾三脏的功能,使之恢复正常。

肾病综合征一旦确诊需要长期激素联合免疫抑制药物治疗,由于此类药物会对患者临床表现产生较大影响,故常需结合患者所处治疗的不同阶段进行辨治。

## 一、肾病综合征在大剂量应用糖皮质激素使用阶段

症状和体征主要表现为阴虚湿热,这个阶段采用滋阴清热利湿的中药可减轻大剂量糖皮质激素引起的副作用,并有助于糖皮质激素缓解大量蛋白尿,从而提升血浆白蛋白,改善水肿。

[**病案举例**] 张某,男性,62 岁,因"肢肿伴纳差 1 年"于 2019 年 7 月初诊。目前处于糖皮质激素冲击治疗阶段,强的松每天 50 mg 口服治疗中。诊时症见:四肢浮肿,神疲乏力,口干口苦,纳差,夜寐困难,尿色黄,大便干结,舌质红,舌苔黄,脉滑数。辅助检查:尿常规示尿蛋白(++),结合患者的舌脉、症状,临床诊断当属"肾病综合征,水肿病,阴虚湿热"范畴。治以滋阴清热利湿,处方知柏地黄汤加减:知母 10 g,黄柏 10 g,生地黄 15 g,茯苓 20 g,生白术 15 g,薏苡根 30 g,山药 20 g,泽泻 10 g,苍术 15 g,车前草 10 g,山茱萸 10 g,黄芩 10 g,白花蛇舌草 15 g,半枝莲 10 g,合欢皮 10 g,生山楂 15 g,甘草 5 g。水煎服,每日 1 剂。二诊,用药 2 周后,患者口干口苦缓解,夜寐改善,上方去合欢皮 10 g,加冬瓜皮 15 g。续服 2 周。三诊,用药 2 周后,患者胃纳改善,浮肿减轻,上方继服 1 月。

[**简析**] 方中茯苓、生白术、苍术、薏苡根健脾益气、利水渗湿;生地黄、知母、黄柏、黄芩养阴清热;山药、山茱萸补脾生津、补肾涩精;泽泻、车前草利水渗湿;白花蛇舌草、半枝莲清热解毒;合欢皮安神解郁;生山楂活血消食降血脂。此外,研究表明山药能增强人体免疫功能,降低血胆固醇作用,对目前病人应用糖皮质激素易感外邪起到很好的防护作用。

## 二、在糖皮质激素维持阶段

临床表现以气阴两虚多见。该阶段采用益气养阴的中药有助于防止病情的反复,也有助于糖皮质激素的顺利减量。

[**病案举例**] 高某,男性,40 岁,因"反复四肢浮肿伴泡沫尿 2 年余"于 2017 年 11 月初诊。患者外院已明确临床诊断为肾病综合征,目前处于糖皮质激素减量阶段,强的松每天 30 mg 口服治疗中。诊时症见:四肢浮肿不重,腰膝酸软,耳鸣,神疲乏力,纳可,舌质红,舌苔薄少,脉沉。辅助检查:尿常规示尿蛋白(+),结合患者的舌脉、症状,当属"肾病综合征,水肿病,气阴两虚"范畴,治以益气养阴,方用四君子汤合生脉饮加减:党参 30 g,茯苓 15 g,炒白术 10 g,生地黄 10 g,炒白芍 15 g,麦冬 10 g,五味子 10 g,黄精 10 g,川芎 10 g,泽泻 10 g,沙苑子 15 g,莲子 10 g,芡实 15 g,炙甘草 6 g,

水煎服,每日 1 剂。二诊,用药 2 周后,患者浮肿、腰酸改善,上方加女贞子10 g。续服2 周。三诊,用药 4 周后,复查尿常规示蛋白尿(＋－),血浆白蛋白逐渐提升,无浮肿,在上方的基础上加用玉屏风散服用一年余,尿蛋白一直阴性,病情稳定,正常工作,目前半年随访 1 次。

[简析] 方中党参、炒白术、甘草健脾益气;生地黄、炒白芍、麦冬、五味子养阴清热;黄精、沙苑子、莲子、芡实补肾涩精;川芎活血化瘀;茯苓、泽泻利水渗湿。

### 三、在小剂量糖皮质激素使用阶段

由于机体长期应用激素,免疫力下降,易感染外邪,出现畏寒、乏力等脾肾两虚症状。该阶段采用健脾益肾的中药有助于减少外邪侵袭,防止病情的复发,有利于最终撤减糖皮质激素。

[病案举例] 张某,男性,30 岁,因“下肢浮肿伴蛋白尿 1 年余”于 2016 年 3 月初诊。患者 1 年前因下肢水肿至三级医院就诊,明确临床诊断为肾病综合征。目前处于小剂量糖皮质激素维持阶段,强的松每天 10 mg 口服治疗中,易反复感冒。诊时症见:下肢轻度浮肿,纳可,夜寐安,舌质淡,舌苔白,脉细。辅助检查:尿常规示尿蛋白(＋),镜下红细胞 2～3 个/HP,结合患者的舌脉、症状,当属“肾病综合征,水肿病,脾肾两虚”范畴,治以健脾益肾法。处方:党参15 g,黄芪15 g,茯苓10 g,炒白术10 g,陈皮6 g,防风10 g,薏苡根30 g,熟地黄10 g,山药10 g,山茱萸10 g,莲子15 g,芡实15 g,泽泻6 g,炙甘草6 g。水煎服,每日 1 剂。二诊,用药 2 周后,患者复查尿常规示蛋白尿(＋－),镜下红细胞 2～3/HP,无浮肿。三诊,用药 4 周后,复查尿蛋白转阴,红细胞 1～2 个/HP,肾功能正常,随访半年,尿蛋白一直阴性,无其他不适。

[简析] 方中党参、黄芪、炒白术、防风补肺脾之气、固表实卫;陈皮理气燥湿;茯苓、薏苡根健脾除湿;熟地黄、山药补肾气;山茱萸、莲子、芡实涩精止遗;泽泻利水渗湿。

[跟师心得] 肾病综合征的治疗常需要使用糖皮质激素,包括大剂量糖皮质激素应用阶段、糖皮质激素减量阶段、小剂量糖皮质激素维持阶段,针对不同的糖皮质激素使用阶段,分别使用不同中医治则治法的中医处方,可以降低糖皮质激素的副作用。此外,肾病综合征由于大量蛋白尿漏出,导致机体血浆白蛋白降低,出现低蛋白血症,从而导致机体组织水肿,以及机体抵抗力下降,中医对提升血浆白蛋白水平、改善水肿有不错的效果。常用提升血浆白蛋白的中药包括党参、茯苓、山药、扁豆、黑料豆、莲子、芡实等。由于大量蛋白尿漏出,机体血浆白蛋白降低,肝脏在生产白蛋白的同时还生产了大

量的脂蛋白,出现高脂血症。因此,在治疗的同时也可加用化湿降浊的中药,以降低胆固醇和甘油三酯水平,可加用荷叶、决明子、生山楂、绞股蓝、丹参、生蒲黄、预知子、泽泻等。

# 慢性前列腺炎的诊治

慢性前列腺炎指各种病因引起的前列腺组织的慢性炎症,包括慢性细菌性前列腺炎和非细菌性前列腺炎两部分。临床以尿路刺激症状、尿道口分泌物、痛引腰腹、会阴区不适为主,病程迁延不愈,治疗周期长。

慢性前列腺炎属于中医"淋证、尿浊"等范畴,病机表现为湿热蕴结下焦,气机不宣,血失流畅,脉络瘀阻;或气郁化火,气火郁结下焦,少腹胀满,久病不愈,湿热耗伤正气,可致肝肾阴虚。治疗予以清热利湿、活血化瘀、疏肝解郁、养阴清热为主。

[病案举例] 徐某,男,57岁,以"反复尿频、滴沥不尽6月"于2018年7月初诊。诊时症见:尿频,滴沥不尽,尿色深黄,会阴区胀痛,无尿痛、尿等待,偶有尿道滴白,舌质红,舌苔黄,脉滑数。辅助检查:前列腺B超示前列腺体积为 41 mm×31 mm×25 mm,泌尿外科前列腺液检查白细胞(+)。结合患者的舌脉、症状,当属"慢性前列腺炎,淋证,湿热下注"范畴,治以清热利湿、疏肝解郁,处方:生栀子10 g,柴胡6 g,黄柏10 g,猫爪草10 g,车前子10 g,淡竹叶20 g,萆薢10 g,菝葜20 g,泽兰10 g,王不留行15 g,川芎10 g,益智仁10 g,乌药10 g,橘核10 g,甘草5 g,水煎服,每日1剂。二诊,用药2周后,患者尿频、尿不尽改善,会阴胀痛减轻。续服2周。三诊,用药4周后,患者尿不尽、尿频、会阴不适均较前明显减轻。其后随访3年左右,病情一直稳定,患者几乎无膀胱刺激征出现。

[简析] 生栀子、柴胡清热疏肝解郁;黄柏、猫爪草、车前子、菝葜、萆薢、泽兰、王不留行清利下焦湿热、通淋;淡竹叶泻火除烦;川芎活血化瘀;益智仁、乌药温肾阳助膀胱气化;橘核行气消肿。

[跟师心得] 慢性细菌性前列腺炎表现为湿热下注较多,治疗以清热利湿为主;慢性非细菌性前列腺炎表现气滞血瘀,肝郁气滞较多,治疗以活血化瘀,疏肝解郁为主。慢性前列腺炎患者应尽量避免饮酒,少吃辛辣刺激食物,避免久坐,避免内裤太紧,避免长期骑自行车,以减少对前列腺压迫导致的前列腺充血水肿,多饮水,保持尿液通畅,适当的性生活也有利于前列腺炎的恢复。

# 前列腺增生的诊治

前列腺增生是老年男性常见疾病。发病率随年龄增长而增加,前列腺增生的早期症状不典型,后期随着下尿路梗阻加重,症状逐渐出现。临床症状包括尿频、尿急、夜尿增多、尿等待、排尿困难、残余尿增多等。久之,膀胱代偿能力逐渐减退、丧失,输尿管反流,肾积水则可引起肾功能损害。

前列腺增生属于中医"癃闭"范畴,尿液排出困难,小便不利,点滴而出为癃,小便不通,欲解不得为闭。其病机表现为湿热下注,气滞血瘀,痰瘀互结,肾气不足等,根据不同时期的临床表现治疗予以清热利湿、活血化瘀、软坚散结、补肾温阳等方法。

[病案举例]孙某,男,76岁,以"尿等待,排尿不畅1年余"于2020年3月初诊。诊时症见:尿等待,排尿不畅,尿不尽,小腹坠胀,舌暗淡,舌苔白,脉滑。辅助检查:B超检查示前列腺体积为57 mm×41 mm×35 mm,前列腺增生。结合患者的舌脉、症状,当属"前列腺增生,癃闭,痰瘀互结",治则采用软坚散结、活血化瘀法,方用桂枝茯苓丸加减:茯苓20 g,桂枝9 g,桃仁10 g,赤芍15 g,三棱10 g,莪术15 g,浙贝母10 g,制胆星6 g,地鳖虫10 g,藤梨根30 g,皂角刺12 g,茶树根20 g,甘草5 g。水煎服,每日1剂。二诊,用药2周后,患者尿等待、排尿不畅改善,小腹坠胀感仍有,继服上方。三诊,用药4周后,患者尿等待、排尿不畅、小腹坠胀感等症状均有所缓解。予继续随访治疗,病情控制稳定。

[简析]桂枝茯苓丸加三棱、莪术破血化瘀、缓消瘕块;浙贝母、制胆星、皂角刺消顽痰;藤梨根、茶树根清利湿热通络;久病入络,予地鳖虫活血通络。

[跟师心得]前列腺增生在老年男性中极为常见,随着年龄的增长症状逐渐加重。主要表现为小便不通畅,尿等待,尿流变细,甚至尿潴留,后期需要导尿管导尿或手术治疗。中医治疗前列腺增生有一定的临床疗效,一般可采用软坚散结、活血化瘀等治疗方法,可以减轻患者的症状,延缓病情的进展。

(编著:李姗姗　蔡浙毅)

# 医案选编篇

　　时光荏苒，转眼间我已跟随上海市基层名老中医蔡浙毅主任医师学习中医近两年了。回顾这段时间的学习经历，我深深感受到了蔡浙毅老师的悉心教导和无私奉献，让我对中医的认识有了更深层次的理解与体会，并积累了许多关于常见肾脏疾病和内科常见病、多发病的诊治经验。在学习中医的道路上能遇到这样一位令我深受启发和敬佩的老师，是何其幸运！

　　跟师学习之旅，不仅是知识的传授，更是一次关于医学精神和职业素养的熏陶。老师以身作则地教导我坚守医学伦理，要始终保持对患者的责任心和敬畏之心。他总是以平和、温暖的态度与患者交流，耐心倾听他们的病情和困扰。他对每个患者都给予了充分的尊重和关注，让患者感受到被理解和被关爱的温暖。他注重与患者之间的沟通，积极引导他们树立积极乐观的治疗态度，从而提升治疗效果。他与患者之间建立起的亲切信任关系，让我深刻体会到医学不仅仅是治疗疾病，更是关心人的健康和幸福。

　　在诊疗水平方面，蔡浙毅老师凭借着丰富的临床经验和全面的专业知识，运用中医辨证施治的方法，准确把握患者的病情，并将中医理论与实际应用相结合，为患者提供个性化、综合性的治疗方案。他严谨的思维方式和精湛的医术，让我深受启发。

　　在跟师学习期间，我深刻领悟到中医的独特魅力和综合性治疗的优势。中医强调辨证施治，注重整体观，关注患者的身心健康。通过蔡浙毅老师的教导，我对于中医的基本理论和方法有了更深层次的理解和认识。在辨证和论治方面，蔡浙毅老师强调两者密切相连，是诊治疾病过程中前后衔接、相互联系、不可分割的两个环节，是理论和实践的有机结合，是理、法、方、药在临床上的融会贯通。蔡浙毅老师在日常临床工作中也经常会引导我进行总结，为医理的理解提供养料，从而更好地传承和发扬中医的宝贵经验和理论。

　　中医药在肾脏疾病的治疗中具有独特的优势。例如，蔡浙毅老师诊治早中期慢性肾衰竭采用健脾益肾、活血降浊的治疗方法延缓慢性肾衰竭的进程。又如，对于期望减少糖皮质激素使用的肾病综合征患者，导师会采取益气养阴的治法来稳定病情，以减轻对外源性激素的依赖性。此外,中医药在内科常见病、多发病方面的治疗中也有显著的效果。例如,对于上实下虚,久咳迁延不愈的患者,蔡浙毅老师会采取降气疏壅、引火归原的治法以起到标本兼顾的作用;对于消化系统疾病,蔡浙毅老师注重辨证论治,通过疏肝理气或调和脾胃等方式,改善消化系统的运行状态;对于心脑血管疾病,蔡浙毅老师会通过活血化瘀、益气养血等方法,达到减轻症状、改善循环系统功能的目的。

在跟师期间,我也目睹了中医药在新冠病毒防治和康复中发挥的积极作用。中医药在中国几千年的历史中积累了丰富的治疗外感病的经验。根据中医理论,外感病多属于邪气入侵人体引起的疾病。因此,老师会根据患者的症状表现、舌诊、脉诊等综合辨证,确定疾病的病位、病因、病机,通过判断疾病的性质、阴阳失调的表现,以及气机的畅通与否,制定个性化的治疗方案如清热解毒、祛湿利水、益气养阴等,以调整患者的阴阳平衡和气机运行来抵御邪气,恢复身体的健康状态。这让我对中医充满了信心,并深信中医药的重要性和价值。

总而言之,跟师的这段学习经历是我职业生涯中的宝贵财富。展望未来,我将继续在蔡浙毅老师的指导下努力学习和成长。我将以他为榜样,不断提升自己的医德修养和临床技能,为患者提供更优质的医疗服务。我将传承和发扬中医的博大精深,不断探索创新,为患者的健康和幸福贡献自己的力量。

最后我想通过分享一些我在学习过程中遇到的医案,来展示我在跟师学习中的收获和成长。这些医案涵盖了不同疾病和病情,展示了中医的诊断思路和治疗方法在实际应用中的有效性。

[医案 1] 毛某,女,40 岁。2022 年 3 月 5 日初诊,后复诊 1 次。头痛、夜寐不安多年。诉服药后易醒、早醒有改善,神疲乏力好转,纳可,大便通畅。既往史:月经量多,经前头痛。查体:腹软无压痛,舌质淡,舌边有齿印,舌苔薄少,脉弦细,血压 130/80 mmHg。

[诊断] 头痛,不寐(寒凝气滞证)。

[治法] 散寒止痛。

[处方] 川芎茶调散合归脾汤加减:炒川芎30 g,白芷10 g,藁本10 g,荆芥6 g,蔓荆子10 g,羌活10 g,细辛3 g,柴胡10 g,生牡蛎30 g先煎,生龙骨30 g先煎,珍珠母30 g先煎,煅紫石英15 g先煎,茯神10 g,合欢皮10 g,远志6 g,葛根20 g,甘草5 g。

【心得体会】从中医的病机来讲,女子以血为先天,肝藏血,足厥阴肝经上行巅顶,头为诸阳之会,五脏六腑之气皆上荣于头。月经期气血下注胞宫,肝血相对不足,患者本属阳虚体质,易受外寒侵袭,致肝经受寒,寒凝气滞,不通则痛。

方用川芎茶调散合归脾汤加减。方中川芎辛温，用量较重，善于祛风活血而止头痛，长于治少阳、厥阴经头痛；蔓荆子体轻而浮，上行而散，主头面诸风疾；荆芥轻而上行，善能疏风止痛，并能清利头目；羌活、藁本长于治太阳经头痛；白芷长于治阳明经头痛；细辛散寒止痛，并长于治少阴经头痛；柴胡疏肝解郁；葛根升阳举陷；生龙骨、生牡蛎、珍珠母、紫石英合用重镇安神；茯神、合欢皮、远志合用宁心安神；甘草缓急止痛，调和诸药。

[医案2]　王某，男，67岁。2022年9月12日就诊。家属代诉4个月前脑梗死后，语言謇涩，右侧手指麻木，手指无僵硬，活动无障碍，神疲乏力，头晕，无耳鸣，口苦，夜寐欠安，大便通畅。查体：神清，舌质红，舌苔黄腻，脉弦紧，血压128/84 mmHg。

[诊断]　中风（气滞血瘀证）。

[治法]　活血化瘀。

[处方]　补阳还五汤合解语丹汤加减：黄芪30 g，炒当归15 g，赤芍15 g，地龙10 g，炒川芎15 g，红花10 g，燀桃仁10 g，刺五加15 g，灵芝15 g，炒桑枝30 g，全蝎粉1 g（吞服），葛根20 g，僵蚕6 g，威灵仙10 g，杜仲15 g，景天三七10 g，桂枝3 g，茯神15 g，生山楂15 g，路路通10 g，王不留行15 g，泽兰10 g，甘草5 g。

【心得体会】中风不语是中风引起的言语障碍，为中风三大后遗症之一。《素问·奇病论》称之"瘖"；《千金方·论杂风状》称"舌强不能言"；《证治要诀·中风》名为"舌强不语"。中风之后，正气亏虚，不能行血，以致脉络瘀阻，筋脉肌肉失去濡养，故见手指麻木；气虚血瘀，舌本失养，故语言謇涩。

方用补阳还五汤合解语丹汤加减，重用生黄芪补益元气，意在气旺则血行，瘀去络通；当归活血通络而不伤血；赤芍、川芎、桃仁、红花协同当归以活血祛瘀；地龙通经活络，力专善走，周行全身，以行药力；僵蚕化痰散结；全蝎攻毒散结通络；路路通祛风活络，通经。诸药合用共奏补气活血，通络化瘀之功。

[医案3]　王某，女，54岁。2022年1月4日就诊。头晕4天。视物旋转，如坐舟车，耳鸣，头晕时伴出汗，恶心欲呕，无肢体活动不利，无胸闷胸痛，无腹痛，无发热，胃纳可，夜寐安，大便便溏。查体：神清，心律齐，四肢肌张力正常，舌质暗红，舌苔黄腻，脉弦。2022年1月2日头颅CT示双侧基底节区多发斑点状低密度影，边界欠清，周围无水肿，无占位，各脑室、脑池形态大小正常，中线结构居中，余脑室内未见明显异常密度。

[诊断]　眩晕（肝阳上亢证）。

［治法］平肝潜阳。

［处方］天麻钩藤饮合温胆汤加减：天麻10 g，钩藤10 g<sup>后下</sup>，石决明15 g<sup>先煎</sup>，生栀子10 g，黄芩10 g，牛膝20 g，盐杜仲15 g，益母草10 g，桑寄生15 g，茯苓20 g，通天草10 g，姜竹茹12 g，枳实10 g，陈皮10 g，制半夏10 g，葛根20 g，景天三七10 g，生白术15 g，白菊花10 g，代赭石15 g<sup>先煎</sup>，甘草5 g。

**【心得体会】**临床遇到头晕为主诉的患者非常多，老师在问诊过程中会将重点放在以下几点。① 眩晕的感觉：询问眩晕的性质，如旋转感、不稳定感、头昏眼花等。② 眩晕的诱因：了解眩晕发生的触发条件，如起床时、头部位置改变、运动、情绪变化等。③ 眩晕的持续时间：询问眩晕的持续时间是短暂的还是长久的，是否有周期性发作。④ 伴随症状：了解是否伴随其他症状，如头痛、恶心、呕吐、耳鸣、肢体功能障碍等。

《素问·至真要大论》曰："诸风掉眩，皆属于肝。"《丹溪心法·头眩》曰："头眩，痰挟气虚并火，治痰为主，挟补气药及降火药。无痰则不作眩，痰因火动。又有湿痰者、有火痰者。"患者长期忧郁恼怒，气郁化火，肝阴暗耗，风阳升动，皆可上扰清空而致眩晕。此外结合舌象判断，患者同时存在痰浊中阻，致上蒙清窍，清阳不升的证候。方用天麻钩藤饮合温胆汤加减，诸药合用，共奏平肝潜阳，清火熄风，化痰祛湿，健脾和胃之功。

［**医案 4**］　贾某，男，34 岁。2022 年 1 月 9 日就诊。头晕耳鸣 4 月复诊。自诉服药后头晕、眼睛干涩有缓解，耳鸣，无恶心，无出汗，手足冷，纳差，夜寐安，大便每天 1～2 次便溏。查体：神清，舌质红，舌苔黄，脉滑。2018 年 3 月胃镜示慢性浅表性胃炎；2021 年 11 月心电图示窦性心动过缓，经颅多普勒超声（transcranial Doppler，TCD）示右侧大脑前动脉供血不足。

［诊断］眩晕，耳鸣，泄泻（痰蒙清窍证）。

［治法］健脾益气，化痰祛湿。

［处方］益气聪明汤合温胆汤加减：黄芪15 g，党参15 g，黄柏10 g，炒白芍15 g，升麻10 g，葛根20 g，蔓荆子6 g，陈皮6 g，枳实10 g，茯苓10 g，制半夏10 g，炒川芎10 g，莱菔子10 g，车前草15 g，槟榔6 g，当归10 g，景天三七5 g，菟丝子15 g，姜竹茹12 g，生白术10 g，甘草5 g。

**【心得体会】**临床上引起晕眩的原因很多，致病机制非常复杂，与高血压、低血压、梅尼埃病或脑动脉硬化等有关。该患者日常好食肥甘厚味，脾虚失运，痰浊上扰，清阳不升，故见头昏、头鸣。《医方集解》曰："五脏皆禀气于脾胃，以达于九窍；烦劳伤中，使冲和之气不能上升，故目昏而耳聋也。"

方用益气聪明汤合温胆汤加减。黄芪、党参甘温以补脾胃；甘草甘缓以和脾胃；葛根、升麻、蔓荆子轻扬升发，能入阳明，上行头目；白芍敛阴和血；半夏辛温，燥湿化痰；竹茹清热化痰；陈皮辛苦温，理气行滞，燥湿化痰；枳实辛苦微寒，降气导滞，消痰除痞；茯苓、白术健脾渗湿，以杜生痰之源。

[医案5] 杜某，女，43岁。2022年1月11日就诊。口腔溃疡反复发作1年余。口腔疼痛，口臭，口干苦，纳可，夜寐安，大便1～2天1次，无便秘，易腹胀，月经先期，舌质舌尖红、舌苔薄白、脉细弱，口腔颊黏膜及舌下溃疡有3处，溃疡最大直径3 mm。

[诊断] 口疮（气阴亏虚证）。

[治法] 益气养阴。

[处方] 玉女煎合清胃散加减：升麻10 g，黄连3 g，当归10 g，败酱草20 g，淡豆豉12 g，淡竹叶20 g，蒲公英20 g，紫花地丁20 g，牡丹皮10 g，熟地黄15 g，牛膝15 g，知母10 g，麦冬10 g，刺五加15 g，金雀根10 g，徐长卿12 g，水红花子10 g，川石斛10 g，甘草5 g。

【心得体会】中医认为复发性口腔溃疡的病因以外感六淫燥火、饮食不节、情志不畅、脏腑内伤功能失调为主，其病理机制为火热循经上炎，熏蒸口舌而发病。临床多从虚火与实火两个角度辨证论治。

由于本病病程长，又易于被误认为实证口疮而过用苦寒泻火之品，则损伤脾胃之阳。《丹溪心法》云："口疮，服凉药不能愈者，因中焦土虚，且不能食者，相火冲上无以制。"阴虚内热，亦能熏灼津液不行，从而酿湿生热，但阴虚为本，不能徒见湿热而滥投苦燥，更伤其阴。

方用玉女煎合清胃散加减。升麻清热解毒，升而能散；黄连直泻胃府之火；熟地黄凉血滋阴；牡丹皮凉血清热；当归养血活血；知母、麦冬助熟地黄滋肾，而润胃燥，且可清心除烦；牛膝导热引血下行，且补肝肾；徐长卿配伍金雀根，益气活血，清热，对于复发性口疮、慢性过敏性疾病均可使用。诸药合用，清热与滋阴共进，虚实兼治，使胃热得清，肾水得补，则诸症可愈。

[医案6] 吴某，女，60岁。2022年6月17日复诊。舌灼热1年。1周前就诊，诉服药后舌灼热感明显缓解，口干，无口苦，纳可，夜寐安，大便每天1次，舌质绛红而干，有裂纹，舌苔薄少，脉弦细。

[诊断] 舌痛（心火上炎证）。

[治法] 清心降火。

[处方] 玉女煎合清心莲子饮加减：生地黄10 g，牛膝10 g，牡丹皮12 g，知母10 g，麦冬10 g，生栀子6 g，黄柏10 g，淡竹叶20 g，莲子心3 g，黄芩6 g，紫花地丁10 g，蒲公英10 g，五味子6 g，玄参10 g，牡蒿10 g，地骨皮10 g，莲子10 g，茯苓10 g，炒薏苡仁15 g，灯心草3 g，甘草5 g。

　　【心得体会】患者舌部有灼热、刺痛感，但在视觉上舌部及口腔组织并无明显异常或病变，属于灼口综合征范畴。其病因尚不完全清楚，可能与多种因素有关，包括神经功能紊乱、口腔黏膜损伤、唾液分泌异常、口腔感受器异常等。此外，心理因素、激素水平变化、免疫功能紊乱、口腔真菌感染等也可能与灼口综合征的发生有关。该病在更年期或绝经期妇女中发病率高，女性患者约为男性患者的7倍。

　　中医认为，心开窍于舌，心火上炎则出现舌痛、舌灼热、口干。患者舌质绛红而干，且有裂纹，舌苔薄少，乃阴液大亏，心火上炽也，治宜清心降火，滋阴润燥。

　　方用玉女煎合清心莲子饮加减。方中生地黄清热凉血，养阴生津；知母、玄参滋清兼备；麦冬清心生津；牛膝引血下行，且补肝肾；生栀子、莲子心、灯心草清心降火；淡竹叶清热泻火，除烦止渴；蒲公英、紫花地丁善清热解毒；地骨皮清退虚热；莲子肉养心益肾；黄芩、黄柏泻火解毒；茯苓、薏苡仁健脾解毒。诸药合用清火壮水，虚实兼顾。

　　除了心火上炎、肝郁化火、阴虚火旺等证型，临床常见的还有肝气郁滞、心脾两虚、脾虚湿阻等证型，甚至也可见到脾肾阳虚的病例。需要结合患者的具体病情和病史，运用整体观念和辨证施治的方法，进行个体化的诊断和治疗。

　　[医案7]　孙某，女，68岁。2022年6月24日就诊。舌部裂纹伴疼痛2个月。咽喉异物感，无咳嗽，口干，无口苦，下肢酸软，夜寐欠安，胃纳可，尿频，大便每天1次通畅。舌质红，舌边有齿印，舌尖舌苔有缺损及裂纹，中后部舌苔黄腻，脉细数。既往史：脑梗死、冠心病病史。

　　[诊断] 舌痛（心阴虚火旺证）。
　　[治法] 养阴清心。
　　[处方] 导赤散合半夏厚朴汤加减：生地黄20 g，黄芩10 g，通草3 g，麦冬10 g，淡竹叶30 g，莲子心3 g，百合10 g，玉竹10 g，石斛10 g，牡丹皮10 g，制半夏6 g，厚朴10 g，郁金10 g，紫苏15 g，茯苓15 g，薄荷3 g<sup>后下</sup>，生白芍10 g，枳壳10 g，玄参15 g，甘草5 g。

　　【心得体会】《素问·至真要大论》曰："诸痛痒疮，皆属于心。"《素问·阴阳应象大论》曰："心，在窍为舌。"《金匮要略卷下·妇人杂病脉证并治二十二》曰："妇人咽中如有炙脔，半夏厚朴汤主之。"

　　本证病位在心，证候属实，故见舌疼痛，心烦失眠，舌尖舌苔有缺损及裂纹等，心火常移热于小肠形成小肠实热,故见尿黄、尿频等症,治宜养阴清心,化痰散结。

方用导赤散合半夏厚朴汤加减,方中生地黄甘寒,凉血滋阴降火;通草清热利尿;淡竹叶甘淡、清心除烦、淡渗利窍,导心火下行;黄芩苦寒,善清上焦之热;莲子心苦寒,清心安神;牡丹皮清热凉血,活血化瘀;甘草清热解毒,并能调和诸药,还可防黄芩、生地黄之寒凉伤胃;玄参性咸寒润下,善滋阴降火,润燥生津;麦冬甘寒滋润,有滋阴润燥之功;半夏化痰散结、降逆和胃;厚朴行气开郁、下气除满;紫苏芳香解郁、行气疏散。

[医案8] 居某,男,69岁。2022年12月1日就诊。口苦多年。伴反酸,嗳气,无烧心,无恶心,无呕吐,胃纳可,夜寐欠安,易醒早醒,梦多,大便每天1次成形,舌质红,舌苔黄腻,脉滑数。

[诊断] 湿阻(脾胃湿热证)。

[治法] 清热利湿。

[处方] 三仁汤合半夏泻心汤加减:薏苡仁10 g,焯苦杏仁6 g,白豆蔻3 g<sup>后下</sup>,软滑石30 g,石菖蒲10 g,淡竹叶10 g,厚朴10 g,制半夏10 g,煅瓦楞子30 g,生牡蛎15 g<sup>先煎</sup>,生龙骨15 g<sup>先煎</sup>,煅白螺蛳壳30 g,黄连3 g,黄芩10 g,茵陈10 g,藿香15 g,佩兰15 g,甘草5 g。

【心得体会】《素问·奇病论》曰:"口苦者,病名为何?何以得之?岐伯曰:病名曰胆瘅。夫肝者中之将也,取决于胆,咽为之使。此人者数谋虑不决,故胆虚,气上溢,而口为之苦。"长时间饮食不规律,过度进食油腻肥厚和辛辣、刺激性食物,如烧烤、火锅等,以及长时间久坐不运动,导致脾运化功能失调,胃的受纳腐熟水谷功能失司,会导致食物淤积在肠道内不消化,可出现口苦、口臭、大便干、小便黄、嗳气酸腐、大便恶臭、屁臭等症状。

患者除了口苦还伴有泛酸、嗳气等症状。虽茵陈蒿汤善清中焦湿热,但大黄、栀子苦寒之品,似有伤脾之弊,方用三仁汤合半夏泻心汤加减,方中杏仁宣利上焦肺气,气行则湿化;白蔻仁芳香化湿,行气宽中,畅中焦之脾气;薏苡仁甘淡性寒,渗湿利水而健脾,使湿热从下焦而去,三仁合用,三焦分消。滑石、淡竹叶甘寒淡渗,加强利湿清热之功;半夏、厚朴行气化湿;煅瓦楞子、煅白螺蛳壳消痰化瘀,制酸止痛;茵陈归脾、胃、肝、胆经,清利湿热;藿香和佩兰相须为用,芳香醒脾,则湿邪先去,热自易清,又无伤脾之虞。

[医案9] 凌某,女,43岁。2022年9月20日就诊。食用螃蟹后皮肤瘙痒及皮疹1个月。皮疹瘙痒遇热加剧,咽喉肿痛,耳鸣,纳可,夜寐安,大便2~3天1次,月经正常,

舌质红,舌苔薄少,脉浮。

[诊断]隐疹(风邪袭表证)。

[治法]疏风清热。

[处方]消风散加减:炒当归10 g,生地黄10 g,知母10 g,苦参15 g,苍术10 g,牛蒡子10 g,防风10 g,蝉蜕6 g,荆芥10 g,蛇床子10 g,马齿苋30 g,生石膏15 g<sup>先煎</sup>,地肤子10 g,白鲜皮5 g,浮萍10 g,甘草5 g。

【心得体会】荨麻疹俗称"风疹块",是由于皮肤、黏膜小血管扩张及渗透性增加而出现的一种局限性水肿反应。临床表现为大小不等的局限性风团,骤然发生,迅速消退,瘙痒剧烈,愈后不留任何痕迹。发病原因不外乎内外两端,内因禀赋不足,外因风邪为患。由于卫表不固,感受风寒或风热之邪,客于肌肤,致使营卫不和;或因饮食不节,内有湿热、食滞,外受风邪侵袭,使内不得疏泄,外不能透达,郁于肌肤而发。

治宜疏风为主,佐以清热除湿之法。方用消风散加减,痒自风而来,止痒必先疏风,故以荆芥、防风、牛蒡子、蝉蜕之辛散透达,疏风散邪,使风去则痒止;配伍苍术祛风燥湿;苦参清热燥湿;生石膏、知母清热泻火,然风热内郁,易耗伤阴血;湿热浸淫,易瘀阻血脉,故以当归、生地黄养血活血,并寓"治风先治血,血行风自灭"之意;甘草清热解毒,和中调和诸药。

[医案10] 包某,女,56岁。2022年8月26日就诊。易感冒伴自汗3年。动辄汗出益甚,无潮热盗汗,无咽干咽痒,神疲乏力,自诉外院血液常规检查正常,胃纳可,夜寐安,二便调,查体:神清,腹软,两肺未闻及干、湿啰音,舌淡红,舌苔薄黄,脉滑。

[诊断]自汗(肺卫不固证)。

[治法]益气固卫敛汗。

[处方]玉屏风散合牡蛎散加减:炙黄芪30 g、防风6 g、炒白术10 g、荆芥6 g、煅牡蛎30 g、煅龙骨30 g、浮小麦30 g、糯稻根30 g、瘪桃干10 g、麻黄根10 g、乌梅20 g、诃子10 g、炒白芍10 g、甘草5 g。

【心得体会】感冒是感受触冒风邪或时行病毒,引起肺卫功能失调,出现鼻塞、流涕、喷嚏、头痛、恶寒发热、全身不适等主要临床表现的一种外感疾病。自汗多由身体虚弱或久病体虚,以致阴阳失调,营卫不和,腠理不固,津液外泄。营气和卫气,营行脉中为卫之守,卫行脉外为营之使,营卫和则营阴不致外泄。若因素体虚弱,或病后体虚,营卫不和,卫失固密,营阴外泄则发生自汗。肺主气属卫,肺气不足,卫外不固,汗液自出。又若体虚外感风邪,营卫失和,表卫不固亦可引起自汗。

方用玉屏风散合牡蛎散加减。卫气司人体腠理开阖,防风遍行周身,黄芪能补肺脾之气而实卫,防风得黄芪,祛邪而不伤正;白术健脾胃,培土即以宁风;麻黄根甘平,收涩止汗;浮小麦甘凉,益心气,养心阴,退虚热而止汗;煅牡蛎、煅龙骨敛阴潜阳,固涩止汗;乌梅、诃子取其酸涩收敛之性。诸药合用,外有所卫,内有所据,肺卫得固,风邪去而不复来。

[医案 11] 陆某,女,51 岁。2022 年 1 月 4 日就诊。夜间盗汗,下肢酸软 1 月。午后颜面烘热,夜间神疲乏力,心烦,夜寐欠安,胃纳可,大便每日一次通畅,月经 2 月未至。舌质红,舌边有齿痕,舌苔薄少,脉细数。

[诊断] 盗汗,脏躁(肝肾阴虚证)。

[治法] 滋补肝肾,滋阴降火。

[处方] 大补阴丸合牡蛎散加减:黄柏 10 g,知母 10 g,熟地黄 15 g,炙龟板 10 g,牡丹皮 10 g,地骨皮 10 g,牡蒿 10 g,薏苡仁 15 g,苍术 6 g,牛膝 20 g,乌梅 20 g,煅牡蛎 15 g<sup>先煎</sup>,煅龙骨 10 g<sup>先煎</sup>,刺五加 15 g,浮小麦 15 g,麻黄根 10 g,甘草 5 g。

【心得体会】患者女性 51 岁,月经 2 月未至,乃先天肾气渐衰,任脉虚,太冲脉衰,天癸将竭,肾阴不足,阳失潜藏而出现一系列脏腑功能紊乱的症候,属于中医"脏躁"范畴。症见月经不调,潮热盗汗,心情烦躁,夜寐欠安,为肝肾阴虚证,虚火内扰,津液不能收敛而发为盗汗,《黄帝内经》称之为"寝汗"。《素问·评热病论》云:"阴虚者,阳必凑之,故少气时热而汗出也。"指出因阴虚,虚火内扰,津液不能收敛亦可发为盗汗。

方用大补阴丸合牡蛎散加减,重用熟地黄、龟板、煅龙骨、煅牡蛎滋阴潜阳,壮水制火;知母与黄柏相须为用,苦寒降火,保存阴液,平抑亢阳;牡丹皮、地骨皮清热凉血,滋阴润燥,退脏腑虚热;麻黄根甘平,功专收敛止汗;浮小麦除虚热,止汗;牛膝补肝肾强筋骨,引火下行;甘草益气补中。诸药合用,培本清源,使真阴得养,虚火内清,共奏滋阴降火敛汗之功。

2022 年 1 月 11 日复诊。患者自诉服药后夜间不再盗汗,下肢酸软也有缓解,近日全身游走性疼痛,纳可,夜寐安,大便每天 1 次,舌质淡,舌边有齿痕,舌苔薄黄、脉细。

[诊断] 风痹(风湿痹证)。

[治法] 活血化瘀,祛风止痛。

[处方] 身痛逐瘀汤加减:秦艽 10 g,炒川芎 15 g,燀桃仁 10 g,红花 10 g,羌活 6 g,没药 6 g,炒当归 15 g,五灵脂 6 g<sup>包煎</sup>,香附 10 g,牛膝 15 g,地龙 10 g,桑枝 10 g,独活 10 g,防己 10 g,络石藤 10 g,海风藤 10 g,姜黄 10 g,炙甘草 6 g。

【心得体会】《素问·痹论》曰:"黄帝问曰:痹之安生? 岐伯对曰:风、寒、湿三气杂至,合而为痹也。其风气胜者为行痹,寒气胜者为痛痹,湿气胜者为著痹也。"《素问·痹论》提出了痹病的病机主要包括寒痹、湿痹、燥痹、风痹、热痹五种类型,每种类型具有不同的病理特点和临床表现。患者肢体疼痛,痛而游走无定处,病因风、寒、湿三邪中以风邪偏胜,而风邪易于游走所致。

方用身痛逐瘀汤加减,同时考虑到患者此前阴虚火旺的情况,避免川乌、草乌、南星这类比较辛温燥烈的药物进行配伍。秦艽、羌活祛风除湿,秦艽是"风药当中之润剂",不容易耗伤津液;桃仁、红花、当归、川芎活血化瘀;没药、五灵脂、香附行血气,止疼痛;牛膝、地龙疏通经络以利关节;络石藤、海风藤均以茎枝入药,且同走肝经,故常相须而行,以起协同之功,祛风湿、舒筋骨、通经络、止疼痛的力量增强;甘草调和诸药。综上所述,以此方达到行气活血、祛瘀通络、通痹止痛的功效。

[医案 12]　胡某,女,32 岁。2022 年 10 月 25 日就诊。鼻塞咳嗽 5 天。鼻塞,无流涕,偶尔喷嚏,咳嗽,咽痒,无咽痛,无发热,无全身酸痛,纳可,夜寐安,大便通畅,月经正常。查体:双侧扁桃体无肿大,舌质淡,舌苔薄少,脉浮紧。

[诊断]　感冒(风寒束表证)。

[治法]　解表散寒。

[处方]　荆防败毒散加减:荆芥 6 g,防风 6 g,茯苓 10 g,桔梗 3 g,炒紫苏子 15 g,蝉蜕 6 g,辛夷 20 g<sup>包煎</sup>,苍耳子 10 g,制半夏 10 g,郁金 10 g,僵蚕 6 g,薄荷 3 g<sup>后下</sup>,挂金灯 10 g,牛蒡子 18 g,浮萍 10 g,西青果 10 g,天浆壳 10 g,甘草 5 g。

【心得体会】风寒外束,卫阳被郁,腠理内闭,肺气不宣,患者无发热,无汗,无头痛及肢节酸疼,鼻塞声重,鼻痒喷嚏,咳嗽,无咽痛,舌苔薄少,脉浮紧,可见表寒、表湿并不重。治法以祛风解表为主,着重缓解鼻塞、咽痒的症状。

方用荆防败毒散加减。方中荆芥、防风祛风解表;苍耳子、辛夷都可以发散风寒,通鼻窍;茯苓健脾渗湿;紫苏子降气,消痰,平喘,润肠;桔梗宣肺利咽,祛痰;挂金灯清肺利咽,化痰利水;牛蒡子宣肺透疹,解毒利咽;薄荷疏肝行气,清利头目,利咽;僵蚕息风止痉,祛风止痛,化痰散结;天浆壳清肺化痰;西青果和浮萍配伍可清热解毒,生津。

[医案 13]　胡某,男,32 岁,2022 年 7 月 19 日就诊。发热 1 周。下午 3～4 时起发热,夜间体温逐渐升高,最高体温达 39.6℃以上,外院住院检查未发现异常,核酸检测新冠抗体阴性,抗生素治疗 1 周后体温仍居高不下,外院欲行骨髓穿刺检查,患者拒绝后自动出院,遂来本院求诊。

刻下症见:头痛,寒战,无汗,无咳嗽,无咽痛,无腹泻,无尿频、尿急、尿痛,纳差,夜寐欠安,大便 2～3 天 1 次,舌质淡、舌苔白腻,有齿印,脉濡,两肺呼吸音粗,未闻及干、湿啰音。

[**诊断**] 发热,咳嗽(热入营血证,湿热内蕴证)。

[**治法**] 清营解毒,透热祛湿。

[**处方**] 清营汤加减:生石膏 60 g^先煎,水牛角 30 g^先煎,黄连 5 g,生栀子 10 g,桔梗 5 g,黄芩 20 g,知母 10 g,赤芍 10 g,玄参 15 g,牡丹皮 10 g,淡竹叶 10 g,天花粉 15 g,金荞麦 20 g,鱼腥草 15 g^后下,鸭跖草 30 g,生麻黄 9 g,杏仁 10 g^后下,葶苈子 30 g^包煎,芦根 10 g,薏苡仁 10 g,冬瓜子 10 g,桃仁 10 g,金银花 15 g,连翘 15 g,甘草 5 g。

**【心得体会】** 阳明经气旺于申时,因胃肠燥热内结,正邪斗争剧烈,故在此时热势加重。按照卫气营血辨证体系,卫气属阳,营血属阴,邪热传营,伏于阴分,入夜卫阳之气内归营阴,与热相结,故身热夜甚;营气通于心,热扰心神,故神烦少寐。

方用清营汤加减。结合患者的舌象,为避免个别滋腻的药物助湿留邪,还加入了健脾祛湿的药物。患者上午就诊取药后,嘱咐当日 2～3 服,夜间 9 时家属来电,患者体温已降至 37.4℃,后继续服药 3 天后体温渐至正常。

一提到中医,很多人就联想到了"调理慢性病,老年病""慢郎中"等。事实上,对于急重症,中医也有办法且见效快。

古代中医学的著作如《伤寒论》《瘟疫论》《温热论》《温病条辨》等都是诊治急症及防治瘟疫的经验总结。现代许多名家也以令人信服的数据证明,中医抢救和治疗高热、休克、昏迷、出血、急性肾衰竭、脑血管意外、急性微循环障碍等急重病症,以及治疗流行性出血热、肺炎、尿路感染、重型肝炎、胆道感染、非典、新冠病毒感染等急性传染性、感染性疾病,都具有良好的疗效。

[**医案 14**] 张某,男,67 岁。2022 年 1 月 4 日就诊。咳嗽伴气短 2 周。痰少,白色泡沫痰,咽喉痒有异物感,下肢冷,纳可,夜寐欠安,大便每天 1 次。查体:双侧扁桃体无肿大,两肺少许湿啰音,舌质红,舌苔黄厚腻,有裂纹,脉沉紧。既往史:支气管扩张病史。2021 年 4 月 7 日 CT 示左侧液气胸,肺组织压缩约 50%;右肺多发慢性炎症、纤维灶、小结节,右肺中叶肺气囊,右肺上叶部分不张伴多发囊状影。

[**诊断**] 咳嗽,喘证(寒饮蕴肺证)。

[**治法**] 温肺化饮,祛痰止咳。

[**处方**] 射干麻黄汤合苏子降气汤加减:射干 20 g,炙麻黄 10 g,细辛 3 g,炙紫菀 10 g,款冬花 10 g,制半夏 10 g,五味子 10 g,炒紫苏子 20 g,杏仁 10 g,桑白皮 10 g,黄芩 10 g,水蛭粉 2 g^吞服,炒白芍 15 g,枸骨叶 10 g,江剪刀草 10 g,炙百部 10 g,前胡 10 g,北

沙参15 g,金荞麦10 g,辛夷20 g<sup>包煎</sup>,白芷10 g,甘草5 g。

**【心得体会】**患者素体正气不足,咳嗽,气喘,为痰饮郁肺,肺失宣降,肺气上逆;喉中水鸡声为痰饮阻塞气道,气受痰阻,呼吸之气通过狭窄之处,则痰与气相击有声。《金匮要略·肺痿肺痈咳嗽上气病脉证并治》曰:"咳而上气,喉中水鸡声,射干麻黄汤主之。"

方用射干麻黄汤合苏子降气汤加减。射干开痰结,利咽喉气道;炙麻黄散寒宣肺,止咳平喘;细辛辛温散寒化饮;紫菀配伍款冬花,温肺化痰止咳;紫苏子降气平喘,祛痰止咳;半夏降气化痰散结;厚朴下气宽胸除满;前胡下气祛痰止咳;五味子收敛肺气;北沙参养肺阴;水蛭粉是老师多年临床治疗咳喘气促的经验性用药,有改善缺氧的效果,疗效较好。

《黄帝内经》中记载有"五脏六腑皆令人咳",陈修园在这一理论的基础上进一步引申出了"咳嗽不止于肺,但不离乎肺"。久咳往往与脾肾两脏的气机不畅有关。中焦运化功能减弱,导致体内水湿滞留,进而形成痰。下焦摄纳功能失调,使得体内水气上升逆流影响肺部,都可能引发久咳。因此,在治疗久咳时,除了采用宣肺降气、化痰止咳法外,还需要辅以调理脾肾的药物或疗法。

[医案 15] 张某,男,58 岁。2022 年 7 月 25 日复诊。左侧胸壁,左上腹疼痛 1 周伴咳嗽复诊,诉服药后左侧胸壁,左上腹疼痛缓解。无发热,偶尔干咳,痰黄,无胸闷,无气短,纳可,夜寐安,大便每天 1 次。查体:左下肺可闻及湿啰音,舌质淡、舌苔黄腻,脉细。2022 年 7 月 17 日 CT 示两肺散在慢性炎症、纤维灶,左肺下叶肺组织实变伴胸腔积液。

[诊断] 饮证(肺经郁热证)。

[治法] 清热化痰止咳。

[处方] 三子养亲汤合千金苇茎汤加减:葶苈子20 g,炒芥子10 g,莱菔子15 g,炒紫苏子15 g,金荞麦20 g,黄芩20 g,天竺子10 g,生栀子10 g,冬瓜子10 g,芦根10 g,薏苡仁15 g,鱼腥草15 g,制半夏10 g,前胡12 g,炙百部12 g,炙枇杷叶15 g,炙紫菀10 g,款冬花10 g,紫花地丁15 g,红藤15 g,甘草5 g。

**【心得体会】**胸膜腔是位于肺和胸壁之间的一个潜在腔隙,表面有一层很薄的液体,在呼吸运动中起润滑作用,在每次呼吸周期中胸膜腔形态和压力均有不同程度的变化,使胸腔内液体持续滤出和吸收,处于动态平衡状态,如胸腔内液体形成过快或吸收过慢,就会产生胸腔积液。《金匮要略·痰饮咳嗽病脉证并治》曰:"饮后水流在胁下,咳唾引痛,谓之悬饮。"患者素体虚弱,外邪侵袭,肺失宣通,痰饮蕴结,闭阻胸胁,水湿内停。

方用三子养亲汤合千金苇茎汤加减。芥子温肺化痰,利气散结;苏子降气化痰,止咳平喘;莱菔子消食导滞,下气祛痰;冬瓜子清热化痰,利湿排脓;薏苡仁上清肺热下利肠胃而渗湿;芦根清热消痈;葶苈子泻肺止咳,行水消肿。患者服药 1 周后反馈病情已大有改善。

[医案 16] 徐某,男,51 岁。2022 年 8 月 10 日复诊。诉服药后左侧胸壁不适有明显改善,无出汗,无胸闷,无心悸,无咳嗽,气短,纳可,夜寐安,大便每天 1 次。舌质红、舌苔薄黄、脉涩。既往史:高脂血症,服用阿司匹林、阿托伐他汀中。心电图检查示正常,计算机体层血管成像(CT angiography,CTA)检查示 LAD 近段钙化斑块形成、管腔轻度狭窄。

[诊断] 胸痹(痰湿阻痹证)。

[治法] 活血化瘀祛痰。

[处方] 丹参饮加减:丹参30 g,檀香3 g,炒土鳖虫9 g,香附10 g,生蒲黄6 g,生山楂30 g,泽泻10 g,炒决明子10 g,荷叶30 g,虎杖10 g,生白术10 g,茯苓10 g,泽兰10 g,牡丹皮10 g,红花10 g,赤芍10 g,苍术10 g,绞股蓝10 g,茵陈10 g,甘草5 g。

【心得体会】患者初诊时表示左侧胸壁疼痛已有 2 年余。结合脉象诊断为胸痹,气滞血瘀,脉道受阻,血行不流利所致。肝主疏泄而藏血具有条达气机,情志不遂或外邪侵袭肝脉则肝气郁滞,疏泄失职,故情绪抑郁或急躁,胸胁胀闷,走窜疼痛;气为血帅,肝郁气滞,日久不解,必致瘀血内停,故渐成痞块,正所谓"久病入络,痼病必瘀"。高脂血症属于中医"痰湿""浊阻"范畴,与肝、脾、肾三脏有关。LAD 近段钙化斑块形成是指冠状动脉左前降支近段存在一定程度的钙化斑块。冠状动脉斑块形成通常是由于血管内皮细胞损伤和炎症反应导致血管内膜增厚,随后沉积胆固醇和其他脂质物质,最终形成斑块。LAD 近段钙化斑块的形成会增加心血管事件的风险,需要积极控制血脂水平,保持健康的生活方式。

方用丹参饮加减。丹参活血化瘀,可治血瘀胸腹痛;檀香尤能治气滞胸腹作痛;香附理气宽中,活血止痛;土鳖虫破血逐瘀;虎杖祛风利湿,散瘀定痛;山楂化瘀消浊,健脾消食;荷叶清热凉血,升发清阳;决明子清热明目,润肠通便。诸药合用,共奏健脾消积,行气化瘀之功。患者服药 1 周后复诊自诉胸壁疼痛大有改善。

[医案 17] 王某,女,71 岁。2022 年 2 月 20 日就诊。心悸伴神疲乏力半年。时有胸闷,口干口苦,腰酸麻木,头晕,入睡困难,胃纳可,大便每天 1～2 次成形。查体:双下肢无浮肿,舌质红偏干,有裂纹,舌苔黄腻,脉结代。既往史:高血压、脂肪肝,2017 年 1

月肾动脉狭窄支架术后。2022 年 1 月体检：血清肌酐 76 $\mu$mol/L，血尿酸 337 $\mu$mol/L，三酰甘油 2.07 mmol/L，血红蛋白 146 g/L，B 超示双肾及输尿管未见异常。

[诊断] 心悸（心气虚证）。

[治法] 补益心气，宁心安神。

[处方] 丹参饮合归脾汤加减：丹参 15 g，檀香 3 g，栝楼皮 12 g，薤白 12 g，茯神 30 g，合欢皮 30 g，远志 10 g，石菖蒲 10 g，五味子 6 g，甘松 6 g，槲寄生 10 g，苍术 6 g，杜仲 15 g，狗脊 10 g，伸筋草 15 g，豨莶草 10 g，刺五加 15 g，女贞子 20 g，灵芝 15 g，炙甘草 10 g。

【心得体会】心气不足，鼓动无力，故见心悸气短，脉细无力或结代，神疲体倦，气血不得上荣，故面色苍白；心气虚，中气不足，胸中气机不畅，故胸闷不适。

方用丹参饮合归脾汤加减。丹参活血祛瘀；檀香行气止痛，散寒调中；瓜蒌与薤白配伍可行气解郁，通阳散结，祛痰宽胸；甘松振奋心阳；五味子益气生津，补肾宁心；桑寄生伍甘松可稳心律，补益心气；杜仲、狗脊、伸筋草、豨莶草合用可祛风湿，益肝肾，强筋骨；茯神、远志、合欢皮安神助眠；刺五加、女贞子同用，可补中益精、坚筋骨、强志意；石菖蒲伍苍术意在化中焦痰湿，健脾和胃。

[医案 18] 周某，女，41 岁。2022 年 1 月 4 日就诊。心悸 2 年。时感胸闷，情绪变化时胸闷加重，Holter 检查无异常，腰酸，无胸痛，无咳嗽，时头晕头痛，夜寐安，食管区闷塞感，胃纳尚可，无反酸，无嗳气，无胃胀痛，二便调。舌质红，舌苔薄少，舌边有齿印，脉弦细。

[诊断] 心悸（心阴虚证）。

[治法] 益气养阴。

[处方] 三甲复脉汤合丹参饮加减：生牡蛎 20 g<sup>先煎</sup>，生龙骨 20 g<sup>先煎</sup>，炙鳖甲 10 g，麦冬 6 g，五味子 6 g，炒土鳖虫 9 g，丹参 30 g，檀香 3 g，降香 10 g，炒白芍 10 g，栝楼皮 12 g，薤白 20 g，红景天 10 g，枳实 12 g，桂枝 5 g，炙甘草 6 g。

【心得体会】心悸，指心律失常时发生的心跳、心慌的一种病症。心悸时搏动是失常的，没有节律可言，并往往伴有胸满、气短等证。若阴虚之心悸，而续发厥阴心包风阳发动，则证见心中憺上大动，头目眩晕，行路不稳，耳鸣如蝉，肢颤肢麻，心烦少寐，脉细而弦，或结代，舌则光红似锦，无苔可言。

方用三甲复脉汤合丹参饮加减。炙甘草、白芍、麦冬滋阴养液以复脉；生牡蛎、生龙骨、炙鳖甲育阴潜阳以息风；重用丹参活血祛瘀；然血之运行，有赖气之推动，若气有一息不运，则血有一息不行，况血瘀气亦滞，故伍入檀香、枳实以温中行气，气行血畅，瘀痛自除。

[**医案 19**]　王某,女,73 岁。2022 年 6 月 15 日就诊。纳差,神疲乏力 2 月。伴胃脘胀满,无胸闷,无心慌,头晕,夜寐安,大便每天 1 次,舌质舌边红,舌苔薄少,脉弱。2022 年 1 月 17 日外院消化内镜检查:反流性食管炎、慢性浅表萎缩胃炎。2022 年 6 月 7 日外院心电图检查:窦性心律、偶发房性早搏、T 波改变。

[**诊断**]　胃痞(脾气虚证)。

[**治法**]　健脾益气。

[**处方**]　香砂六君子汤加减:木香 10 g,砂仁 3 g,党参 15 g,茯苓 15 g,制半夏 10 g,炒白术 10 g,陈皮 10 g,炒麦芽 20 g,炒稻芽 20 g,六神曲 20 g,焦山楂 20 g,厚朴 10 g,佛手 10 g,当归 10 g,炒白芍 15 g,川芎 6 g,刺五加 15 g,女贞子 20 g,灵芝 15 g,炙甘草 6 g。

【心得体会】中医认为风邪、饮食、情志、脾胃虚寒、久病不愈,皆可作为诱因,导致中焦之气升降不畅,痞滞于胃,日久气血不畅,最终导致脘腹胀痛、纳差等。脾为后天之本,气血生化之源,脾失健运,痰浊中阻,上蒙清窍,清阳不升,故见眩晕,头重昏蒙。

方用香砂六君子汤加减。方中党参、刺五加、女贞子、灵芝、炒白术补气健脾;半夏辛温入肺胃,化痰散结,降逆和胃;厚朴苦辛性温,下气除满,助半夏散结降逆;茯苓甘淡健脾渗湿,以助半夏化痰;佛手、木香芳香行气,理气疏肝,助厚朴行气宽胸、宣通郁结之气;焦三仙健脾开胃、消食化积。

[**医案 20**]　李某,男,7 岁。2022 年 8 月 14 日就诊,家属代诉患者纳差,动辄出汗,偶尔夜间盗汗,大便 2 天 1 次,夜寐安,舌质淡、舌苔薄少、脉细。

[**诊断**]　厌食(脾胃气虚证)。

[**治法**]　健脾益气消食。

[**处方**]　保和丸加减:六神曲 10 g,焦山楂 10 g,炒谷芽 10 g,茯苓 6 g,制半夏 6 g,陈皮 6 g,连翘 6 g,炒莱菔子 10 g,炒白术 10 g,炙鸡内金 6 g,木香 6 g,香附 6 g,生麦芽 10 g,莪术 3 g,甘草 3 g。

【心得体会】小儿厌食一般是指 1～6 岁的儿童长期见食不思、胃口不开、食欲不振,甚则拒食的一种病症,是儿科常见病、多发病。其病程较长,一般为 2 月以上,各年龄段小儿均可发病,但以 1～6 岁的城镇儿童较多见。该病主要是由于饮食喂养不当,损伤肠胃功能而引起的。厌食患儿一般精神状态均较正常,若病程过长,就会出现面黄倦怠、形体消瘦等症状,但与疳证的脾气急躁、精神萎靡等一系列症有所区别。

中医认为小儿厌食多与饮食不节、喂养失当导致脾胃不和,脾胃受纳运化失司等因素有关,其病位在脾、胃。厌食症若长期发展,可导致患儿营养不良及各种维生素与微量元素缺乏,机体免疫力低下,严重影响小儿生长发育,且易患各种疾病。患儿体形中等，就诊过程中活泼好动，精神状态良好，蔡浙毅老师嘱避免食用辛辣、刺激、油腻的食物，减少零食摄入。

方用保和丸加减。山楂消油腻肉积；神曲消酒食陈腐之积；莱菔子消面食痰浊之积；陈皮、半夏、茯苓理气和胃，燥湿化痰；连翘散结清热；莪术开胃化食积。诸药合用，有消食导滞，理气和胃之功。临床治疗食积，需要使用吐法的机会极少。而使用下法或滥用下法，往往可损伤脾胃，多数情况下使用消导之法即可。

[医案 21] 李某，女，55 岁。2022 年 11 月 27 日就诊。胃脘胀闷多年。心情常感沉重，无心慌，无反酸，无嗳气，无烧心、无呕吐，胃纳可，入睡困难，大便每天 1～2 次成形。查体：神清，腹软无压痛，舌质舌边红，舌边有齿印，舌苔白腻，脉沉。心电图检查示正常，2020 年 11 月外院胃镜检查示慢性浅表-萎缩性胃炎。

[诊断] 胃痞（肝郁气滞证）。

[治法] 疏肝理气。

[处方] 柴胡疏肝散合逍遥散加减：柴胡 10 g，枳实 30 g，炒白芍 15 g，陈皮 10 g，香附 20 g，川芎 10 g，栀子 10 g，苍术 6 g，牡丹皮 10 g，当归 10 g，茯神 20 g，薄荷 3 g后下，月季花 3 g，栝楼皮 20 g，薤白 20 g，丹参 15 g，檀香 3 g，远志 12 g，合欢皮 30 g，郁金 10 g，甘草 5 g。

【心得体会】慢性浅表-萎缩性胃炎属于中医"胃脘痛""胃痞"的范围。临床上以胃脘部反复隐痛为主症，或兼见胃胀、呕吐、嗳气、嘈杂、吐酸等症状。其病因多与饮食不当、情志不调、素体阳虚、外感时邪有关。中医认为胃者乃仓廪之官，主受纳，宜和宜通，不宜滞。患者情志失调，肝气疏泄失常，气机阻滞，不通则痛，治宜疏肝理气之法。

方用柴胡疏肝散合逍遥散加减，香附理气疏肝而止痛，川芎活血行气以止痛，二药相合，助柴胡以解肝经之郁滞，并增行气活血止痛之效；枳实理气行滞；芍药、当归、甘草养血柔肝，缓急止痛；丹参活血祛瘀；檀香行气止痛，散寒调中；瓜蒌与薤白配伍可行气解郁，通阳散结，祛痰宽胸；郁金、月季花行气活血，解郁；茯神宁心安神。诸药相合，共奏疏肝行气、活血止痛之功。

[医案 22] 侯某，男，41 岁。2022 年 1 月 4 日就诊。胃脘闷胀 3 周。无反酸，无嗳气，偶有烧心感，无恶心，无呕吐，口臭，纳可，大便每天 1 次便溏。查体：腹平软，全腹无压痛及反跳痛，舌质红，舌苔黄，脉沉。2021 年 7 月胃镜示慢性浅表-萎缩性胃炎伴糜烂。

[诊断] 胃痞(肝胃气滞证)。

[治法] 疏肝理气和胃。

[处方] 半夏泻心汤合枳实导滞丸加减:制半夏10 g,党参10 g,黄芩10 g,黄连3 g,枳实20 g,厚朴12 g,茯苓10 g,炒白术10 g,泽泻10 g,煨木香10 g,香附12 g,莪术15 g,槟榔6 g,陈皮10 g,青皮10 g,佛手12 g,藿香15 g,佩兰15 g,薄荷3 g<sup>后下</sup>,忍冬藤10 g,甘草5 g。

【心得体会】胃脘部满闷不舒的症状中医称为"心下痞"。《伤寒论》云:"但满而不痛者,此为痞。""按之自濡,但气痞耳。""心下痞"的成因,可能缘于伤寒的误下,也可发生于饮食不节和脾胃不和。"心下"处于胸之下、腹之上的夹隙,为脾气之升、胃气之降的必由之路。"心下痞"是脾胃气机失调而形成的阴阳上下不和、升降不利的痞塞症。

方用半夏泻心汤合枳实导滞丸加减。半夏散结消痞、降逆止呕;枳实、木香、槟榔行气导滞,调中止痛,除脘腹之胀满;黄连、黄芩泄热消痞;白术、茯苓、泽泻健脾利水渗湿;莪术祛瘀行气,散结止痛。诸药合用,调理脾胃,升清降浊,中气枢转,痞症自消。

[医案23] 鲁某,女,53岁。2022年1月4日就诊。胃脘痞满1周。嗳气,反酸,无腹痛,无恶心,无呕吐,纳差,夜寐安,大便2天1次。舌质淡红、舌苔薄黄、脉缓。

[诊断] 胃痞,嗳气(肝气犯胃证)。

[治法] 疏肝理气,和胃降逆。

[处方] 旋覆代赭汤合柴胡疏肝散加减:旋覆花30 g,煅赭石10 g,党参10 g,制半夏10 g,干姜3 g,黄连3 g,黄芩10 g,煅瓦楞子30 g,炒海螵蛸10 g,煅白螺蛳壳30 g,柴胡6 g,枳实18 g,炒白芍30 g,川芎6 g,陈皮10 g,紫苏梗12 g,厚朴6 g,香附10 g,六神曲15 g,甘草5 g。

【心得体会】嗳气,是胃中气体上出咽喉所发出的声响,其声长而缓,俗称"打饱嗝""饱嗝",是各种消化道疾病常见的症状之一。胃食管反流、胃出口梗阻、食管裂孔疝、消化性溃疡、精神压力、不良饮食、生活习惯均可导致嗳气。

《景岳全书·杂证谟》曰:"噫气者,饱食之息,即嗳气也。"嗳气,指气从胃中上逆,冒出有声,其声沉长,不似呃逆声急短促。《伤寒论》云:"心下痞硬,噫气不除者,旋覆代赭汤主之。"

患者就诊期间,嗳气频作而响亮,嗳气后脘腹胀减,嗳气发作因情志变化而增减者,诊断为肝气犯胃证。方用旋覆代赭汤合柴胡疏肝散加减,旋覆花、代赭石、紫苏梗性主降,善于下气消痰,降逆止嗳;半夏祛痰散结,降逆和胃;黄连、黄芩苦寒,泄热开痞;香附、柴胡疏肝解郁;陈皮、枳实理气和胃;白芍缓急养阴;煅瓦楞子、煅白螺蛳壳、海螵蛸可制酸止痛;甘草调和诸药,共奏益气和胃,散结除痞之功。

[医案 24] 凌某,女,69 岁。2022 年 2 月 8 日就诊。右上腹隐痛多年。嗳气,无反酸,无恶心呕吐、无烧心,胃纳可,夜寐安,大便通畅。查体:神清,腹软,全腹无压痛,双下肢无水肿,舌质红,舌苔黄腻,脉弦滑。既往史:胆囊息肉、甲状腺结节。

[诊断] 腹痛(肝胆湿热证)。

[治法] 清肝利胆。

[处方] 柴胡疏肝散合桂枝茯苓丸加减:柴胡 10 g,枳实 20 g,炒白芍 15 g,陈皮 10 g,郁金 15 g,鸡内金 10 g,青皮 10 g,黄连 3 g,金钱草 30 g,香附 10 g,茵陈 15 g,虎杖 15 g,生栀子 20 g,熟大黄 6 g,莱菔子 15 g,莪术 10 g,白豆蔻 5 g<sup>后下</sup>,桂枝 3 g,桃仁 6 g,牡丹皮 10 g,赤芍 10 g,茯苓 15 g,甘草 5 g。

【心得体会】患者有胆囊息肉病史,结合右上腹隐痛、嗳气,辨证为腹痛,湿热蕴结肝胆。湿热相蒸,蕴于肝胆,肝胆疏泄失常,故腹痛腹胀,舌质红,舌苔黄腻,脉弦滑;胆气上溢则口苦;湿热郁阻,脾胃升降失司,故见嗳气。甲状腺结节属中医“瘿瘤”范畴。瘿瘤初为气机郁滞,津凝痰聚,痰气搏结颈前,日久引起血脉瘀阻,肝郁气滞,脾伤气结,气滞则津停,脾虚蕴生痰湿,痰气交阻,血行不畅,气、痰、瘀三者合而成瘤。现代药理学研究指出,桂枝茯苓丸对于甲状腺结节、乳腺结节、子宫肌瘤均可发挥活血、化瘀、消症的功效。

方用柴胡疏肝散合桂枝茯苓丸加减。全方治以疏肝理气、活血化痰、软坚散结、祛痰化瘀消瘿。患者一周后复诊时表示右上腹疼痛有非常明显的改善,继续上方加减治疗。

[医案 25] 王某,男,62 岁。2022 年 7 月 16 日复诊。中上腹疼痛 9 天。嗳气,无反酸,无烧心,无恶心呕吐,纳可,夜寐安,大便每天 1 次成形,尿频。查体:右上腹压痛,腹软,舌质红,舌苔薄少,脉沉紧。外院诊断为急性胆囊炎,抗生素治疗后疼痛缓解,要求继续中药治疗。既往史:高血压、心绞痛、慢性胆囊炎。

[诊断] 胁痛(肝胆湿热证)。

[治法] 疏肝和胃,通里攻下。

[处方] 大柴胡汤合茵陈蒿汤加减:柴胡 12 g,郁金 15 g,枳实 20 g,鸡内金 10 g,陈皮 10 g,青皮 10 g,山楂炭 15 g,六神曲 15 g,黄连 5 g,金钱草 10 g,佩兰 15 g,茵陈 15 g,炒白芍 15 g,虎杖 15 g,生栀子 20 g,熟大黄 10 g,莱菔子 15 g,莪术 15 g,海金沙 10 g<sup>包煎</sup>,

白豆蔻 5 g<sup>后下</sup>，甘草 5 g。

**【心得体会】**胆囊炎急性者以右胁下疼痛及压痛为主证，同时伴有发热、恶心呕吐及黄疸等症状；慢性者以右胁下不适或持续性钝痛为主要表现。胆囊炎、胆石症属中医"胆胀""胁痛"的范畴，因肝胆气郁、湿热蕴结并胃腑结滞而成。故采用通里攻下之法，釜底抽薪，肝胆之气郁结、湿热邪气蕴结皆能迎刃而解，肝胆疏泄、通降功能自能复常。

方用大柴胡汤合茵陈蒿汤加减。方中柴胡功善疏肝解郁；郁金活血止痛，行气解郁；大黄泄热逐瘀，通利大便；陈皮、枳实、青皮、莱菔子理气行滞，散结除胀；白芍、甘草养血柔肝，缓急止痛；茵陈清热利湿；山楂、鸡内金、海金沙、金钱草清热利湿，排石、溶石；虎杖清热解毒，散瘀止痛；莪术行气破血，消积止痛；栀子清热降火，通利三焦；白豆蔻化湿行气，温中止呕。诸药相合，共奏疏肝行气、活血止痛、利胆排石之功。

**[医案 26]** 吴某，男，35 岁。2022 年 2 月 10 日就诊。便溏多年。食用油腻生冷后便溏加重，无腹痛，胃纳可，夜寐欠安，目前大便每天 2 次便溏质稀，舌质淡，舌苔白腻，脉沉。

**[诊断]** 泄泻（脾虚湿蕴证）。

**[治法]** 健脾祛湿。

**[处方]** 芍药汤合桃花汤加减：枳壳 10 g，炒白芍 10 g，莱菔子 10 g，当归 10 g，槟榔 6 g，车前草 20 g，党参 10 g，炒薏苡仁 15 g，茯苓 15 g，桔梗 3 g，陈皮 6 g，苍术 10 g，莲子 20 g，芡实 15 g，补骨脂 18 g，赤石脂 20 g，秫米 10 g，炮姜炭 20 g，炒葛根 20 g，炙甘草 6 g。

**【心得体会】**脾主运化，若因长期饮食失调，劳倦内伤，久病缠绵，均可导致脾胃虚弱，不能受纳水谷和运化精微，水谷停滞，清浊不分，混杂而下，遂成泄泻。脾喜燥而恶湿，喜运而恶滞，寒湿困于中州，脾失健运之权。湿邪犯体，脾土先困，患者大便稀薄不成形，食生冷油腻后即欲大便，脘腹痞满，倦怠乏力，都是脾虚湿蕴证的证候。

方用芍药汤合桃花汤加减。枳壳理气宽中，行滞消胀；莱菔子消食除胀，降气化痰；白芍缓急止痛；车前草利尿通淋、渗湿止泻；苍术性味微苦，醒脾助运，开郁宽中，疏化水湿，是运脾之要药；茯苓燥湿健脾；薏苡仁健脾化湿；陈皮辛温燥湿；莲子益脾胃，而固涩之性，最宜滑泄之家；芡实补脾除湿止泻。同时方中用补骨脂、赤石脂、炮姜炭以涩肠止泻，因其固涩力强，对于久泄滑脱不禁者，虽无脓血，亦可应用；秫米补脾止泻、和胃安神；葛根升阳止泻；甘草调和诸药。诸药合用，共奏健脾益气、渗湿止泻之功。

**[医案 27]** 季某，女，65 岁。2022 年 6 月 15 日就诊。便溏次数多 2 年余。大便每

天2～3次,大便质稀,腹胀,肠鸣,无反酸、无烧心、无嗳气,纳可,夜寐安。查体:神清,手足皮肤不温,呼吸音清,舌质淡,舌苔薄白,脉沉细。2022年2月9日胃镜检查示慢性萎缩性胃炎伴糜烂,十二指肠球部霜斑样溃疡。

[诊断] 泄泻(脾肾阳虚证)。

[治法] 健脾温阳。

[处方] 附桂理中汤合痛泻要方加减:炮附子12 g<sup>先煎</sup>,炒防风6 g,肉桂6 g,炮姜炭12 g,苍术10 g,车前子10 g,枳壳15 g,炒白芍15 g,莱菔子15 g,槟榔6 g,炒当归10 g,莲子20 g,炒薏苡仁20 g,陈皮10 g,炒白术10 g,茯苓20 g,桔梗3 g,砂仁3 g,党参15 g,炙甘草6 g。

【心得体会】《脾胃论》指出:"大肠主津,小肠主液,大肠、小肠受胃之荣气,乃能行津液于上焦,灌溉皮肤,充实腠理。"中医看大肠、小肠的功能不是孤立的,而是与胃、脾、肺及肾的生理功能均有密切关系。脾胃虚寒不能运化水液,导致风、寒、湿邪内侵,气机运行失调,则见大便稀薄如水样,伴腹中肠鸣,有振水声,食少满闷;肾阳不足,命门火衰则食入于胃,无火煎熬,难以腐熟水谷,甚见完谷不化,下利清谷,四肢欠温等。又《医方考》有云:"泻责之脾,痛责之肝;肝则之实,脾则之虚,脾虚肝实,故令痛泻。"临床上,蔡浙毅老师在遇到肠鸣腹痛、大便泄泻、泻必腹痛、泻后痛缓的情况时,会酌情运用调和肝脾的治法。

方用附桂理中汤合痛泻要方加减。炮姜炭温中止泄;党参、苍术益气健脾;肉桂补火助阳,散寒止痛;附子温肾散寒;枳壳理气宽中,行滞消胀;莱菔子消食除胀,降气化痰;白芍缓急止痛;茯苓燥湿健脾;薏苡仁健脾化湿;莲子补益脾胃,其固涩之性,最宜滑泄之家;车前子渗湿止泻,利小便以实大便;炙甘草益气和中。诸药共奏补肾助阳,补脾柔肝,祛湿止泻之功。

[医案28] 龚某,男,88岁。2022年7月1日复诊。便秘2年。诉服药后大便无力有改善,大便每天2～3次,大便偏干,腹胀,无腹痛,纳可,夜寐尚安,夜尿偏多。舌质红,裂纹深,舌苔滑腻,脉细。

[诊断] 便秘(气虚津亏证)。

[治法] 益气润肠通便。

[处方] 麻子仁丸合增液汤加减:厚朴20 g,枳实20 g,火麻仁20 g,栝楼子6 g,郁李仁10 g,炒决明子20 g,杏仁6 g,桃仁6 g,肉苁蓉6 g,生紫菀10 g,蜜枇杷叶10 g,生地黄10 g,麦冬10 g,玄参10 g,生白芍20 g,党参10 g,炙甘草6 g。

【心得体会】阴血亏虚、津液匮乏导致肠燥便秘,中医称为无水舟停,"增水行舟"便是针对此病机而设。清代余听鸿《诊余集》曰:"人之大便不通,如河道之舟不行。"同时还借鉴了"提壶揭盖"的治法,肺为华盖,肺主气,为水道的上源,在肺气闭阻,肃降失职,影响其他脏器的气化失司的情况下,可出现喘促胸满、大小便不利、浮肿等症状。此时,单纯润肠通便,肺气不得宣降,效果可能不理想,应养阴润燥,方能收到事半功倍。

方用麻子仁丸合增液汤加减。用玄参、生地黄、麦冬增益津液;麻子仁质润多脂,润肠通便;芍药养阴和里;枳实、厚朴行气破结以加强降泄通便之力;杏仁、紫菀、枇杷叶使肺气得以正常宣发肃降。诸药合用,共奏润肠泄热,缓下通便之功,犹如水涨船高则船行通畅。

[医案 29]　金某,女,44 岁。2023 年 2 月 2 日就诊。入睡困难 2 年。伴易醒、早醒,梦多,神疲乏力,无头晕,纳可,大便通畅,月经正常。舌质淡,舌边有齿印,舌苔薄少,脉细。

[诊断]　不寐(心肾不交证)。

[治法]　交通心肾安神。

[处方]　交泰丸合归脾汤加减:黄连 6 g,肉桂 3 g,茯神 15 g,朱茯神 15 g,合欢皮 30 g,远志 10 g,生牡蛎 30 g<sup>先煎</sup>,煅白龙齿 10 g<sup>先煎</sup>,珍珠母 30 g<sup>先煎</sup>,煅紫石英 15 g<sup>先煎</sup>,刺五加 15 g,百合 10 g,灯心草 3 g,首乌藤 10 g,五味子 6 g,莲子心 3 g,炙甘草 6 g。

【心得体会】心为阳,属火,居上焦;肾为阴,属水,居下焦,心阳下降而交于肾阴,肾阴上升而济于心阳,从而使心肾两脏的阴阳、水火、升降关系处于平衡、相济、协调状态。升降失常,水火不济,必然会产生心肾不交的病变。脾为后天之本,是气血生化之源;心血要依靠脾气运输水谷精微而化生,而脾脏的功能又赖于心血的滋养,并在心脾统管下正常进行。若劳伤心脾,使脾气亏损、健运失权,则不能充分地吸收和输送水谷精微到心。脾虚血少、心失所养,因而导致心血不足,出现心悸、眩晕、失眠、多梦、健忘、面色萎黄等证。

方用交泰丸合归脾汤加减。黄连、莲子心清心泻火以制偏亢之心阳;肉桂温补下元以扶不足之肾阳;茯神、远志、五味子、百合、灯心草、首乌藤宁心安神;合欢皮解郁安神;龙骨、牡蛎、珍珠母、紫石英重镇安神。诸药合用水火既济,交泰之象遂成,夜寐不宁等症便可向愈。

[医案 30]　华某,女,79 岁。2022 年 2 月 17 日就诊。房颤术后入睡困难 3 个月。神疲乏力,心悸,无胸闷,干咳痰少,纳差,腰膝酸软,无头晕,无耳鸣,大便每天 2 次量

少,舌质红,有裂纹,舌苔薄黄,脉细弱。2022 年 2 月心电图检查示心房颤动,室性早搏。

[诊断] 不寐,心悸(心脾两虚证)。

[治法] 养心健脾安神。

[处方] 归脾汤加减:党参 15 g,炒白术 10 g,茯神 30 g,合欢皮 30 g,远志 10 g,当归 10 g,川芎 10 g,熟地黄 10 g,炒白芍 10 g,刺五加 15 g,女贞子 20 g,灵芝 15 g,升麻 10 g,炒稻芽 15 g,炒麦芽 15 g,山楂炭 10 g,杜仲 15 g,炒紫苏子 15 g,炙枇杷叶 10 g,炙百部 10 g,炙甘草 6 g。

【心得体会】患者手术后可能会因为麻醉效果未完全消退,神经、肌肉仍处于麻痹状态,从而出现手术后身体虚弱、难受的现象,体质虚弱,气血不调,食欲不振,营养吸收障碍等,都可以导致这种身体乏力不适。患者入睡困难,面黄肢倦、气短懒言、心悸怔忡、饮食减少、脉虚无力,皆是心脾两虚证的证候。

方用归脾汤加减。心脾同治,使脾旺则气血生化有源,方名归脾,意在于此;气血并补,但重在补气,意即气为血之帅,气旺血自生,血足则心有所养;加入紫苏子、炙百部、炙枇杷叶止咳化痰;炒谷芽、炒麦芽及山楂炭健脾开胃、消食化积。现代药物研究表明,山楂不仅可以降低胆固醇和甘油三酯,防止动脉粥样硬化;而且还可舒张冠状动脉,增加心肌收缩力,对心律失常有一定帮助。

[医案 31] 徐某,男,57 岁。2023 年 4 月 25 日就诊。夜寐不安 3 周。入睡困难,易醒,醒后难再入眠,梦多,每日总睡眠时间小于 5 小时,工作紧张时胸闷、耳鸣,无腰酸,胃纳可,口苦,肠鸣,矢气多,大便每天 1 次欠通畅,舌质红,舌苔黄腻,脉弦滑。

[诊断] 不寐病(痰火扰心证)。

[治法] 清热化痰,宁心安神。

[处方] 柴胡加龙骨牡蛎汤加减:柴胡 10 g,黄芩 10 g,制半夏 10 g,党参 10 g,生铁落 10 g<sup>先煎</sup>,茯神 15 g,合欢花 15 g,远志 10 g,煅牡蛎 15 g,煅白龙齿 15 g<sup>先煎</sup>,珍珠母 30 g<sup>先煎</sup>,石菖蒲 10 g,枳壳 10 g,炒栀子 10 g,厚朴 10 g,甘草 5 g。

【心得体会】中医认为,阴阳调和,方可入睡。《灵枢·口问》云:"卫气昼日行于阳,夜半则行于阴,阴者主夜,夜者卧……阳气尽阴气盛,则目瞑,阴气尽而阳气盛,则寤矣。"具体到临床,不寐病的辨证分型可分为肝火扰心、肝郁脾虚、痰热扰心、胃气失和、瘀血内阻、心胆气虚、心肾不交等。

《伤寒论》(107 条):"伤寒八九日,下之,胸满烦惊,谵语,一身尽重,不可转侧者,柴胡加龙骨牡蛎汤主之。"少阳气机不畅则胸满,胆腑郁火扰心则心烦不寐。本证外感内伤皆可见到,其中外感病以高热,神志不清为辨证要点;内伤杂病中,轻者以失眠心烦,重者以神志狂乱成为辨证要点。

患者自诉平素工作压力大，每于情志不畅时失眠加重，对于此类抑郁、焦虑或应激性的失眠，老师常会用柴胡加龙骨牡蛎汤来治疗，屡获良效。

方中以柴胡、黄芩和解表里，疏利少阳；茯神健脾祛湿兼安神；白龙齿、牡蛎、生铁落、珍珠母起安神、止惊、敛浮阳之效（原方中的铅丹有毒，老师以生铁落代替）；党参扶正以助驱邪之力；半夏燥湿化痰；厚朴、枳壳理气宽中，行滞消胀；合欢花解郁安神；石菖蒲豁痰醒神；远志祛痰安神。诸药合用，使少阳枢机得利，三焦通达，气化以行，里热得清，神明得安。患者服药一周后复诊时表示睡眠大有改善，耳鸣也有一定缓解。

现代药理学和临床研究发现，柴胡加龙骨牡蛎汤具有很好的镇静催眠的作用，老师临床也会用于治疗早泄、心悸、焦虑等神经系统功能紊乱的疾病，并且取得了较好疗效。

[医案 32]　邓某，女，37 岁。2022 年 11 月 2 日就诊。神疲乏力头晕 2 年。无腰酸，无耳鸣，无咳嗽，纳可，夜寐易醒，大便 2～3 天 1 次。查体：面色苍白，结膜色淡，舌质淡，舌边有齿印，舌苔薄黄，脉细弱。2022 年 11 月 2 日血常规示血红蛋白 97 g/L，红细胞压积 32.2%，平均红细胞体积 76.7%，平均血红蛋白量 23.1%，平均血红蛋白浓度 301%，红细胞体积分布宽度 47.6%，血小板压积 0.37%。

[诊断]　贫血，虚损病（气血亏虚证）。

[治法]　益气养血。

[处方]　四物汤加减：熟地黄 15 g，当归 10 g，川芎 10 g，炒白芍 15 g，巴戟天 10 g，淫羊藿 10 g，鸡血藤 10 g，阿胶 3 g<sup>烊化</sup>，煅牡蛎 30 g<sup>先煎</sup>，煅龙骨 30 g<sup>先煎</sup>，珍珠母 50 g<sup>先煎</sup>，煅紫石英 15 g<sup>先煎</sup>，炙甘草 6 g。

【心得体会】患者面色苍白少华，血液检查也印证了贫血的判断。贫血时，血液中的红细胞数量减少或血红蛋白含量减少，无法有效地携带和输送足够的氧气到身体各处，这导致身体组织和器官无法得到足够的氧气供应。与此同时，血红蛋白还参与体内能量代谢的过程，能量代谢过程受到影响，也会导致身体机能下降和出现疲乏感。

中医认为，贫血属于"虚劳"范畴，辨证多为气血不足，是指既有气虚表现，又有血虚表现。气虚常畏寒肢冷、自汗、头晕、耳鸣、疲倦无力、心悸气短、儿童发育迟缓；血虚可见面色萎黄无华、皮肤干燥、毛发枯萎、视物昏花、手足麻木、失眠多梦、健忘心悸、精神恍惚。气血不足的女性，可见长期失眠、月经不调、月经延时或闭经、面色苍白、神疲乏力、脱发。患者倦怠乏力、少气懒言也是气虚表现。

方用四物汤加减。方中熟地黄滋阴补血、填精益髓；当归补血活血调经；白芍养血柔肝；川芎活血行气、调畅气血；巴戟天、淫羊藿、鸡血藤、阿胶合用是老师临床治疗贫血的经验性用药；夜寐早醒加入金石类药物重镇安神。诸药合用，补血而不滞血，调血而不伤血，可使营血调和而神安。

[医案33]　李某，女，51岁。2022年1月4日就诊。腰酸痛伴尿频1月。无尿急、尿痛，无神疲乏力，无耳鸣，纳可，夜寐安，大便每天1次。查体：双肾区无叩击痛，双下肢无浮肿，舌质淡红，舌苔薄少，脉细。2018年11月CT示腰椎骨质增生，L4/L5椎间盘膨出。2022年1月4日尿常规检查示尿蛋白阴性，白细胞5～7个/HP，无红细胞，B超示右肾结石，结石直径4 mm。

[诊断]　腰痛，石淋（肝肾不足，湿热蕴结证）。

[治法]　滋补肝肾，清热利湿。

[处方]　六味地黄丸合三金排石汤加减：牡丹皮10 g，茯苓15 g，泽泻10 g，山茱萸20 g，熟地黄15 g，山药15 g，盐杜仲30 g，续断20 g，制狗脊20 g，桑寄生15 g，川牛膝10 g，连钱草15 g，海金砂20 g<sup>包煎</sup>，生鸡内金10 g，千年健20 g，骨碎补20 g，菟丝子10 g，小茴香3 g，炙甘草6 g。

【心得体会】腰为肾之府，肾主骨、生髓，肾精亏损，易致酸软无力。久病体虚、年老体衰等引起肾虚时，腰部筋脉不能有效濡养，常会伴随腰部疼痛症状，同时肾气不固则见小便频数。

肾结石是在肾脏或尿路中形成的固体结晶物质，当结石移动或阻塞尿路时，可以引起疼痛。腰痛通常是由结石移动刺激输尿管或肾盂引起的，疼痛的部位可以在腰部、腹股沟、下腹部或会阴等位置。中医认为，肾结石是长期饮食不当、体内湿热浊邪蕴结不散、湿热下注或情志不遂、肝气郁结等情况引起疏泄失职，日久积累形成。

治疗以清热利湿、消石化石为主。方用六味地黄丸合三金排石汤加减；以六味地黄丸补肝肾之亏虚，强筋骨；连钱草、海金沙、生鸡内金利尿排石通淋。

腰痛是肾结石的常见症状之一，但并非所有的肾结石患者都会出现腰痛。还有很多其他原因会引起腰痛，如腰肌劳损、腰椎间盘突出症、腰椎骨质增生、尿路感染、肾盂肾炎、肾积水等，临床需要综合全面判断。

[医案34]　李某，男，56岁。2022年9月14日就诊。左侧腰痛3个月。无外伤病史、无血尿，在外院就诊后服用止痛药及外用膏药敷贴未见改善，纳可，夜寐安，大便每天1次通畅。查体：神清，心律齐，两肺呼吸音清，舌暗红，舌苔薄黄，脉涩。2022年9月14日尿常规检查示尿蛋白阴性、白细胞阴性、红细胞阴性；B超示双侧肾脏大小形态

正常,肾包膜光滑,内部结构清晰,回声正常,集合系统无分离,双侧输尿管未见扩张。

[诊断] 腰痛(肝肾不足证)。

[治法] 滋补肝肾。

[处方] 独活寄生汤合蠲痹汤加减:独活10 g,桑寄生15 g,秦艽10 g,防己10 g,细辛3 g,炒当归10 g,赤芍15 g,地黄10 g,盐杜仲15 g,牛膝15 g,茯苓15 g,桂枝10 g,炒川芎15 g,生白术15 g,桑枝30 g,千年健20 g,骨碎补30 g,威灵仙10 g,透骨草10 g,伸筋草15 g,豨莶草10 g,鸡血藤15 g,制川乌6 g<sup>先煎</sup>,甘草5 g。

**【心得体会】** 风寒湿邪客于肢体关节,气血运行不畅,久则肢节屈伸不利,或麻木不仁。《素问•痹论》曰:"痹在于骨则重;在于脉则血凝而不流;在于筋则屈不伸;在于肉则不仁;在于皮则寒。"肾主骨,肝主筋,腰为肾之府,肝肾不足,则见腰膝痿软,应祛散风寒湿邪同时补益肝肾气血。

方用独活寄生汤合蠲痹汤加减。独活善治伏风,除久痹,且性善下行;细辛入少阴肾经,长于搜剔阴经之风寒湿邪;秦艽祛风湿,舒筋络而利关节;桂枝温经散寒,通利血脉;本证因痹证日久而见肝肾两虚,气血不足,遂佐入桑寄生、杜仲、牛膝以补益肝肾而强筋骨;当归、川芎、地黄、芍药养血活血;茯苓、白术健脾利湿;川乌祛风除湿,温经止痛;桑枝、千年健、骨碎补、威灵仙、透骨草、伸筋草、豨莶草、鸡血藤合用,可舒筋活血,利关节,补肾强骨。

在临床用到乌头时,老师也会再次强调乌头(包括川乌、草乌)反贝母(川贝母、浙贝母)、栝楼、半夏、白蔹、白及,一般情况下不宜同用。


[医案35] 潘某,女,74岁。2022年8月16日初诊。腰酸痛半年余,劳累后有尿频、尿急、尿道酸涩不适,腰酸痛,纳可,夜寐欠安,夜尿2次,大便通畅,舌质红,舌苔薄少,脉细。2022年4月23日B超示双侧肾盂轻度积水;CT示左侧肾盂内卵圆形水样密度影,左肾下段类圆形稍高密度影。2022年8月16日B超示右肾集合系统分离12 mm,左肾集合系统分离24 mm。

[诊断] 腰痛(脾肾两虚证)。

[治法] 健脾利水。

[处方] 三金排石汤合苓桂术甘汤加减:茯苓30 g,桂枝10 g,生白术30 g,连钱草30 g,生鸡内金12 g,王不留行20 g,海金沙30 g,石韦10 g,冬葵子10 g,乌药10 g,车前草15 g,威灵仙20 g,瞿麦10 g,萹蓄10 g,冬瓜皮10 g,桑白皮10 g,桃仁10 g,赤芍15 g,牡丹皮10 g,甘草5 g。

**【心得体会】** 肾盂积水是由泌尿系统的梗阻,导致肾盂肾盏扩张致尿液潴留而成。

临床主要表现为腹部肿块、腹部胀感、腰部疼痛伴腹部疼痛,一般症状较轻,但肾积水严重者疼痛剧烈,沿肋缘和输尿管走向放射,伴恶心、呕吐、腹胀、尿少。中医认为肾盂积水与湿邪阻滞、脾胃功能失调等有关。湿邪阻滞可导致水液停滞不畅,而脾胃功能失调则影响了水液的代谢和排泄。苓桂术甘汤可以通过温阳化饮、利水渗湿的作用,调理脾胃功能,促进湿邪的排出,从而改善肾盂积水的症状。

方用三金排石汤合苓桂术甘汤加减。方中桂枝既可温扶脾阳以助运水,又可温肾阳、逐寒邪以助膀胱气化而祛水湿痰饮之邪;桃仁味苦、甘,性平,与桂枝相伍,增强了化瘀止痛之效;茯苓利水渗湿;芍药养血敛阴,柔肝止痛;牡丹皮凉血活血以助祛瘀排石;连钱草、鸡内金化石溶石;海金沙、石韦、瞿麦、萹蓄均有利尿通淋之功。

蔡浙毅老师还指出,轻度、少量的肾积水可以采用保守治疗的方式。重度、大量的肾积水会对肾脏造成较大的压力,影响肾小球的滤过功能,导致肾功能逐渐受损。长期的肾积水可能导致肾衰竭,进而影响体内代谢产物的排泄和水电解质的平衡。在极端情况下还可能引起急性腹痛、休克甚至危及生命,应尽早手术治疗,以恢复肾功能。

[医案 36] 金某,女,68 岁。2022 年 2 月 13 日复诊。发现盆腔囊肿 3 月余寻求中医诊治。双侧肘关节酸痛,左侧下肢酸软,胃纳可,无腹胀腹痛,口干,夜寐可,大便每天 1 次质干,舌质淡红,舌苔少有裂纹,脉细。2021 年 10 月 B 超示盆腔囊肿 60 mm×61 mm×65 mm;2021 年 12 月 B 超示盆腔囊肿 60 mm×61 mm×61 mm。

[诊断] 症瘕(瘀阻胞宫证)。

[治法] 活血化瘀。

[处方] 桂枝茯苓丸加减:桂枝 6 g,茯苓 20 g,桃仁 12 g,赤芍 15 g,牡丹皮 10 g,夏枯草 30 g,浙贝母 12 g,三棱 10 g,莪术 15 g,王不留行 10 g,路路通 10 g,茶树根 10 g,独活 10 g,制川乌 6 g$^{先煎}$,桑枝 20 g,鸡血藤 15 g,羊乳根 10 g,炙鳖甲 10 g,水蛭 2 g,生白术 15 g,藤梨根 20 g,皂角刺 12 g,甘草 5 g。

【心得体会】中医认为气行则血行,气滞则血瘀痰凝,痰凝就会生成病理产物。盆腔内水湿淤积,可阻碍气机,会导致气滞血瘀,气血水互结为患,故治疗时应注意理气活血、化瘀。《金匮要略·妇人妊娠病脉证并治》曰:"妇人宿有症病,经断未及三月,而得漏下不止,胎动在脐者,为症痼害。妊娠六月动者,前三月经水利时,胎也。下血者,后断三月。所以下血不止者,其症不去故也,当下其症,桂枝茯苓丸主之。"

经过现代的临床研究及临床总结,桂枝茯苓丸的治疗范围有所扩大,如痛经、高脂血症、卵巢囊肿、子宫肌瘤、不孕症、宫外孕、慢性盆腔炎及盆腔炎性包块、闭经及多囊卵巢综合征、子宫内膜异位症、终止妊娠及流产术后阴道流血等。

[医案 37] 李某,男,18 岁。2022 年 7 月 7 日就诊。三天中连续两天每晚遗精 2 次。伴下肢酸软,头晕,神疲乏力,纳可,夜寐欠安,大便每天 1 次,舌质红、舌苔薄少,脉细数。

[诊断] 遗精(心火亢盛证)。

[治法] 清心安神,滋阴清热。

[处方] 黄连清心饮合金锁固精丸加减:知母10 g,黄柏10 g,五味子10 g,莲子心3 g,牡丹皮10 g,芡实10 g,金樱子10 g,炒蒺藜10 g,沙苑子10 g,淡竹叶10 g,牛膝10 g,生地黄10 g,百合10 g,黄连3 g,栀子炭10 g,淮小麦10 g,甘草5 g。

【心得体会】成年未婚男子,或婚后夫妻分居者,每月遗精 1～2 次,次日并无不适感或其他症状,属于生理现象,并非病态。遗精病多因情志失调,饮食失节,房劳过度等引起,主要病机有心肾不交,君相火旺,湿热下注,疏泄失度,劳伤心脾,气不摄精,肾虚不藏,精关不固等数种。精藏于肾,神持于心,始病时以心肾不交,君相火动,虚实掺杂者为多,治以清心安神,疏泄相火为先。患者劳神太过,心阳独亢,心阴暗耗,心火不能下交于肾,肾水不能上济于心,心肾不交,水亏火旺,扰动精室而遗。《证治要诀·遗精》曰:“有用心过度,心不摄肾,以致失精者。”《金匮翼·梦遗滑精》曰:“动于心者,神摇于上,则精遗于下也。”

方用黄连清心饮合金锁固精丸加减。方中黄连清心泻火;黄柏坚阴泻火;生地黄滋阴凉血;莲子补益心脾,收摄精气;百合清心安神;芡实益肾固精;金樱子、沙苑子滋补肾脏;五味子益气固精;淮小麦养心安神;蒺藜平肝解郁;栀子炭清热泻火;牛膝引火下行;甘草益气和中。

[医案 38] 贺某,男,23 岁。2020 年 3 月 2 日就诊。滑精半年。每月滑精 2 次,偶有遗精,无耳鸣,腰膝酸软,纳可,夜寐安,大便通畅,舌质红,舌苔薄少,脉浮滑。

[诊断] 滑精(肝肾阴虚证)。

[治法] 滋补肝肾。

[处方] 桂枝加龙骨牡蛎汤合金锁固精丸加减:煅牡蛎30 g<sup>先煎</sup>,煅龙骨15 g<sup>先煎</sup>,炒白芍15 g,桂枝3 g,金樱子10 g,覆盆子10 g,沙苑子15 g,莲须10 g,芡实15 g,莲子心3 g,煅紫石英15 g<sup>先煎</sup>,淡竹叶20 g,杜仲15 g,狗脊10 g,桑寄生15 g,续断10 g,甘草5 g。

【心得体会】滑精又称滑泄,是指夜间无梦而遗,甚至清醒时精液自动流出的病症。滑精初则肾阴亏虚,继则肾阴损伤过甚而损及肾阳,以致肾阴阳俱虚。《素问·六节藏象论》曰:“肾者,主蛰,封藏之本,精之处也。”肾虚则封藏失职,精关不固,故遗精滑泄;肾虚精亏则气弱,故见神疲乏力,四肢酸软;腰为肾之府,肾精亏虚故有腰痛。《金匮要略》曰:"夫失精家,少腹弦急,阴头寒,目眩发落,脉极虚芤迟,为清谷、亡血、失精,脉得诸芤动微紧,男子失精,女子梦交,桂枝加龙骨牡蛎汤主之。"

方用桂枝加龙骨牡蛎汤合金锁固精丸加减。方中桂枝汤调和营卫;龙骨甘涩而平,镇惊安神,固精,牡蛎咸平,微寒,敛阴潜阳,涩精,二药清降镇潜,兼可平肝潜阳,使相火不得妄动;沙苑子长于补肾固精止遗;莲须、芡实俱能固肾涩精;莲子心可交通心肾,养心安神涩精;淡竹叶清热泻火,除烦;金樱子和覆盆子合用,补肝肾,固精;杜仲、狗脊、桑寄生、续断合用益肾壮腰。诸药合用,共奏交通心肾,补肾固精之功。

[医案 39] 马某,男,48 岁,2022 年 1 月 27 日就诊。血精 2 月。既往有同类病史,射精不适,精液带有血丝,尿不尽,无尿频、尿急、尿痛,纳可,夜寐安,大便每天 1 次,舌质舌边红,舌苔薄黄,脉沉紧。2022 年 1 月 27 日 B 超检查示右侧附睾头囊肿。

[诊断] 血精(阴虚火旺,湿热下注证)。

[治法] 滋阴止血,清热利湿。

[处方] 十灰散合二至丸加减:大蓟炭 12 g,小蓟炭 24 g,白茅根 15 g,侧柏炭 15 g,栀子炭 10 g,茜草炭 10 g,地锦草 10 g,炒牡丹皮 10 g,羊蹄根 10 g,马鞭草 10 g,仙鹤草 20 g,女贞子 20 g,墨旱莲 15 g,菝葜 20 g,绵萆薢 10 g,连钱草 15 g,地榆炭 10 g,淡竹叶 20 g,龙葵 10 g,甘草 5 g。

【心得体会】血精最常见于精囊炎患者,此外如前列腺结石、精囊结石、前列腺癌、精囊癌或血液病、血管疾病等都可导致血精。结合患者 B 超检查结果及中医四诊,辨证为血精,阴虚湿热,热迫血妄行,治宜滋阴止血,清热利湿。

方用十灰散合二至丸加减。大蓟、小蓟甘凉,长于凉血止血,且能祛瘀;侧柏叶、白茅根、茜草、栀子炭皆能凉血止血;重用凉降涩止之品,恐致留瘀,故以牡丹皮凉血祛瘀,使止血而不留瘀;女贞子甘苦而凉,善能滋补肝肾之阴;旱莲草甘酸而寒,补养肝肾之阴,又凉血止血。诸药炒炭存性,亦可加强收敛止血之力,全方集凉血、止血、祛瘀诸法于一方,使血热清,则出血自止。

[医案 40] 洪某,男,31 岁。2023 年 2 月 19 日就诊。尿频、畏寒多年。神疲乏力,手心汗多,早泄,纳可,夜寐易醒早醒,大便每天 1 次便溏,舌淡红,舌苔薄白,脉沉细。

[诊断] 尿频,虚损病(脾肾阳虚证)。

[治法] 温补脾肾。

[处方] 右归丸合缩泉丸加减:菟丝子 15 g,炒当归 10 g,炮附子 6 g<sup>先煎</sup>,干姜 5 g,肉

桂3g,菝葜10g,萆薢10g,益智仁10g,乌药10g,连钱草15g,忍冬藤10g,覆盆子10g,刺五加15g,女贞子30g,灵芝15g,杜仲20g,淮小麦20g,月季花3g,党参30g,鹿角片10g<sup>先煎</sup>,炙甘草6g。

【心得体会】肾阳能推动人体各个脏腑的生理活动,是一身阳气的根本,也称"元阳"。肾阳不足的主要表现是畏寒、腰酸、四肢冷、性欲降低,还有尿频,小便清长,夜尿增多,小便淋漓不尽,甚至伴有肢体浮肿,还可能引起心悸、气喘、气促。女性可出现宫寒不孕、月经不调、子宫发育不良、卵巢早衰等情况。《景岳全书》云:"治元阳不足,或先天禀衰,或劳伤过度,以致命门火衰不能生土,而为脾胃虚寒,饮食少进,或呕恶膨胀,或反胃噎膈,或怯寒畏冷,或脐腹多痛,或大便不实泻痢频作,或小水自遗,虚淋寒疝,或寒侵蹊谷而肢节痹痛,或寒在下焦而水邪浮肿。总之,真阳不足者,必神疲气怯,或心跳不宁,或四体不收,或眼见邪祟,或阳衰无子等证,俱速宜益火之主,以培右肾之元阳,而神气自强矣。"

方用右归丸合缩泉丸加减。方中菟丝子补益肝肾,固精缩尿;附子、肉桂、鹿角片温补肾阳,填精补髓;杜仲补益肝肾,强筋壮骨;当归养血活血,助鹿角以补养精血;干姜温中散寒,回阳通脉;益智仁温补肾阳,收敛精气;乌药温肾散寒;覆盆子益肾固精缩尿;淮小麦、月季花配伍可养心安神,疏肝解郁;党参、刺五加、女贞子、灵芝合用可补中益气,升阳举陷;菝葜、萆薢、连钱草、忍冬藤合用利湿去浊,通利小便,平衡阴阳,补中有泄。诸药合用,肾虚得补,寒气得散,共奏补肾温阳、缩尿之功。

[医案41] 奈某,男,25岁。2022年9月8日就诊。早泄3年。每次性生活时间<3分钟,有晨勃,勃起硬度可,无腰酸,无耳鸣,纳可,夜寐安,二便调,舌质红,舌苔黄,脉沉。

[诊断]早泄(肝经湿热证)。

[治法]清热利湿。

[处方]龙胆泻肝汤合大补阴丸加减:龙胆草3g,黄芩10g,生栀子10g,泽泻10g,车前子10g,当归10g,地黄15g,柴胡10g,知母10g,黄柏10g,龟板10g,炙鳖甲10g,淡竹叶10g,牡丹皮10g,地骨皮10g,牛膝10g,黄连3g,莲子心3g,莲子10g,甘草5g。

【心得体会】早泄以射精过快为主,但引起早泄的病因病机可能各不相同,证候有虚有实,虚者多见肾气不固、肾阴亏虚、心脾气虚、心肾阴虚、中气下陷;实者多见湿热、气滞、相火、瘀血。蔡浙毅老师的临床经验是勿见泄治泄,一味用固涩的药方。《景岳全书·新方八阵》曰:"固方之剂,固其泄也,然虚者可固,实者不可固,不当固而固,则闭门延寇，遗患无穷。"结合本案患者，证候有虚有实，要对心、肝、肾三脏进行综合调治。

方用龙胆泻肝汤合大补阴丸加减。方中龙胆草大苦大寒，既能清利肝胆实火，又能清利肝经湿热；黄芩、栀子苦寒泻火，燥湿清热；泽泻、车前子渗湿泄热，导热下行；实火所伤，损伤阴血，当归、生地黄养血滋阴，邪去而不伤阴血；柴胡舒畅肝经之气，引诸药归肝经；黄连清热燥湿泻火；莲子心清心安神涩精；莲子益肾涩精；牡丹皮、地骨皮相辅相成，清热凉血作用增强；鳖甲和龟板合用可滋阴潜阳，补肾固精；甘草调和诸药。

[**医案 42**]　崔某，男，37 岁。2022 年 2 月 20 日就诊。结婚 2 年未育。腰酸、勃起硬度差，勃起持续时间短，无耳鸣，尿不尽，手足心汗多，纳可，夜寐安，大便通畅，舌质红、舌苔薄少、脉沉缓。2021 年 12 月精液检查：快速前向运动精子率 24%，精子活率指数 29%。

[**诊断**]　不育（肾精不足证）。

[**治法**]　补肾填精。

[**处方**]　五子衍宗丸合麒麟丸加减：覆盆子 10 g，五味子 10 g，车前子 10 g，菟丝子 15 g，蛇床子 10 g，煅紫石英 15 g<sup>先下</sup>，杜仲 15 g，续断 10 g，墨旱莲 10 g，淫羊藿 10 g，锁阳 10 g，党参 20 g，郁金 10 g，枸杞子 10 g，丹参 10 g，黄芪 15 g，炒白芍 10 g，青皮 6 g，桑椹 10 g，山药 10 g，泽兰 10 g，炙甘草 6 g。

【心得体会】《金匮要略》曰："男子脉浮而涩，为无子，精气清冷。"这是目前古籍中对男子不育的最早记载。肾精、肾气亏虚都会导致精子密度、精子活动度、精子存活率降低，畸形精子率升高。肾精亏虚，腰府失养，故见腰膝酸软、小便淋漓不尽、男子精液清稀、性功能减退等。

方用五子衍宗丸合麒麟丸加减。重用枸杞子、菟丝子补肾益精，益阴扶阳；辅以覆盆子、五味子固肾涩精；党参、山药、黄芪补脾益气；丹参活血养血；郁金、青皮行气活血，精能化血，血亦能生精，精血互生，精血同源；车前子、泽兰利尿泄热。诸药合用，具有补中有泻，涩中有利，补阴扶阳的配伍特点。

由于精子的生成和成熟需要一定的时间，治疗过程中需要患者配合调整生活方式，保持良好的心态和营养均衡的饮食。整体治疗周期较长，应坚持治疗一段时间才会取效。

[**医案 43**]　高某，男，52 岁。2022 年 6 月 9 日就诊。尿不尽，尿无力 5 年。诉服药后尿不尽，尿无力，会阴、腹股沟不适均有缓解，无尿频、尿急、尿痛，纳可，夜寐安，大便

通畅,舌质淡红,舌苔薄少,舌边有齿印,脉弦细。2022 年 6 月 9 日 B 超示前列腺 40 mm×30 mm×30 mm。

[诊断] 气淋(寒凝气滞证)。

[治法] 温经散寒,行气破滞。

[处方] 天台乌药散加减:乌药20 g,木香10 g,青皮12 g,高良姜6 g,川楝子10 g,猫爪草20 g,菝葜20 g,萆薢20 g,橘核10 g,荔枝核10 g,忍冬藤10 g,连钱草20 g,郁金15 g,黄柏10 g,制乳香6 g,制没药6 g,橘叶12 g,柴胡12 g,枳实18 g,炒白芍15 g,枸橘梨12 g,娑罗子10 g,河白草20 g,甘草5 g。

【心得体会】本案患者以会阴部、腹股沟不适感,以及尿无力、尿不尽为主要症状。《医学见能·前阴》指出:"男子前阴总属肝,肝经萦绕在其端。"足厥阴肝经,络于阴器,上抵少腹,情志不舒,肝失疏泄,肝气郁滞,或寒邪侵犯厥阴肝经,气行不畅则推动无力,温煦失司,以致气滞血瘀。

方用天台乌药散加减。方中乌药辛温,入厥阴肝经,行气疏肝,散寒止痛;青皮疏肝理气;高良姜散寒止痛;木香行气止痛;荔枝核行气散结,祛寒止痛;橘核理气散结止痛;菝葜和萆薢配伍利湿祛浊,解毒散瘀;乳香和没药合用,可行气舒筋,活血化瘀;白芍柔肝止痛;郁金活血止痛,行气解郁。诸药合用,使气滞得消,寒凝得散。连续复诊 3 次后,患者表示上述症状有明显改善。


[医案 44] 娄某,男,66 岁。2023 年 3 月 7 日复诊。尿等待、尿不尽 2 年。尿等待,尿不尽,尿分叉,尿流细,尿急,无尿频,无会阴及膀胱区胀,纳可,夜寐安,大便每天 1 次,舌质红,舌苔薄黄,脉沉。2023 年 1 月 23 日 B 超示前列腺 50 mm×33 mm×35 mm,残余尿 70 ml。

[诊断] 癃闭(痰瘀互结证)。

[治法] 软坚散结。

[处方] 桂枝茯苓丸加减:桂枝5 g,茯苓15 g,桃仁10 g,赤芍15 g,牡丹皮10 g,夏枯草30 g,浙贝母10 g,泽兰10 g,制半夏10 g,王不留行15 g,猫爪草10 g,生牡蛎15 g<sup>先煎</sup>,生龙骨10 g<sup>先煎</sup>,皂角刺6 g,三棱10 g,莪术10 g,茶树根10 g,藤梨根20 g,冬瓜子30 g,河白草10 g,石打穿10 g,石见穿15 g,甘草5 g。

【心得体会】前列腺增生是增大的前列腺组织压迫尿道或导致膀胱尿道口梗阻,出现尿频、排尿困难,甚则尿液无法排出的病症,是老年男性常见疾病,中医称之为"癃闭"。

方用桂枝茯苓丸加减。方中夏枯草清热散结;浙贝母、生牡蛎、猫爪草软坚化痰散结;桃仁、赤芍、牡丹皮活血化瘀;桂枝温阳;泽兰、冬瓜子、王不留行利水启闭;三棱、莪术配伍破血行气,活血化瘀;河白草清热解毒,利水消肿;茶树根、藤梨根清热解毒,利尿;皂角刺消肿托毒;石见穿、石打穿合用清热利水,散结。

癃闭的治疗应根据"六腑以通为用"的原则进行辨证论治,不可滥用通利小便之品。临床应区别于中青年的淋证,治宜活血消癥,散瘀结,利气机而通利水道。

[**医案 45**]　田某,女,48 岁。2022 年 1 月 4 日就诊。尿失禁 1 年。尿频,无尿急,无尿痛,下腹坠胀感,容易尿路感染,伴胸闷,心慌,夜寐不安,纳可,大便通畅,已绝经,无潮热出汗。查体:神清,心律齐,呼吸音清,舌质淡红,舌苔薄,脉细。即日心电图检查正常。

[**诊断**]　遗尿(肾气不固证)。

[**治法**]　补肾固涩。

[**处方**]　桑螵蛸散合缩泉丸加减:桑螵蛸 5 g,远志 10 g,石菖蒲 10 g,煅龙骨 10 g,茯神 10 g,党参 15 g,炒当归 10 g,炙益智仁 10 g,乌药 10 g,山药 10 g,五味子 6 g,甘松 6 g,桑寄生 15 g,栝楼皮 10 g,薤白 10 g,红景天 10 g,炙甘草 6 g。

【**心得体会**】尿失禁中医又称漏尿、遗尿,是指小便不能控制为特征的疾病,是老年人、成年女性、病后体虚之人的常见疾病,女性发病率高于男性。肾司二便,与膀胱相表里,肾气不摄则膀胱失约,以致小便频数甚或遗尿;肾藏精,主封藏,肾虚精关不固,而致遗尿;心藏神,肾之精气不足,不能上通于心,心气不足,神失所养,故心神恍惚、心慌。

方用桑螵蛸散合缩泉丸加减。方中桑螵蛸甘咸平,补肾固精止遗;龙骨收敛固涩,且重镇安神;党参大补元气;茯神益心气、宁心神;当归补心血,与党参合用,能补益气血;菖蒲、远志安神定志,交通心肾;山药补肾固精;益智仁温补肾阳,收敛精气;乌药温肾散寒;五味子补肾宁心,收敛固涩;瓜蒌、薤白宣痹通络,祛痰散结;红景天益气活血。诸药合用,肾虚得补,寒气得散,共奏补肾缩尿、宁心安神之功。

与此同时,蔡浙毅老师嘱咐患者每日早、中、晚各进行 3 次提肛训练,每次提肛 40～60 次,有利于恢复盆底肌的张力及收缩功能。

[**医案 46**]　钱某,女,44 岁。2022 年 8 月 2 日就诊。尿道灼热 1 年。2022 年 8 月 9 日复诊,诉服上方后尿道灼热有缓解,无尿频、尿急、尿痛,腰酸,纳可,夜寐安,大便每天 1 次,手足心热,舌质淡,舌苔薄少,舌边有齿印,脉细。外院诊断为尿路感染用抗生素治疗 2 周效果不佳,寻求中医诊治。2022 年 8 月 2 日尿常规示尿蛋白阴性,镜检无白

细胞。

[**诊断**] 淋证之气淋（肝郁气滞证）。

[**治法**] 疏肝理气。

[**处方**] 逍遥散加减：牡丹皮18 g，生栀子10 g，柴胡10 g，当归10 g，白芍15 g，炒白术15 g，茯苓15 g，薄荷6 g<sup>后下</sup>，淡竹叶30 g，莲子心6 g，灯心草3 g，白茅根20 g，凤尾草10 g，萹草10 g，生地黄10 g，地骨皮15 g，牛角鰓10 g，水红花子10 g，甘草5 g。

【**心得体会**】女性尿道综合征是指有尿频、尿急、尿痛等症状，但膀胱和尿道检查无明显器质性病变的一组非特异性症候群。患者有尿路刺激症状，但检查无真性细菌尿。临床多由于神经焦虑引起，属于中医"淋证"之"气淋"，肝郁气滞的范畴。

方用逍遥散加减。方中柴胡疏肝解郁；当归、生地黄、白芍养血活血；栀子清热凉血，泻火除烦；淡竹叶清热泻火，除烦止渴，利尿通淋；牡丹皮、地骨皮、凤尾草清热凉血；白术、茯苓健脾祛湿，益气和中；薄荷辛凉清轻，助柴胡疏肝散热；牛角鰓凉血清心；莲子心、灯心草清心降火；白茅根、水红花子、萹草清热利尿；甘草调和诸药。诸药合用疏补共施，气血兼顾，共奏疏肝解郁、清热之功。

[**医案 47**]　张某，女，59岁。2022年1月18日就诊。反复尿频、尿急2年，每年发作多次。容易出现尿频、尿急，无尿痛，尿道有灼热感，无腰酸，无下腹坠胀感，胃纳可，夜寐欠安，大便每天1次，舌质红偏干，有裂纹，舌苔薄黄，脉弦细。2022年1月9日尿常规示尿蛋白＋，镜下红细胞21～25/HP，镜下白细胞满视野。

[**诊断**] 劳淋（肾虚湿热证）。

[**治法**] 补肾利湿（固卫通淋）。

[**处方**] 玉屏风散合八正散加减：菝葜15 g，草薢20 g，连钱草15 g，猫爪草10 g，猫人参10 g，忍冬藤20 g，萹蓄10 g，瞿麦10 g，生栀子6 g，黄柏10 g，白茅根20 g，凤尾草10 g，萹草10 g，水红花子10 g，苍术6 g，黄芪15 g，防风6 g，甘草5 g。

【**心得体会**】患者有尿频、尿急、尿痛及排尿不适等尿路刺激症状，尿常规检查提示有镜下红细胞及白细胞满视野，故可以排除膀胱括约肌功能不协调、神经焦虑等引起的尿道综合征。结合患者的病史，应诊断为慢性泌尿系感染急性发作。

对于尿频、尿急、尿痛等症状，根据中医理论，可以与淋证相关联。对于慢性复发性尿路感染而言，其特点是病情反复、迁延不愈。在中医的辨证思维中，这种情况可以归属于"劳淋"范畴。劳淋是指因劳倦、饮食不节、情志不遂等因素导致的尿路症状出现，包括尿频、尿急、尿痛等。该患者淋证日久不愈，遇劳即发，在使用抗生素治疗后效果不明显，是本虚标实，本虚为脾肾亏虚，标实为湿热下注膀胱。

方用玉屏风散合八正散加减。蔡浙毅老师加入针对下焦清热利湿、利尿通淋的多年临床经验性用药,体现了祛除病邪的同时扶助正气,以及标本同治的中医治疗原则和特色。加用玉屏风散的目的是提升肾和膀胱的抗邪能力,起到固卫通淋的作用。

[医案 48] 邵某,女,23岁。2022年2月8日复诊。月经量少、淋漓不尽2年。服药后本月月经量增加,6天月经干净,无头晕,手足冷,纳差,夜寐安,大便每天1次,舌质舌尖红,舌苔薄白,脉细。本院妇科检查正常。

[诊断] 月经过少,漏下(脾肾两虚证)。

[治法] 健脾补肾止血。

[处方] 八珍汤合二至丸加减:熟地黄10 g,生地黄10 g,女贞子10 g,墨旱莲10 g,当归10 g,炒白芍10 g,川芎6 g,党参15 g,茯苓10 g,炒白术10 g,山茱萸10 g,山药10 g,枸杞子10 g,杜仲15 g,牡丹皮6 g,阿胶3 g<sup>烊化</sup>,仙鹤草10 g,炙甘草6 g。

**【心得体会】** 月经量少的原因多为营阴不足、血海空虚,或冲任受阻,血行不畅所致,主要有血虚、血瘀两种证候类型。血虚亦可因肾虚精亏,精不生血所致;血瘀亦可因寒闭胞络所引起。月经淋漓不尽属于崩漏中的"漏",造成"漏"有多种原因,如子宫息肉、囊肿、内膜增厚等造成瘀滞冲任,血不归经;又如阴虚血热,热迫血妄行,热扰冲任,血海不宁导致月经淋漓不尽。此外,脾虚也是常见的原因,脾不统血,气血虚亏,固摄无力,则血溢脉外而致出血,肾为先天之本,肾气健固,封藏有司,则月事能按期而来,适度而止。

八珍汤气血双补;地黄补肾固精;党参、白术、茯苓益气健脾;当归补血活血;白芍养血敛阴,与地黄、当归相伍则滋阴补血之力更著;川芎活血行气,与当归相伍则行血之力益彰,又使诸药补血而不滞血;女贞子、旱莲草善能滋补肝肾之阴,又凉血止血;山茱萸、山药、枸杞子肝肾同补;阿胶长于补血止血;牡丹皮清热凉血,活血化瘀;仙鹤草凉血止血。诸药合用,健脾止血的同时滋补肝肾不足,且补而不滞。

[医案 49]

*初诊*

唐某,女,73岁。2022年4月16日因感染新冠病毒入住上海市某定点隔离医院治疗,住院期间持续低热,咳嗽,2022年4月28日因核酸阴性出院。出院后仍每天发热,咳嗽,神疲乏力。于2022年6月22日来我院新冠康复门诊就诊。2022年6月22日,诉自 2022 年 4 月 16 日住院起持续低热 37.3～37.8℃至今,每日上午 9 时起开始发热,至夜间热退,不恶寒,咳嗽痰黄,无咽干咽痒,夜寐欠安,纳差,神疲乏力,大便每天 1 次,两肺未及湿啰音,无哮鸣音,舌质红,有裂纹,舌苔薄黄,脉细数。

本院胸部 CT 检查提示右肺上叶轻度肺气肿,左肺上叶少量慢性炎症及纤维灶,两肺下叶少量间质性改变;纵隔内多发小淋巴结;右侧胸膜结节样增厚;主动脉及冠状动脉钙化斑块。血常规示白细胞计数 $9.0 \times 10^9$/L,中性粒细胞百分比 46.5%,淋巴细胞百分比 40.4%,单核细胞百分比 8.9%,嗜酸性粒细胞百分比 3.5%,嗜碱性粒细胞百分比 0.7%,淋巴细胞计数 $3.62 \times 10^9$/L,单核细胞计数 $0.8 \times 10^9$/L,嗜酸性粒细胞计数 $0.31 \times 10^9$/L,嗜碱性粒细胞计数 $0.06 \times 10^9$/L,红细胞计数 $4.01 \times 10^{12}$/L,血红蛋白 124 g/L,红细胞压积 38.7%,红细胞平均体积 96.5fl,血小板压积 0.29%,全血 C 反应蛋白<0.5 mg/L,血清淀粉样蛋白<2.5 mg/L。

[诊断]　左上肺炎,咳嗽(肺经郁热,气阴两伤证)。

[治法]　滋阴清热,化痰止咳。

[处方]　清营汤合苏子降气汤加减:金银花 10 g,青连翘 10 g,牡丹皮 10 g,麦冬 10 g,玄参 10 g,淡竹叶 10 g,黄连 5 g,生石膏 10 g,知母 10 g,蒲公英 10 g,板蓝根 10 g,鸭跖草 20 g,天花粉 10 g,马鞭草 20 g,炒稻芽 15 g,炒麦芽 15 g,炒紫苏子 30 g,陈皮 6 g,制半夏 10 g,前胡 12 g,炙枇杷叶 15 g,黄芩 10 g,金荞麦 20 g,甘草 5 g。

【心得体会】　鉴于患者年高禀体素虚,感受疫疠风热之邪日久,正邪持续相争,邪气伏于里而难于外出,故低热难退。叶天士提出的温邪上受,首先犯肺,故肺经受邪,咳嗽日久伤阴,舌质红伴裂纹,肺金受刑,反侮脾土,故见纳差。全方以清热止咳,养阴健脾为治则。

二诊

2022 年 6 月 29 日,近 1 周体温 37.5℃,咳嗽痰白,无咽干咽痒,夜寐欠安,纳差,神疲乏力,大便每天 1 次,两肺未及干湿啰音,舌质红,有裂纹,舌苔白腻,脉细数。

[诊断]　左上肺炎,咳嗽(肺经郁热夹湿证)。

[治法]　清热止咳化湿。

[处方]　藿朴夏苓汤加减:藿香 15 g,佩兰 15 g,厚朴 10 g,制半夏 10 g,茯苓 15 g,苍术 10 g,石菖蒲 10 g,薏苡仁 10 g,淡竹叶 20 g,通草 3 g,滑石 30 g,黄芩 20 g,金荞麦 20 g,茵陈 10 g,砂仁 3 g,杏仁 10 g,生栀子 10 g,牡丹皮 10 g,赤芍 10 g,牛角䚡 30 g,炒紫苏子 15 g,葶苈子 20 g,甘草 5 g。

【心得体会】　患者初诊服药后病情未见明显改善,结合患者面色萎黄、倦怠乏力等症状,遂调整治疗方向以清热祛湿为主,湿热病邪重浊黏腻,湿中蕴热,邪遏卫气分故见持续低热不退。方用藿朴夏苓汤合加减,欲通过芳香辛散来达到宣透湿热的目的。

三诊

2022年7月6日,1周来低烧仍未退,咳嗽痰黄,夜寐欠安,纳差,神疲乏力,大便每天1次,两肺未及干湿啰音。舌质红,有裂纹,舌苔薄少偏干,脉实紧。

[诊断] 左上肺炎,咳嗽(肺经郁热,气阴两伤证)。

[治法] 清热解毒养阴。

[处方] 清瘟败毒饮合麻杏石甘汤加减:生石膏60 g,水牛角30 g<sup>先煎</sup>,黄连5 g,生栀子10 g,桔梗5 g,黄芩20 g,知母10 g,赤芍10 g,玄参15 g,牡丹皮10 g,淡竹叶10 g,天花粉10 g,金荞麦20 g,鱼腥草15 g,鸭跖草30 g,麻黄9 g,杏仁10 g,葶苈子30 g,芦根10 g,薏苡仁10 g,冬瓜子10 g,桃仁10 g,金银花15 g,连翘15 g,甘草5 g。

【心得体会】患者脉象相较之前更为紧实,脉诊应指可感受到脉搏强而有力,来势强劲有力,之后逐渐衰减,说明病情中的正邪斗争进入白热化。组方由白虎汤、犀角地黄汤、黄连解毒汤组成的清瘟败毒饮加减。方中重用生石膏清肺胃之热;加以连翘、淡竹叶清透气分表里之热毒;再加黄芩、黄连、生栀子通泄三焦,可清泄气分上下之火邪;水牛角、赤芍、牡丹皮共用,专于凉血解毒,以清血分之热;玄参、连翘同用,还能清利咽喉;淡竹叶、生栀子同用则清心利尿,导热下行。以上三方合用,共奏清热解毒,气血两清之功。麻杏石甘汤清热止咳以缓解咳嗽日久,同时嘱咐患者生石膏与大米同煎,以顾护胃气。

四诊

2022年7月20日,自诉近一周来体温<37.2℃,咳嗽明显减轻,夜寐欠安,纳可,神疲乏力减轻,大便每天1次通畅,舌质红,有裂纹,舌苔薄黄,脉缓。予以清热化湿收功。

【心得体会】患者症状已大有好转,湿与热的偏盛再次改变,治宜清热化湿以巩固。后续2022年7月27日再次电话随访患者,近1周体温<37.1℃,仅夜间偶尔咳嗽,纳可,神疲乏力缓解。

【临证心得】

疫疠之邪首先犯肺,肺经受邪日久,正邪持续相争,正气尚存,但难以祛邪外出,故邪气伏于里,低热持续不退,咳嗽日久伤阴。事后从整个诊治过程来看,首诊用药方向是对的,但鉴于患者年老体弱,病程长,发热温度不高,故生石膏的剂量太小,不敢用药太猛,畏手畏脚。而三诊查脉象现实脉而紧,念及患者正气来复,遂大剂量使用生石膏,故一击而中,热退咳止。

[医案50] 朱某,女,36岁。2023年1月3日就诊。诉2022年12月25日感染新冠病毒后,近1周持续气短,神疲乏力,步行及发声皆感到困难,咳嗽,痰少难咯出,口

干,刻下无发热,无鼻塞流涕,纳差,嗳气,夜寐安,大便通畅,舌淡红,苔薄白,脉沉细。胸部 X 线片提示两肺纹理增多。

［诊断］虚损病,余邪未尽(气阴两虚证)。

［治法］益气养阴,健脾和中。

［处方］生脉散合平胃散加减：太子参 15 g,麦冬 10 g,五味子 6 g,茯苓 10 g,苍术 10 g,制半夏 10 g,陈皮 6 g,炙枇杷叶 15 g,柴胡 10 g,黄芩 10 g,玄参 10 g,芦根 15 g,炒薏苡仁 15 g,升麻 6 g,炒紫苏子 15 g,炒稻芽 15 g,炒麦芽 15 g,浙贝母 12 g,射干 10 g,甘草 5 g。

【心得体会】疫毒外袭,正邪交争,正胜邪退,但余邪未尽,正气未复,脾肺受损,气阴两伤。

肺主气,肺气受损,故气短懒言、神疲乏力,干咳少痰,阴伤而津液不足以上承,则咽干口渴。脾为太阴湿土,居中州而主运化,其性喜燥恶湿,湿邪滞于中焦,则脾运不健,且气机受阻,故见脘腹胀满、食少无味;胃失和降,上逆而为呕吐恶心、嗳气吞酸;湿为阴邪,其性重着黏腻,故为肢体沉重、怠惰嗜卧,病位在肺、脾,又涉及他脏,病性为虚实夹杂。治宜益气养阴,运脾和胃。

［医案 51］ 蒋某,男,38 岁。2023 年 1 月 15 日就诊。心悸、头晕 2 周。诉感染新冠病毒后心悸、头晕,无心绞痛,无咳嗽,无胸闷,无神疲乏力,无盗汗,纳可,夜寐欠安,大便每天 1 次,舌边红,舌苔薄黄,脉弦细。心肌酶、心电图、胸部 CT 检查皆无异常。

［诊断］心悸(心神失养)。

［治法］补益心气,养心安神。

［处方］三甲复脉汤加减：生牡蛎 15 g<sup>先煎</sup>,生龙骨 15 g<sup>先煎</sup>,炙鳖甲 10 g,五味子 12 g,当归 10 g,炒白芍 15 g,川芎 10 g,甘松 6 g,麦冬 10 g,黄精 12 g,桑寄生 10 g,丹参 10 g,苦参 10 g,黄连 3 g,葛根 20 g,红景天 10 g,炙甘草 6 g。

【心得体会】中医针对外感病后心慌、心悸的治疗可谓经验丰富。《伤寒论》曰："伤寒脉结代、心动悸,炙甘草汤主之。""发汗过多,其人叉手自冒心,心下悸,欲得按者,桂枝甘草汤主之。"吴鞠通在《温病条辨·下焦篇》中曰："下焦温病,热深厥甚,脉细促,心中憺憺大动,甚则心中痛者,三甲复脉汤主之。"等等。

由于现代发达的社交网络及自媒体的宣传,许多患者担心感染新冠病毒后引发病毒性心肌炎,纷纷前往医院进行心电图、心肌酶等检查。临床遇到的心慌、胸闷患者确实不少,但在康复门诊极少见到病毒性心肌炎等器质性病变,更多的是功能性改变。对于新冠病毒感染后心悸,而无心脏器质性病变的患者,老师通常会补气血、调阴阳,并以重镇安神之品,使邪去正安,心神得宁。

患者诉 2 周前病毒感染后高热 3 天,服用解热镇痛药物后出汗较多,中医认为"汗为心液",汗液作为一种阴液,有承载阳气的作用,随着心液丢失,心阳也会耗散。心藏神,心神是依托心阳、心阴滋养,心阴心阳受损,则心神不安,心慌心悸。结合患者心中大动,头目眩晕,行路不稳,心烦少寐,脉细,舌质红,舌苔薄黄。四诊合参,治疗应当滋阴息风,益气补血。方用三甲复脉汤加减,方中炙鳖甲、生牡蛎、生龙骨味咸,能直走心、肝、肾三经而峻补其阴;炙甘草、白芍、麦冬、黄精滋阴养液以复脉;甘松能振奋心阳,调心律;五味子益气生津,补肾宁心;桑寄生配伍甘松可稳心律,补益心气;丹参、当归、川芎、红景天合用,活血通脉且不滞。

•

[**医案 52**]　王某,男,68 岁。2023 年 1 月 15 日就诊。咳嗽痰多半月。诉感染新冠病毒后咳嗽痰多,痰呈白色泡沫状,无咽痛,无胸闷,无心悸,纳差,入睡困难,大便每天 1 次。查体:两肺呼吸音粗,未及干、湿啰音,舌质红,有裂纹,舌苔薄白,脉数。2022 年 12 月 29 日心电图提示窦性心动过速;2023 年 1 月 8 日肺部 CT 提示与 2022 年 12 月 31 日肺部 CT 对比病灶吸收中。

[**诊断**]　咳嗽(寒饮射肺证)。

[**治法**]　解表散寒,温肺化饮。

[**处方**]　小青龙汤合止嗽散加减:炙麻黄 6 g,炒白芍 15 g,干姜 6 g,细辛 3 g,制半夏 10 g,五味子 12 g,炒紫苏子 15 g,葶苈子 30 g,陈皮 6 g,黄芩 10 g,蜜炙枇杷叶 15 g,款冬花 10 g,前胡 10 g,白前 10 g,桔梗 6 g,炒麦芽 20 g,炒稻芽 20 g,甘草 5 g。

【**心得体会**】咳嗽吐大量白色泡沫痰,落痰盂成水,或见面部、眼睑浮肿,乃水气盛也。水饮内停,津液不化,不能把水饮正常代谢为津液,则水寒邪气阻滞胸中气机。《伤寒论》云:"伤寒表不解,心下有水气,干呕、发热而咳或渴,或利或噫,或小便不利,或少腹满或喘者,小青龙汤主之。"临床选方时需要与射干麻黄汤、麻杏石甘汤进行区别,射干麻黄汤以喘鸣为突出症状,麻杏石甘汤以汗出而喘、咳嗽痰少、口渴为辨证要点。肺主气,司呼吸,主宣发肃降,肺气有宣有降,对立统一、动态平衡,肺之宣发、肃降是正反相成的两个过程,是两种性质不同之气的运动形式,又是有机的整体。久咳迁延不愈,多是由于内外邪气阻肺,肺失宣降,肺气上逆,肃降无权所致。

方中麻黄、桂枝发汗散寒以解表邪,且麻黄又能宣发肺气而平喘咳,桂枝化气行水以利里饮之化;干姜、细辛温肺化饮,兼助麻黄、桂枝解表祛邪。然而素有痰饮,脾肺本虚,若纯用辛温发散,恐耗伤肺气,故佐以五味子敛肺止咳;芍药和养营血;半夏燥湿化痰,和胃降逆;桔梗苦辛微温,能宣通肺气,泻火散寒;款冬花润肺下气,化痰止咳;紫苏子与白前配伍,长于降气化痰;陈皮调中快膈,导滞消痰;炙甘草既可益气和中,又能调和辛散酸收之品。

蔡浙毅老师总结道:外感病表现症状较多,即使是同一病邪,因气候差异、地域差异、个体禀赋差异,都可能造成病证不同,临证时要知常达变,灵活处方。

[医案 53] 杨某,男,49 岁。2023 年 1 月 15 日就诊。勃起硬度差 1 月。自诉感染新冠病毒恢复后勃起硬度差,性欲低下,晨勃减少,无腰酸,无耳鸣,神疲乏力,纳可,夜寐安,舌淡红,舌苔薄黄,脉沉紧。

[诊断] 虚损(肝郁气滞证)。

[治法] 疏肝解郁。

[处方] 达郁汤合二仙汤加减:香附 6 g,川芎 6 g,柴胡 6 g,橘叶 6 g,巴戟天 10 g,肉苁蓉 10 g,锁阳 20 g,蛇床子 20 g,韭菜子 10 g,淫羊藿 15 g,仙茅 6 g,杜仲 15 g,炙甘草 6 g。

【心得体会】正常的勃起功能是复杂机制的结果,包括神经、血管和激素信号转导,心理、神经、激素、血管和海绵体因素的单独或联合损害可诱发勃起功能障碍。据中医四诊辨证,该案例属于情志因素导致的勃起功能障碍。

中医认为肝主筋,前阴为宗筋会聚之所。肝郁气滞,宗筋络阻,故阳痿不举,治当疏肝解郁,通络振痿为主;肾为藏精之脏,人体生殖器官的发育成熟及生殖能力的具备,均有赖于肾中精气的推动和滋养。方中柴胡、香附疏肝解郁,橘叶疏肝行气;川芎行气活血,以疏通宗筋瘀滞;配合仙茅、淫羊藿、巴戟天、杜仲、肉苁蓉、锁阳、蛇床子、韭菜子温补肾阳,填补肾精。全方疏肝行气通络,配合温肾壮阳,老师在临床实践中遵从此法,多有效验。

[医案 54] 朱某,男,55 岁。2023 年 1 月 18 日就诊。胸闷 3 周。自诉感染新冠病毒恢复后胸闷,无胸痛,无心悸,咳嗽痰少,纳可,夜寐易醒,大便通畅,舌暗红,舌苔黄腻,脉涩。2023 年 1 月 18 日心电图示 ST 段轻度下移,T 波改变。

[诊断] 胸痹(瘀血痹阻)。

[治法] 活血化瘀。

[处方] 血府逐瘀汤合丹参饮加减:桃仁 10 g,红花 10 g,赤芍 15 g,川芎 6 g,当归 10 g,丹参 20 g,檀香 3 g、栝楼皮 12 g,薤白 12 g,川石斛 10 g,生牡蛎 15 g<sup>先煎</sup>,柴胡 6 g,石菖蒲 10 g,生蒲黄 6 g,香附 6 g,炙甘草 6 g。

【心得体会】胸中为气之所宗,血之所聚,肝经循行之分野。血瘀胸中,气机阻滞,清阳郁遏不升,则胸闷胀满;病久伤及心阳,阳气不振,血脉不行,致心血瘀阻;至于唇、目、舌、脉所见,皆为瘀血征象,治宜活血化瘀,兼以行气止痛。

方中桃仁、红花活血祛瘀以止痛;赤芍、川芎活血祛瘀;当归活血养血;柴胡疏肝解郁,升达清阳;丹参活血化瘀,可治血瘀胸腹痛;檀香尤擅治气滞胸腹作痛;瓜蒌配伍薤白,既祛痰结,又通阳气,相辅相成,为治疗胸痹的常用对药;香附理气宽中,活血止痛;《神农本草经》云:石斛,味甘平,主伤中、除痹、下气,补五脏虚劳羸瘦;石菖蒲豁痰开窍,醒神益智;生蒲黄凉血活血,止心腹诸痛;生牡蛎化痰软坚,止心脾气痛;甘草调和诸药,合而用之,使血活、瘀化、气行。

[医案 55] 金某,女,61 岁。2023 年 1 月 18 日就诊。纳差 2 周。诉感染新冠病毒恢复后胃纳差,胃脘胀满不适,干呕,嗳气,无泛酸,无烧心,无腹痛,夜寐欠安在服用安眠药中,大便两天 1 次,查体:腹软无压痛,舌质红,舌苔白腻,脉细。

[诊断] 胃痞,积滞(胃气上逆,肝胃不和证)。

[治法] 疏肝和胃,消食导滞,降逆止呕。

[处方] 小半夏汤合左金丸加减:制半夏10 g,生姜 3 片,黄连 3 g,吴茱萸 3 g,姜竹茹10 g,枳实15 g,紫苏梗15 g,六神曲 10 g,山楂炭15 g,茯苓15 g,陈皮10 g,连翘10 g,莱菔子15 g,炙鸡内金10 g,炒稻芽30 g,木香10 g,旋覆花12 g,代赭石15 g,甘草5 g。

【心得体会】嗳气、呕吐与脾、胃、肝的关系最为密切。脾胃居中焦,为调节气机的枢纽。若邪气停于中焦,阻滞气机,又肝火犯胃,胃失和降,故嘈杂吞酸,腐食之气随胃气上逆、干呕。《金匮要略·呕吐哕下利病脉证并治》曰:"诸呕吐,谷不得下者,小半夏汤主之。"

方中半夏、姜竹茹止呕降逆;生姜素有"呕家圣药"之称,常与半夏同用,又能制约半夏的毒性;紫苏梗和胃宽中;焦山楂、六神曲、莱菔子、炙鸡内金、炒稻芽健脾消食化积;连翘化食积之热;旋覆花降气止呕;代赭石重镇降逆;黄连一则清心火以泻肝火,肝火得清,自不横逆犯胃,二则清胃热,胃火降则其气自降;吴茱萸辛苦而温,入肝散肝郁,苦能降逆助黄连降逆止呕之功,温则佐制黄连之寒,使黄连无凉遏之弊;木香行气止痛,健脾消食;甘草补脾益气,缓急止痛,调和诸药。

(编著:翁文宇 蔡浙毅)

# 参考文献

白钰,陈永灿. 理中丸临床应用概况. 江苏中医药,2013,45(7):75-77.

班文文,黎波. 白虎汤的现代临床应用进展. 江西中医药,2020,11(51):77-80.

鲍国瑞. 葛根黄芩黄连汤临床新用. 湖南中医杂志,2014,30(6):96-97.

蔡秀江,李红,黄美艳. 真武汤临床应用研究进展. 实用中医药杂志,2021,37(9):1629-1632.

曹凯. 麻子仁丸病机及其临床应用探究. 中外医疗,2010,21(13):130-131.

曹越,封雪,路荣荣,等. 半夏泻心汤证治要点及其临床应用探析. 中国医药科学,2022,12(7):90-93.

常通玮,李子龙,李俊玲. 防己茯苓汤的临床运用. 河南中医药学刊,1998,13(3):6-7.

陈清阳,许展帅,陈学习. 大建中汤临床运用与现代研究概况. 亚太传统医药,2014,10(12):58-60.

陈素慧. 瓜蒌薤白汤的研究进展. 天津药学,2013,25(2):60-62.

陈以平,邓跃毅,张春崧. 肾病的辨证与辨病治疗[M]. 北京:人民卫生出版社,2003.

崔希鹏,董宏利. 酸枣仁汤研究进展. 中国医学创新,2022,19(36):179-182.

丁玲,崔向宁. 柴胡桂枝汤临床应用及研究概述. 辽宁中医药大学学报,2018,20(10):212-216.

杜杨,沈莉. 黄连阿胶汤临床及药理研究进展. 现代中西医结合杂志,2019,28(17):1922-1928.

段启,孙宏新,袁成凤,等. 己椒苈黄丸临床应用研究进展. 中国处方药,2022,20(2):191-192.

范越,田明,王秀海,等. 栀子豉汤临床和实验研究进展. 中医药学报,2010,38(1):118-119.

方敏惠,张保伟. 射干麻黄汤的现代临床运用和药理学的研究进展. 智慧健康,2022,30:53-56.

冯振兴,强胜. 小柴胡汤的药理作用及临床应用简况. 中国医药科学,2020,10(20):49-51.

耿爱春,杨天仁,刘云平. 麻黄汤现代临床应用研究. 中医药信息,2013,30(2):75-77.

龚李萍,王玉兰,郭超峰. 小青龙汤的临床应用研究进展. 长春中医药大学学报,2021,37(2):468-472.

龚媛媛,符思,王微,等. 半夏厚朴汤临床应用研究进展. 环球中医药,2016,9(7):901-904.

巩倩惠,祁鹏,姜海蓉,等. 甘麦大枣汤临床应用研究现状. 中医临床研究,2018,10(25):27-29.

郭澜,袁鑫,王美峤,等. 枳实薤白桂枝汤应用研究进展. 河北中医,2019,41(6):942-946.

韩瑞伟,何礼,王一,等. 小陷胸汤临床应用及药理研究进展. 中国医药导报,2011,8(35):7-9.

何诗婷,曹红霞. 柴胡加龙骨牡蛎汤临床探析. 湖北中医杂志,2022,44(4):48-51.

胡光华. 百合知母汤临床运用概述. 光明中医,2020,35(10):1604-1606.

胡泽雨,王颖. 黄土汤临床与实验研究进展. 新中医,2018,50(10):33-37.

黄晶晶,王小娇,钟跃学,等. 鳖甲煎丸的临床运用研究进展. 中国医药科学,2021,11(2):30-32.

黄智超. 温经汤的临床应用与实验研究评述. 陕西中医药大学学报,2016,39(5):131-134.

冷静. 茵陈蒿汤药理作用和临床应用进展. 内蒙古中医药,2016,7:131-133.

李超,李运伦. 浅谈白虎汤类方及其现代应用. 中国中医药现代远程教育,2015,13(3):15-17.

李广彬. 小承气汤的现代药理与临床应用. 中国医药指南,2008,6(15):136-137.

李剑锋,吴亚琳. 甘草附子汤临床应用探讨. 云南中医学院学报,2011,34(1):43-47.

李龙山,景选龙,王茂锦,等. 小建中汤临床应用进展. 亚太传统医药,2016,12(22):60-62.

李梦乔,戴琦,刘宇翔,等. 防己黄芪汤临床研究进展. 实用中西医结合临床,2016,16(7):92-94.

李宁,宋建平,王振亮. 麦门冬汤最新药理研究与临床应用进展. 中医研究,2013,26(8):74-76.

李晓霞,徐旭,马会霞,等. 经典名方桂枝茯苓丸的临床和实验研究进展. 药物评价研究,2018,41(9):1724-1729.

梁晓夏,张保国,刘庆芳. 白头翁汤现代临床应用. 中成药,2009,31(2):279-281.

廖荣德. 桂枝芍药知母汤临床研究近况. 光明中医,2022,37(23):4400-4403.

蔺建军,高慧丰,白海秀,等. 麻黄细辛附子汤药理作用于临床应用进展. 中医中药,2016,10:162.

刘宾,孙宁,王付. 甘遂半夏汤的临床应用. 河南中医,2014,34(12):2297-2298.

刘桂芳,周强,仝小林. 大黄附子汤的临床应用和药理研究进展. 中华中医药学刊,2010,28(9):1848-1851.

刘庆芳. 大青龙汤药效研究与引用. 河南大学学报(医学版),2006,25(4):70-72.

刘旺华. 竹叶石膏汤的临床应用进展. 中国中医药现代远程教育,2009,76(8):86-88.

刘迅,周月,彭岚玉,等. 薯蓣丸药理作用及临床应用概况. 中国中医药信息杂志,2022,29(5):153-157.

陆进辉,孙繁雨. 瓜蒌薤白半夏汤的临床新用. 河南中医,2013,33(1):25-30.

马天星,李金田,张毅,等. 桂枝加龙骨牡蛎汤的临床应用研究进展. 甘肃中医药大学学报,2020,37(2):92-95.

上海市卫生局、上海市中医病证诊疗常规[M]. 第2版. 上海:上海中医药大学出版社,2003.

上海市中医病证诊疗常规[M]. 第2版. 上海:上海中医药大学出版社,2003.

史同霞,王学华. 金匮肾气丸的药理研究及临床应用进展. 中央民族大学学报(自然科学版),2019,28(2):68-71.

宋小雪,黄金凤,田明,等. 大柴胡汤的药理及临床应用. 中医药学报,2019,47(4):112-116.

孙欢欢,徐京育. 吴茱萸汤实验及临床应用概况. 河南中医,2021,41(4):532-536.

陶薇,邱萍,刘健,等. 葶苈大枣泻肺汤临床应用概况. 国医论坛,2011,26(4):55-56.

陶永梅,张彦雨,王巧霜,等. 越婢汤临床应用研究进展. 中医药信息,2015,32(4):129-131.

田友清,丁平. 大承气汤药理临床及药学研究概述. 中医药学刊,2006,24(11):2134-2135.

王玉兰,龚李萍,郭超峰. 五苓散实验药理作用及临床应用研究进展. 湖北中医药大学学报,2021,23(2):116-120.

韦永长. 谈四逆散及临床应用. 内蒙古中医药,2016,6:81-82.

魏殊豪,周亚滨. 炙甘草汤药理研究及临床应用进展. 世界最新医学信息文摘,2020,20(89):63-67.

乌日娜. 旋覆代赭汤临床应用. 世界最新医学信息文摘,2013,13(17):313.

乌云达来,萨仁高娃. 大黄䗪虫丸临床研究进展. 世界最新医学信息文摘,2016,16(97):
 70-71.

吴建春,李雁. 茯苓桂枝白术甘草汤现代临床应用. 辽宁中医药大学学报,2009,11(4):
 70-71.

吴勉华,石岩. 中医内科学[M]. 第5版. 北京:中国中医药出版社,2021.

谢静,周洁. 附子泻心汤临床应用概况. 浙江中医杂志,2012,47(3):227-228.

熊春美,邓华. 当归芍药散的临床研究进展. 中医药临床杂志,2022,34(9):1790-1794.

徐国荣. 茵陈五苓散的药理及临床研究进展. 饮食保健,2019,6(19):295.

许文倩,胡英还,秦雪梅,等. 黄芪建中汤临床应用与实验研究进展. 山西中医学院学报,
 2018,19(1):66-71.

杨茗橘,张亚亨,杨雪军.《金匮要略》奔豚汤在临床应用中的若干思考. 上海中医药杂
 志,2020,54(12):41-44.

杨奇云,虞舜. 抵挡汤临床应用近况. 辽宁中医药大学学报,2010,12(5):31-33.

阴继爱,戴岳,安树庞. 葛根汤的药理和临床研究概况. 中华中医药学刊,2007,25(6):
 1275-1278.

于海艳,黄秀深,叶俏波. 大黄牡丹汤的临床新用及研究进展. 湖南中医杂志,2017,33
 (9):41-43.

袁海建,李卫,金建明,等. 桂枝汤化学成分、药理作用机制与临床应用研究进展. 中国中
 药杂志,2017,42(23):4556-4564.

曾祥晖,张锦祥,温姗,等. 经方通脉四逆汤临证应用探讨. 中国中医急诊,2013,22(12):
 2062-2063.

张保国,刘庆芳. 当归四逆加吴茱萸生姜汤药理研究与临床应用. 中成药,2013,25(8):
 1745-1747.

张保国,刘庆芳. 甘草泻心汤药理研究与临床应用. 中成药,2014,36(5):1048-1050.

张保国,刘庆芳. 麻黄连翘赤小豆汤的药理研究与临床应用. 中成药,2013,35(11):
 2495-2498.

张保国,刘庆芳. 薏苡附子败酱散及其加味临床应用的研究进展. 中成药,2015,37(9):
 2026-2028.

张保国,刘庆芳. 猪苓汤的现代药理研究与临床应用. 中成药,2014,36(8):1726-1729.

张静,杨振宁. 中医药治疗百合病的现代研究进展. 山东中医杂志,2022,41(11):1244-
 1249.

张科卫,蒋征,王茜茜,等. 小半夏汤研究进展. 中成药,2012,34(3):542-545.

张增辉. 浅谈黄芪桂枝五物汤的临床新用. 内蒙古中医药,2022,9(9):58-61.

郑法雷,章友康,陈香美,等. 肾脏病临床与进展[M]. 北京：人民军医出版社,2005.

郑华,苏志恒. 当归四逆汤的药理作用和临床应用研究进展. 中国民族民间医药,2016,
25(1)：40-43.

中医内科常见病治疗指南西医疾病部分[M]. 北京：中国中医药出版社,2008.

周冉冉,付春梅,李冉,等. 桃核承气汤的临床应用研究进展. 现代中医临床,2020,27
(1)：71-76.

朱锐,沈霖,张喆. 经方下瘀血汤的临床应用. 中西医结合研究,2011,3(4)：211-213.

朱燕,张慧敏. 乌梅丸临床应用进展研究. 实用中医药杂志,2022,38(12)：2249-2253.

庄灿,孙云广. 四逆汤临床应用研究进展. 光明中医,2019,34(3)：491-494.